MIRACOLO NEL DESERTO

Un Viaggio Alla Scoperta Di
Me Stesso Dopo Un Ictus

MARCO GIOVANNOLI

Marco Giovannoli Editions

CONTENTS

PIACERE DI CONOSCERVI

Mi chiamo Marco Giovannoli
Sono un sopravvisuto all'ictus
e questa e' la mia storia

INTRODUZIONE ALL'EDIZIONE ITALIANA

In molti mi hanno chiesto perché ho scelto di scrivere la prima versione di questo testo in inglese, pur non essendo la mia lingua madre. La risposta, per quanto possa sorprendere, risiede nella praticità e nella maggiore semplicità della lingua inglese rispetto all'italiano, soprattutto per quanto riguarda la scrittura.

Dopo quindici anni trascorsi all'estero, l'inglese è diventata per me la lingua più naturale e spontanea da utilizzare, tanto da risultare persino più semplice rispetto all'italiano, che pur essendo la mia lingua madre, richiede uno sforzo maggiore nella costruzione di frasi e nella scelta delle parole.

L'italiano, senza dubbio, vanta una ricchezza di vocaboli e una musicalità che la rendono perfetta per la scrittura creativa e per testi che vogliono trasmettere emozioni ed eleganza. Tuttavia, questa stessa ricchezza si traduce in una complessità grammaticale che può ostacolare la fluidità della scrittura, soprattutto per chi, come me, non la utilizza quotidianamente.

Al contrario, l'inglese, con la sua grammatica più lineare

e un minor numero di regole da seguire, permette una stesura più veloce e meno impegnativa. Le coniugazioni verbali, ad esempio, sono più semplici e regolari, e la sintassi presenta una struttura meno rigida, consentendo una maggiore libertà espressiva.

Non fraintendete: sebbene la stesura della versione inglese sia stata più facile e immediata, devo ammettere che questa versione italiana mi soddisfa maggiormente. La potenza espressiva della lingua italiana ha permesso di arricchire il testo di maggiore profondità, significato ed emotività.

In questo processo creativo, desidero esprimere la mia profonda gratitudine ad Alessia Pannone. La sua sensibilità artistica e la sua capacità di riordinare i miei pensieri caotici hanno dato un tocco di genio a questa edizione italiana. Fin dall'inizio, abbiamo trovato un'intesa immediata e i nostri stili di scrittura si sono perfettamente compensati e sostenuti a vicenda. Sono convinto che il nostro incontro sia stato frutto del destino.

Sono immensamente felice e soddisfatto del lavoro che siamo riusciti a realizzare insieme. Spero con tutto il cuore che questa versione italiana susciti le vostre stesse emozioni e che possiate apprezzarne il valore.

DEDICA ALESSIA

19/07/2024

Ho sempre pensato che quando nasci per scrivere un'esistenza sola non ti basta. Non ne avevo la certezza, era solo una mia convinzione. È stata la vita a darmi prova di questa verità quando, nel mezzo del mio viaggio, ho avuto l'onore di incrociare il cammino di Marco.

Marco, volendo essere riduttivo, è un ingegnere aeronautico, appassionato di corsa, sopravvissuto a un ictus nel 2022. Marco non è nato per scrivere, ma quando gli è stato riservato un difficile testacoda ha trovato parte della sua forza in tante pagine bianche da riempire. Così prende forma "Miracolo nel deserto", il libro che narra la sua storia prima e dopo la malattia.

Per motivi che non starò qui a spiegare, il racconto nasce originariamente in inglese, ma Marco, e non solo lui, ci teneva tanto che ci fosse anche una versione italiana.

Così questa incredibile testimonianza di vita è arriva a me. Qualcuno potrebbe dire "quasi per caso", ma io non sono mai stata di questo avviso. Credo al destino e penso che nel mondo e nell'universo ogni cosa sia collegata e connessa con il suo percorso.

Come diceva Galileo Galilei "non puoi cogliere un fiore senza turbare una stella."

Quando Marco ha abbracciato il fiore della sua guarigione ogni stella del mio firmamento si è illuminata affinchè le nostre luci si unissero per creare insieme questo piccolo capolavoro.

Prima di questa esperienza non avevo mai editato un libro. Non vi nego che, anche se solo per un secondo, mi sono chiesta se ne sarei stata capace. Non si trattava solo di scrivere, sarei dovuta anche entrare in contatto con un dolore che non era mio. Caricarmi le ferite degli altri è un peso che non mi spetta ma con il quale ho sempre vissuto, anche se sto cercando di smettere. Tuttavia, non in questo caso. Per lavorare al meglio delle mie capacità questa volta non sarebbe bastata solo qualche regola di grammatica ben applicata, le sofferenze di Marco dovevamo diventare mie tanto quanto erano sue.

Non appena ho iniziato ad editare le prime pagine, ormai sette mesi fa, ogni dubbio è sparito, perché sono nata per questo: per colorare fogli bianchi e vivere quante più vite potrò.

Non a caso si dice che "se non fossi stato capace, l'opportunità non si sarebbe mai presentata nel tuo percorso." Solo oggi che questo libro è finito ed è pronto per diventare parte delle giornate di chiunque vorrà leggerlo capisco quanto sia vero.

Non esistono le coincidenze. La testimonianza di Marco era connessa con la mia strada così come l'ictus era collegato alla sua storia, tutti e due dovevamo imparare qualcosa.

Caro Marco, forse non ti saprò mai ringraziare abbastanza per l'opportunità di poter editare insieme a te la versione italiana della tua storia. Tuttavia, colgo quest'occasione per dirti che, più del talento, in questo lavoro ci ho messo ogni fibra del mio cuore e della smisurata passione che nutro per questo mestiere. Spero di essere stata sempre all'altezza delle tue aspettative. Qualora così non fosse, ti prometto che coglierò ogni occasione per migliorare e fare di più. Me l'hai insegnato tu: mai mollare la presa, fare in modo che il passo successivo sia sempre in avanti, anche se solo di un centimetro. A forza di unire i tasselli i piccoli traguardi diventano chilometri da macinare e non per forza correndo, perché ognuno ha il suo tempo in questo cammino. L'importante è andare, non importa quanto le condizioni possano diventare avverse. La tua testimonianza è stata preziosa per me e il tuo racconto rimarrà un'importante lezione di vita che non mi stancherò mai di ripassare.

Oggi posso dirtelo, Marco: voglio bene a te, alla tua storia e più di tutto al tuo ictus, così come gli vuoi bene tu. Avevi ragione quando scrivevi che "più che un male è stato un maestro" perchè non voglio neanche immaginare senza di lui quante cose ti saresti e ci saremmo persi. Il destino a volte ha strane maniere per portarci dove dovremmo essere, ma sta sempre a noi scegliere da quale punto di vista guardare ciò che ci succede.

Sono immensamente contenta che tu abbia scelto la prospettiva della speranza, della forza e della resilienza. Ne sono felice perchè ci ha fatto conoscere meglio, ma soprattutto perchè meriti di fare ancora tanta, tantissima, strada nel mondo. Anche quando sarà in salita, allestita di buche e ostacoli, so che saprai volare più in alto.

Se vorrai raccontarti ancora sai già dove potermi trovare. Porta qualche pagina bianca e zoppicante e troveremo il modo di sistemarle insieme.

Le parole di questo libro saranno nostre per sempre e permettimi di affermare che questo è un altro grande miracolo, come ogni manoscritto che si rispetti.

Un abbraccio,

Alessia

RIFLESSIONI DI UNA SORELLA

L'otto settembre è una data ricorrente nella mia vita.

Il primo otto settembre importante è stato quello del 1999, il giorno in cui mi sono sposata e ho realizzato il mio desiderio di bambina. Purtroppo, quel sogno poi si è infranto. Tuttavia, da quell'amore è nata la più grande gioia della mia esistenza, mia figlia.

Ventitré anni dopo, nel 2022, è arrivato il secondo otto settembre, quello dell'incubo e dell'ictus di mio fratello. Quel giorno, in uno dei momenti più difficili e tristi della mia vita, ho riavuto indietro un valore prezioso: un fratello disabile.

E' il mio modo scherzoso di etichettarlo, con amore, stima e orgoglio per come da un'esperienza così negativa sia riuscito a trasformarsi in una delle persone migliori che abbia mai conosciuto e riscoperto.

Dal pronto soccorso, all'ospedale, nel centro di riabilitazione e fino alla quotidianità abbiamo sempre gestito l'ictus e le sue conseguenze con ilarità e ironia. Sdrammatizzare su ogni disagio, limitazione fisica e pensiero negativo è stato il nostro punto di forza.

Senza una risata pronta e potente per ogni momento di sconforto questo percorso non sarebbe mai stato lo stesso.

Il vero miracolo è avere qualcuno che ti restituisca allegria e leggerezza anche quando la vita e le esperienze vogliono portarti affondo. Noi abbiamo cercato di rimanere a galla e, anche quando ci sono state solo nuvole ad offuscare il paesaggio, abbiamo imparato ad aspettare il sole.

Sapevamo che prima o poi sarebbe tornato.

In questo viaggio difficile, Marco si è costruito il suo bagaglio di abilità, coraggio, forza d'animo e speranza che lo ha accompagnato e ha contribuito a renderlo migliore.

L'ictus gli ha tolto l'abilità di metà del suo corpo, ma al tempo stesso gli ha restituito un'anima che lui ha scelto di accogliere ed accudire.

Un'anima sopita che solo un difficile testacoda come la malattia poteva resuscitare.

Un evento traumatico come il suo produce gli stessi effetti di un terremoto: crollano i tetti, vengono spazzate vie le certezze, cambiano le coordinate dei giorni e rimangono, in apparenza, solo infinite macerie da raccogliere.

Tuttavia, con pazienza, conforto e gratitudine siamo riusciti, ognuno come ha potuto, a ricostruire le nostre strade.

Zoppicanti, feriti e con lo sguardo volto verso ogni ostacolo, ma siamo di nuovo in pista. Non maciniamo più chilometri correndo, soprattutto Marco, ma qualche metro di jogging riusciamo ancora a concedercelo.

Prima del suo ictus credo di non aver mai conosciuto davvero mio fratello, al punto da pensare di esserne orfana, nonostante fosse vivo.

Negli anni precedenti alla sua malattia ci sono state diverse litigate e numerose incomprensioni che ci hanno allontanato. Non era solo colpa della distanza, saremmo potuti essere anche vicini, ma penso che non ci saremmo compresi lo stesso. Eravamo lontani, fisicamente e spiritualmente, e le nostre vite procedevano su linee parallele.

Per quanto durante i primi giorni post-ictus i nostri contatti fossero limitati, solo quando ci siamo ritrovati da soli nella stanza di terapia intensiva io e mio fratello ci siamo presentati per la prima volta.

Ci siamo stretti la mano e io ho iniziato a capire realmente chi fosse Marco.

Da quel giorno non abbiamo mai più mollato la presa, nonostante le difficoltà e i chilometri che tutt'ora ci separano. Abbiamo scelto di restare uniti, di esserci l'uno per l'altra. Con pazienza e comprensione abbiamo trovato un nuovo modo di comunicare, piantando meravigliosi semi nel giardino del nostro nuovo rapporto.

Più di tutto, ci siamo perdonati e abbiamo assolto noi stessi per gli errori del passato.

Tutto ciò che ci era successo si trovava dietro di noi, ma all'orizzonte c'era ancora tanto da poter ammirare, purchè lo facessimo insieme. Anche chiedersi scusa è una scelta.

Cedendo al banale, potrei dirvi che tutto questo è stato merito dell'ictus e delle conseguenze piombate non solo nella vita di Marco, ma anche nei giorni di chiunque gli è stato accanto.

Tuttavia, per quanto l'abbia creduto anche io, solo oggi mi rendo conto che sarebbe una bugia. La sua malattia ci ha fornito un ponte per venirci incontro, su questo non c'è dubbio, ma noi abbiamo scelto di attraversarlo.

Titubanti e speranzosi, un passo per uno abbiamo scelto di abbandonare le rispettive sponde dei fiumi per ritrovarci a metà strada. Oggi fluiamo insieme, anche se non sempre con naturalezza, ma l'abbiamo voluto noi.

Posso solo ringraziarti, caro fratello, per aver abbattuto i tuoi limiti e per aver lavorato sulla ricostruzione della tua anima e della tua persona.

Grazie per non aver ceduto al dolce ma mortifero richiamo della depressione, perché senza i tuoi sorrisi non avrei saputo come vivere.

Grazie per esserti presentato di nuovo a me e grazie per avermi accolta.

Grazie per essere vivo perché lo hai scelto.

Ti voglio bene e ti abbraccio.

Tua sorella Marzia

DEDICA

Dedico questo libro a tutti quelli che mi hanno sostenuto nel mio viaggio con l'ictus. Grazie per l'amore, l'incoraggiamento e la fiducia. Questa dedica è un tributo al vostro impatto profondo sulla mia vita. Grazie per essermi stati accanto, sostenendomi ed essendo la mia roccia.

Una dedica speciale a mio figlio Gabriele: ti auguro il meglio e mi impegnerò ad essere una parte significativa della tua vita.

Al personale medico che mi ha aiutato, in particolare a quello del NMC ProVita. La vostra esperienza ha aiutato il mio recupero. Sono grato per il continuo supporto nel migliorare e alleviare le conseguenze di questo viaggio impegnativo.

Questo libro è per i sopravvissuti all'ictus e a chiunque sia coinvolto insieme a loro.

A Lei, Metha e mamma: la vostra fiducia nelle mie capacità di scrittura mi hanno sostenuto nell'avventura di questo libro.

Per Lei, la presenza costante che mi tiene per mano ogni giorno: con te non sono mai solo.

Per i membri incredibili del mio team e tutti i colleghi: il vostro supporto e l'accettazione totale sono stati la mia forza trainante. La vostra volontà di alleviare lo stress lavorativo mi ha concesso lo spazio per concentrarmi sul mio recupero. Il nostro legame non lo cambierei con nient'altro.

Infine, esprimo la mia gratitudine al mio ictus. Ha portato diverse difficoltà, ma è diventato il catalizzatore per scoprire il mio nuovo io e i miei nuovi scopi nella vita. Mi ha dato l'opportunità di intraprendere lo straordinario viaggio della scrittura di questo libro. Sono grato per le lezioni apprese e per le trasformazioni che queste hanno portato in me.

EPIGRAFE

Ciao, il mio nome e'
Marco Giovannoli
L'ICTUS È UN'ESPERIENZA INASPETTATA. UNA CHE NON HO MAI PIANIFICATO O CHIESTO. EPPURE, OGGI SCELGO DI ABBRACCIARE LA VITA, DISPREZZARE LA VILE MALATTIA E COMBATTERE OGNI GIORNO CON FORZA E CORAGGIO.

PREFAZIONE

Caro Marco,

Il merito è tutto tuo. Come ti ho spiegato diverse volte, secondo il modello biopsicosociale, la salute e la malattia sono il risultato di un'interazione complessa tra fattori biologici, psicologici e sociali. Secondo questo modello, infatti, non esiste una causa unica per la salute o la malattia. Tutti i fattori di cui sopra possono giocare un ruolo importante e il loro peso può variare da persona a persona.

Spesso, chi subisce un ictus o è affetto da altre disabilità fisiche non recupera mai completamente. Possono riprendersi fisicamente ma non psicologicamente, o viceversa. Tu sei diverso. Hai raggiunto il recupero in tutte e tre le dimensioni. La tua apertura mentale, la tua perseveranza, la tua motivazione e il tuo duro lavoro hanno giocato un ruolo fondamentale. Hai davvero compreso l'importanza degli obiettivi a breve e lungo termine e il valore dell'auto-motivazione. Il sostegno prezioso della tua famiglia, della tua fidanzata e dei tuoi colleghi, insieme alla tua forza, hanno contribuito a costruire la tua resilienza psicologica e sociale.

Il fatto che tu vada in ufficio, partecipi ad attività esterne, faccia volontariato per aiutare altri sopravvissuti, crei video motivazionali e continui con la tua routine dimostra la tua volontà. Stai sfruttando appieno il tuo potenziale.

Continua così, Marco. Resta motivato e continua a ispirare gli altri. Mantieniti felice ed in salute.

Cordiali saluti

Metha Gowshik V

Fisioterapista presso NMC ProVita

PREAMBOLO

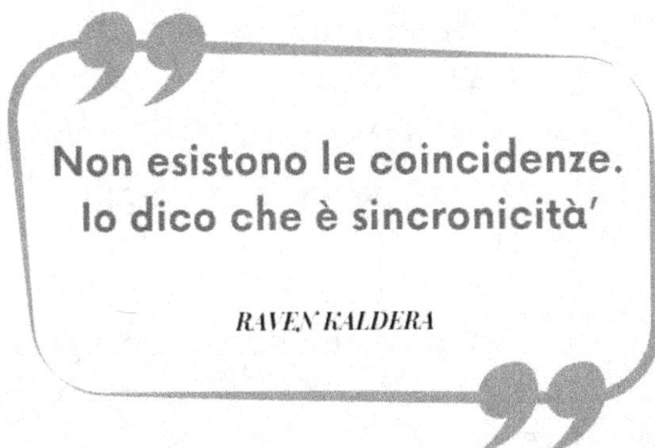

"È un'idea straordinaria. Ho sempre sognato di scrivere un libro!"

Ho risposto a Lei quando mi ha suggerito di scrivere un libro sul mio viaggio con l'ictus.

Metha, il mio terapista presso NMC ProVita, una mattina, mentre tornavamo nella mia stanza, mi ha detto: "Dovresti scrivere un libro sulla tua esperienza per ispirare gli altri. Vedo troppi pazienti che rinunciano alla terapia e alla vita. Si chiudono in sé stessi e si comportano come bambini."

Secondo lo scrittore Ian Fleming: "Una volta è un caso. Due volte è una coincidenza. Tre volte è un'azione nemica." Allo stesso modo "Un caso è fortuna, due casi sono una coincidenza, ma tre casi stabiliscono uno schema", dico io.

Il mio terzo caso è arrivato quando ho ricevuto una telefonata da mia mamma, un paio di settimane dopo aver iniziato a scrivere la versione originale inglese di Miracolo nel Deserto. Durante quella conversazione mia madre ha menzionato un articolo, apparso su un giornale italiano, di una conduttrice radiofonica, Paola Galeazzi, che aveva avuto un ictus e aveva pubblicato un libro dal titolo "Poverina" sulla sua avventura. Pertanto, mi ha incoraggiato a fare lo stesso.

Anche se facendo statistiche e analisi dei dati ho imparato che "la correlazione non implica causalità", credo che questi eventi non fossero semplici coincidenze, piuttosto sincronicità. Erano messaggi per me. Non a caso, le sincronicità hanno un significato più profondo e ci ricordano che c'è un piano più grande in gioco nelle nostre vite.

Lo psicoterapeuta Jung formulò il concetto di sincronicità nel 1950 per descrivere il principio secondo cui due eventi che accadono in contemporanea sono legati tra loro in modo acausale, cioè non influendo l'uno sull'altro. Ciò significa che i due eventi di cui sopra appartengono a uno stesso contesto, come due orologi sincronizzati sulla stessa ora. Di conseguenza si può affermare che le coincidenze sono l'intersecarsi di fatti soggettivi e oggettivi che non si possono spiegare causalmente. Le coincidenze significative di cui parla Jung, e che sono alla base della sincronicità, sono quelle che non sono connesse da vincoli causali, ma che una persona vive simultaneamente in maniera significativa.

L'etimologia del termine è «syn», che deriva dal greco e vuol dire «con, assieme», e «kronos», che significa «ora» ma che è anche l'antica divinità greca che rappresenta lo scorrere del tempo. Il risultato finale è quindi «riunione nello stesso tempo».

Alcuni sostengono che le coincidenze sono casuali. Tuttavia, dopo un esame più attento della vita, spesso ci si rende conto che non lo sono. Ogni parola che sentiamo, ogni suono che arriva alle nostre orecchie e ogni persona che incontriamo non sono semplici fatti casuali. Entrano nella nostra vita proprio quando ne abbiamo più bisogno, offrendo risposte ai nostri dubbi e alle nostre domande interiori. Questi momenti apparentemente fortuiti racchiudono un significato e uno scopo più profondo. Ci guidano lungo il nostro viaggio, fornendo il supporto e gli approfondimenti che cerchiamo.

L'esatto opposto della sincronicità è la serendipità, cioè quando qualcosa di inaspettato e bello accade per caso. È come imbattersi in un tesoro nascosto o trovare la soluzione a un problema senza nemmeno provarci. La serendipità è tutta una questione di piacevoli sorprese che rendono la vita più interessante ed emozionante.

Al contrario, la sincronicità è la guida che arriva quando si è incerti su quale strada scegliere o su quali cambiamenti apportare nella vita. È come se qualcuno, da qualche parte in alto, ascoltasse le nostre preghiere silenziose e comunicasse con noi attraverso altri individui, immagini o eventi.

Einstein, infatti, descriveva le coincidenze come "il modo in cui Dio resta sconosciuto", sottolineandone la sua natura misteriosa e profonda. In alcune sue riflessioni private, il famoso scienziato ha espresso la sua convinzione che ci fosse qualcosa di più profondo nella realtà rispetto a quanto poteva essere spiegato dalla scienza pura. Ha inoltre accennato all'idea di un' "intelligenza superiore" o di un "campo unificato" che collega tutte le cose.

Queste esperienze ci forniscono intuizioni e messaggi dall'universo, un senso di guida divina. Ci ricordano che c'è qualcosa di più grande all'opera nelle nostre vite. Naturalmente, l'elenco delle sincronicità può essere infinito e soggettivo, poiché la sincronicità è un fenomeno complesso ed oscuro. Anche Einstein era un sostenitore dell'importanza dell'intuizione e dell'immaginazione nel processo scientifico, oltre al rigore logico e all'analisi. Infatti arrivo' a dire che "La logica ti porterà da A a B. L'immaginazione ti porterà ovunque" e "Non posso spiegare le mie idee con la logica. Posso solo descriverle."

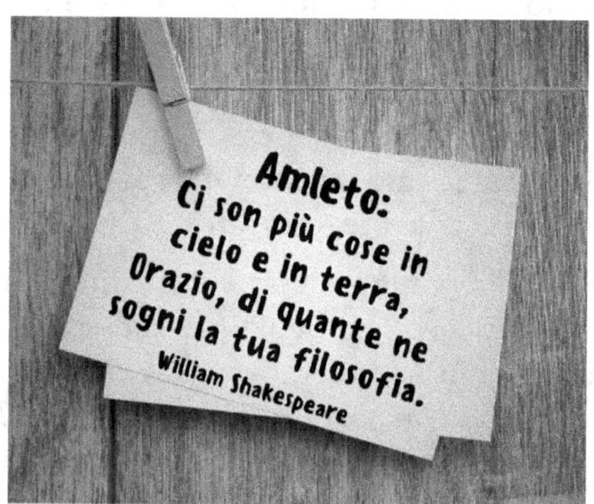

Questa è una delle frasi più celebri del teatro shakespeariano. Le parole di Amleto rappresentano un invito ad andare oltre i limiti del pensiero razionale e ad abbracciare la vastità e il mistero dell'universo. È un promemoria per non aver paura di esplorare l'ignoto e per rimanere aperti a nuove possibilità.

Era una frizzante mattinata soleggiata come tante altre ad Abu Dhabi. Ero seduto sul mio divano, sudato dopo la mia routine di riabilitazione, quarantacinque minuti di passeggiata, anche se avevo già fatto una doccia rinfrescante e bevuto un buon caffè italiano per ricaricare le batterie.

Un raggio di sole cadde su di me attraversando la finestra del soggiorno, mescolandosi con il flusso fresco proveniente dell'aria condizionata. La collisione di sensazioni calde e fredde vicino alla mia pelle somigliava a un tornado tascabile. Nel frattempo, la mia mano sinistra danzava con grazia sulla tastiera del mio portatile, dando vita alla storia che, caro lettore, ora stai leggendo.

All'improvviso, mi sono accorto che mi stavo mordendo le labbra mentre ripensavo ai giorni della scuola elementare. Mi sono ricordato di quando dovevo leggere ad alta voce le mie composizioni davanti ad altre classi come forma di ricompensa per i miei sforzi.

Senza preavviso, sono stato trasportato indietro a quei giorni. Leggere davanti a una classe è stato sempre per me un compito arduo, il quale mi evoca ancora oggi un'ondata di ansia che attraversa ogni fibra del mio essere.

Davanti ai miei coetanei, con i loro occhi in attesa fissi su di me, un senso di autocoscienza si insinua. Il peso del loro giudizio sembra palpabile, intensificando il nervosismo che scorre nelle mie vene. Il mio cuore batte come uno stallone selvaggio. Il solo pensiero di inciampare nelle parole o di pronunciare male un passaggio mi riempie di terrore. La paura del ridicolo e il desiderio di soddisfare le aspettative si scontrano. Le parole sulla pagina si confondono mentre l'ansia annebbia la mia concentrazione, rendendo difficile persino comprendere le frasi davanti a me. Con le mani tremanti, stringo forte il mio quaderno, la mia voce traballa mentre pronuncio le prime parole. Ogni sillaba sembra un ostacolo da superare. Tuttavia, ad ogni frase che passa, l'ansia diminuisce gradualmente. Infine, mentre l'ultima parola esce dalle mie labbra, un'ondata di sollievo mi travolge. So di aver affrontato le mie paure e di aver vinto la sfida di leggere davanti a una classe. Il ricordo di aver condiviso la mia composizione, lo custodisco come un tesoro prezioso: rimarra' impresso per sempre nella mia mente.

Qualche anno dopo, quando avevo circa diciotto o diciannove anni, ero sdraiato nel mio letto a casa dei miei genitori, sognando ad occhi aperti. In quel momento, ho immaginato di creare un libro, ma non avevo idea del suo argomento. Non sapevo che trent'anni dopo, un ictus avrebbe sbloccato lo scrittore addormentato dentro di me, tenuto in ostaggio per tutti quegli anni, rendendomi libero di esplorare l'abilità della narrazione.

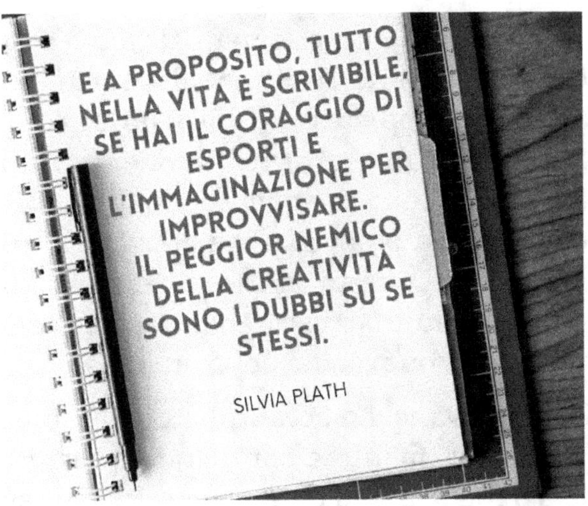

In seguito all'ictus, ho capito che ogni aspetto della vita racchiude una storia in attesa di essere scritta. Ho trovato il coraggio dentro di me per tradurre in parole quei pensieri ed esperienze. La mia condizione di salute può aver influito sulle mie capacità fisiche, ma non mi ha tolto la fantasia. Mi ha spinto, infatti, a improvvisare e a trovare nuovi modi per esprimermi attraverso la scrittura. Il vero ostacolo che devo affrontare sono i dubbi su me stesso che aleggiano negli angoli della mia mente. Cercano di scoraggiarmi dal condividere la mia storia, ma sono determinato a non lasciare che soffochino la mia creatività.

Nella vita c'è sempre qualcosa di cui scrivere, se hai il coraggio di farlo e lasci che la tua immaginazione fluisca liberamente. Vale la pena esprimere a parole le esperienze della vita, sia grandi che piccole, e sono pronto a esplorarle ed esprimerle con coraggio e immaginazione. C'è un mondo di storie in attesa di essere raccontate e non lascerò che i dubbi su me stesso ostacolino la possibilità di avere una voce nel mondo.

A dire la verità, ho sempre sognato di scrivere un libro. In me c'è sempre stata l'esigenza di esprimere la mia creatività e al tempo stesso il bisogno di comunicare qualcosa di importante ad altre persone, a volte anche a me stesso. Oggi, credo che quel sogno fosse il segno ad indicare che prima o poi sarebbe arrivato il momento per cimentarmi in questa scrittura. Senza dubbio, non mi sarei mai aspettato che sarebbe successo per ridare un senso alla mia nuova vita dopo un ictus.

Tuttavia, da giovane, ho accantonato quel sogno in un angolo della mia mente e sono andato avanti con la mia vita, perché pensavo di non avere ciò che serve per essere uno scrittore.

Ancora oggi, mentre scrivo questo libro, non sono convinto che tutto ciò che ripongo nero su bianco sia abbastanza buono (per capire di cosa sto parlando andate a cercare su google la sindrome dell'impostore).

Secondo Robert H. Schuller, "L'unico posto in cui i tuoi sogni diventano impossibili è nei tuoi pensieri."

In definitiva, anche se l'universo ci invia segnali, il modo in cui li interpretiamo è puramente soggettivo e la nostra soggettività fa la differenza su come traduciamo i nostri pensieri in azioni.

Il dottor Srikumar Rao afferma che "l'Universo è benevolo ed è dalla nostra parte" e che dovremmo "imparare a vedere il bene in qualunque cosa ci accada."

Era il 25 aprile 2023, un normale giorno lavorativo, quando il mio amico, e senza dubbio il migliore fisioterapista che abbia mai incontrato, Metha Gowsic Velayutham, mi inviò il seguente messaggio nel bel mezzo di una discussione che stavamo avendo riguardo la mia riabilitazione post-ictus:

"E stai davvero andando molto bene, Marco. Sei davvero una fonte d'ispirazione. Dovresti scrivere un libro sulla tua esperienza."

Non era la prima volta che Metha mi dava questo suggerimento.

Inoltre, lo stesso giorno, il mio amico Cristiano, di San Paolo (Brasile), mi ha detto: "Dobbiamo solo ascoltarlo (Dio), vedere i segni!" dopo che gli avevo detto: "Credo che ci sia qualcosa di buono che mi aspetta."

I messaggi di Mehta e Cristiano erano gli ultimi segnali che stavo cercando e che mi hanno fatto comprendere a pieno quanto il mio nuovo scopo nella vita fosse scrivere questo libro in cui racconto la mia esperienza. La testimonianza di una guarigione per aiutare chiunque possa essere nella mia stessa situazione.

Tuttavia, l'idea iniziale di scrivere un libro è nata da Lei. Ero ancora ricoverato al centro di riabilitazione quando mi suggerì di scrivere un libro sulla mia esperienza.

Era un sabato come tanti altri da tre mesi ed ero ancora ricoverato al NMC ProVita International Medical Center di Abu Dhabi (il più grande fornitore di servizi di assistenza e riabilitazione post-acuta degli Emirati Arabi Uniti). La giornata è iniziata come previsto. La sveglia mattutina annunciata dagli uccelli che riposano fuori dalla mia finestra. In genere, cominciano a cinguettare in coro al sorgere del sole con le loro diverse melodie.

All'unisono sembrano solo un gran chiasso, ma con più attenzione si possono distinguere i singoli suoni pronti a diventare una sinfonia di bellezza e stupore.

Ho fatto una colazione leggera seguita da un allenamento con la cyclette di un'ora. Successivamente, mentre giocavo a scacchi (stavo cercando di imparare e giocare a scacchi per allenare le mie capacità cognitive come la memoria, la pianificazione e la risoluzione dei problemi), Lei disse "Dovresti scrivere un libro per condividere la tua storia con tutti coloro che sperano e credono di avere un recupero dopo un ictus."

Da allora in poi abbiamo parlato più volte di scrivere questo libro per definirne il tema e la trama e per identificare gli eventi più importanti da trattare. Lei ha sempre creduto che avrei potuto redigere questa storia. E' la mia prima fan e sostenitrice in questo viaggio, la stessa che mi ha incaricato di digitare un minimo di cinquecento parole al giorno per completare questo libro in un periodo ragionevole.

INTRODUZIONE

> Sono vivo!! Sei vivo!!
> A volte, devi essere l'eroe
> di te stesso!!
>
> Marco Giovannoli

Un giorno, nel caldo deserto, venne a trovarmi un ictus per scaraventarmi nelle tenebre, in apparenza. Era successo un miracolo, invece. Stavo iniziando il viaggio per ritrovare me stesso. Anche se è stata dura, le sfide della vita mi hanno formato e hanno mostrato il mio coraggio. Preparatevi per un'incredibile storia di forza e scoperta nel deserto!

Questo è il mio personale viaggio da eroe. Un'avventura trasformativa piena di sfide e crescita. Riflette le mie esperienze personali, in cui ho affrontato ostacoli, trovato alleati e scoperto la forza interiore.

Vivere ogni giorno con le conseguenze della mia condizione è senza dubbio l'esperienza più impegnativa che abbia mai affrontato. Le difficoltà, le frustrazioni e i continui turbamenti fanno parte della nuova realtà che sto imparando a navigare. Le persone spesso mi chiedono come sto affrontando le conseguenze che sono emerse. Si preoccupano sinceramente, ma trovare le parole giuste per spiegare il costo emotivo e fisico non è mai facile.

"È difficile, è così dannatamente difficile vivere ogni giorno con un ictus!!!" è ciò che vorrei rispondere con la voce rotta e il respiro spezzato. Affrontare ogni giorno le limitazioni fisiche è una battaglia in campi stranieri. Compiti che prima erano semplici, ora richiedono uno sforzo e una pazienza sovrumani. Anche i gesti più banali si sono trasformati in ostacoli insormontabili. Ci sono giorni in cui mi sento sconfitto, chiedendomi se mai potrò riacquistare un senso di normalità. Rimanere positivi è una sfida costante. L'emotività delle montagne russe sembra non finire mai. Ho i miei momenti di frustrazione e tristezza e devo ricordare a me stesso che va bene sentirsi così. Tuttavia, in mezzo a tutto questo, cerco di trovare barlumi di speranza e piccole vittorie. Queste sono le scintille che mi fanno andare avanti.

Andare d'accordo con la mia nuova realtà significa non solo adattarsi fisicamente, ma anche emotivamente. È essenziale riconoscere i miei sentimenti e affrontare il peso emotivo che l'ictus ha su di me. Cercare il sostegno di amici, familiari e talvolta professionisti mi ha aiutato a navigare in questo territorio sconosciuto. La strada verso la guarigione, ovvero il recupero completo delle mie condizioni pre-ictus, è lenta, ma sono disposto a concedermi il tempo e lo spazio di cui ho bisogno. Convivere con l'ictus per me ha significato abbracciare una nuova versione di me stesso. È un processo continuo di scoperta di sé e di accettazione. Anche se la strada è piena di ostacoli, so che con il tempo e la pazienza posso trovare il modo di superarli.

Mi chiamo Marco Giovannoli e ho avuto un ictus l'otto settembre del 2022. Non voglio mentirti, caro lettore, ogni giorno la condizione in cui sono a causa dell'ictus mi costa molto, sotto molti aspetti. Inoltre, voglio avvisarti che il libro che stai leggendo è stato scritto solo con l'uso della mia mano sinistra. Prima dell'incidente ero destro, ma, tra le altre cose, la malattia ha modificato anche questo.

Le conseguenze provano continuamente a trascinarmi giù, ma io continuo a reagire, riversando la mia energia nel superare gli ostacoli che devo affrontare. Sono arrivato ad accettare che il recupero, ovvero i miglioramenti, anche se parziali, durante il percorso, sarà un viaggio che durerà per tutta la mia vita. Dopo un periodo di recupero durato due anni, sto affrontando abbastanza bene le mie carenze. Sto gestendo le sfide della fatica, così come la spasticità. C'è ancora debolezza negli arti superiori e inferiori destri e riscontro problemi di elaborazione sensoriale.

Durante i momenti di insicurezza e incertezza, trovo conforto nel ripetere a me stesso un mantra: "Sono vivo!"! Tu sei vivo!! Devi essere l'eroe di te stesso!"

Queste parole servono a ricordarmi che possiedo una forza interiore e una resilienza che possono guidarmi attraverso qualsiasi sfida. Di fronte alle avversità, faccio ricorso al coraggio che è in me, abbracciando l'idea di poter essere l'eroe di me stesso. Questo mantra mi ricorda costantemente la mia vitalità intrinseca e le infinite possibilità che mi attendono.

Ogni volta che mi guardo allo specchio e mi vedo, osservo materia viva che mi fissa. Quello stesso riflesso è un forte promemoria del fatto che sono vivo, cosa per cui sono grato. Sono un vero miracolo, un "miracolo nel deserto". Nonostante tutte le probabilità e tutte le previsioni mediche, sono sopravvissuto all'ictus ischemico acuto che ho avuto in quell'inizio di settembre.

Lei, la mia attuale compagna di vita, mi ha dato questo epiteto, che è diventato anche il titolo di questo libro. L'idea di avere una seconda possibilità, direi una seconda vita, per realizzare qualcosa di nuovo e più grande mi dà la forza e la motivazione per sedermi e raccontarvi di come sono sopravvissuto.

La malattia ha avuto su di me effetti fisici, emotivi e psicologici e voglio spiegarli, sperando di riuscire ad incoraggiare altri che si trovano in condizioni simili ad abbracciare la resilienza e la speranza di fronte alle avversità.

Nella vita, le nostre convinzioni hanno il potere di modellare la nostra realtà.

"Siamo ciò che crediamo di essere." Questa profonda verità ci ricorda che la percezione di noi stessi e le nostre convinzioni creano il fondamento della nostra esistenza. Abbracciare convinzioni positive e incoraggianti su noi stessi può portare a una ritrovata fiducia e a possibilità illimitate. Al contrario, se nutriamo dubbi su noi stessi o convinzioni limitanti, queste possono ostacolare la nostra crescita e il nostro potenziale. Riconoscendo l'influenza delle nostre convinzioni, possiamo sfruttare la loro forza trasformativa e intraprendere un viaggio alla scoperta di noi stessi.

"Dovrai accettare che potresti avere delle disabilità per il resto della tua vita", è stato il consiglio che mi ha dato il mio amico Masoud durante uno dei nostri colloqui mentre ero ricoverato al centro di riabilitazione. Nonostante mi abbia fatto male sentirlo, so che le sue intenzioni erano buone. Più che un amico per me è sempre stato un fratello. Stava cercando di proteggermi da possibili angosce e frustrazioni che sarebbero arrivate se fossi rimasto convinto che sarei tornato come volevo essere al cento per cento. Tuttavia, mi ci vorrà del tempo per capire ed apprezzare a pieno il suo suggerimento.

Per molto tempo ho mantenuto la convinzione – o era solo un mio sogno – che le cose sarebbero tornate come prima. Avevo solo bisogno di essere dimesso dall'ospedale e iniziare il mio programma di riabilitazione. Questa convinzione mi ha dato uno scopo reale su cui concentrarmi durante un periodo di incertezza. Sfortunatamente, la realtà si è rivelata diversa dalla mia immaginazione. Ma non è sempre così? Quante volte accade esattamente ciò che pensiamo e come lo pensiamo? Credo mai.

Per quanto desiderassi che le cose tornassero come una volta, la mia vita stava prendendo una strada diversa. Dunque, ho dovuto accettarlo: *la mia vita non sarebbe più stata la stessa.*

Come una moneta con due facce, ora avevo un solo lato da osservare: la mia vita prima dell'ictus. Il lato opposto, invece, rappresenta me dopo.

L'accettazione è stata importante per me per

stabilire aspettative ragionevoli sulla mia riabilitazione. Pazienza, pratica e positività sono tutti aspetti importanti quando si lavora su un programma di riabilitazione post-ictus affidabile. Per evitare spiacevoli sorprese durante il recupero, si devono stabilire traguardi ragionevoli. Una volta superato questo primo step, si può pensare alle azioni necessarie da intraprendere per raggiungerli. Questo può aiutare a stabilire il ritmo mantenendo i soggetti responsabili delle proprie azioni.

In altre parole, è sbagliato fissare obiettivi di recupero irraggiungibili o arbitrari. Sarebbe come fare di proposito qualcosa che impedisca il successo di un progetto.

Ho imparato a mie spese che questo approccio non aiuta ad accelerare il recupero. Due settimane dopo l'ictus, decisi che sarei stato in grado di controllare la mia mano destra. Tuttavia, dopo due anni, avverto ancora un'estesa debolezza muscolare agli arti destri. C'è rigidità e tensione, nota come spasticità, e perdita del controllo motorio nella mano destra.

A quel punto, mi sono reso conto che la salute fisica, spirituale ed emotiva sono tutte collegate, ognuna sostiene l'altra. Dunque, prendermi cura di tutti gli aspetti aumenterà la probabilità di sentirmi meglio in questo viaggio che durerà tutta la vita.

◆ ◆ ◆

La mattina del 6 maggio 2023, come parte del mio programma di riabilitazione, stavo camminando lungo i canali di acqua salata vicino al mio appartamento. Ho sempre amato queste passeggiate mattutine. Mi è sempre piaciuto, mentre le praticavo, ascoltare podcast sulla crescita personale e sulla mentalità positiva o semplicemente essere assorto dai miei pensieri, rallentando le onde cerebrali per regolare il volume della negatività e del fastidio che si verificava nella mia vita e nella mia testa.

In quei momenti cercavo di entrare in contatto con i miei sentimenti e valutare cosa stava succedendo dentro e intorno a me per cercare di raggiungere uno stato di pace nella mia mente. Quel giorno, poiché l'applicazione podcast del mio telefono continuava a rimanere in buffer per diversi minuti, ho deciso di togliere l'auricolare. A quel punto, ho scelto di utilizzare quelle due ore di cammino per riflettere sul libro che stai leggendo, caro lettore.

Ho sempre provato una pace interiore passeggiando lungo quei canali, anche se la mia attenzione e il susseguirsi dei pensieri sono spesso disturbati dal rumore proveniente dagli infiniti cantieri lungo i canali.

Mentre camminavo, mi sono ricordato di aver letto un articolo online su persone che sperimentavano i benefici del rumore dell'acqua, sia che queste si trovassero vicino all'oceano, a un lago, a un fiume, a una piscina o semplicemente accanto allo scrosciare di una fontana.

Wallace Nichols, biologo marino e autore del libro *Blue Mind (Mente ed Acqua)* (2014), specifica: "La maggior parte delle comunità sono costruite vicino a specchi d'acqua non solo per ragioni pratiche, ma perché come esseri umani siamo naturalmente attratti dallo spazio blu... ma anche se non ti trovi in una zona dove c'è un facile accesso all'acqua, puoi comunque sperimentare i suoi benefici emotivi."

Camminare lungo i canali tranquilli è diventato un rituale nutriente per la mia anima, offrendomi una miriade di benefici emotivi. Mentre passeggio lungo la riva, il dolce sciabordio delle onde crea un ritmo rilassante che calma la mia mente, lavando via lo stress della vita quotidiana. La bellezza del paesaggio circostante mi immerge in un senso di serenità, riempiendo il mio cuore di gratitudine per le meraviglie della natura. Ogni passo offre un momento di introspezione, mentre trovo conforto nella solitudine, favorendo una connessione più profonda con i miei pensieri e le mie emozioni.

"Le diversità fisiche non sono limitazioni, ma stimoli per trovare nuove strade per la realizzazione personale e diventare la versione migliore di sé stessi." Questo è ciò che ho pensato mentre riflettevo sulle parole di Eraclito: ""Tutto scorre, tutto cambia, niente rimane fisso, niente rimane identico a sé stesso."

Questa frase mi ha fatto capire che siamo come l'acqua: cambiamo sempre, evolviamo ad ogni passo e svolta nella nostra vita. Ora e qui, siamo il prodotto delle nostre convinzioni, pensieri e, in definitiva, azioni. Ogni passo sarà un avanzare verso nuove esperienze e possibilmente verso una vita più realizzata.

Eraclito continua aggiungendo che "L'unica costante nella vita è il cambiamento." Questo concetto ci offre infinite nuove iniziazioni, sia che stiamo dando il via a un nuovo anno, riprendendoci da una perdita/malattia/incidente, iniziando un nuovo lavoro o lanciandoci in una nuova relazione. Ogni giorno in cui sorge il sole è un nuovo inizio, e questo è un motivo per essere emozionati!

Come esseri umani, non possiamo fare a meno di provare ad attribuire ossessivamente un significato alla vita. Lo cerchiamo nelle pagine che leggiamo (spero che questo libro ti sia utile in questa ricerca), nelle infinite ricerche Internet e nei corridoi dei negozi. Lo cerchiamo nel lavoro e nelle relazioni personali. Proviamo sempre a dare un senso alle nostre esperienze.

Accettare i miei attuali limiti fisici, il disagio emotivo e le conseguenti sfide della vita che l'ictus mi ha regalato, mi ha permesso di iniziare a guardare la mia esistenza da una prospettiva unica. Lentamente, molto lentamente, ho imparato a cambiare punto di vista e a sviluppare una visione allegra e diversa per costruire una vita significativa trovando nuove prospettive e scopi. Ho riformulato la mia modalità di pensiero. Mi godo il momento e vivo nel presente come un dono quotidiano che si riceve ogni giorno. Il futuro ci è sconosciuto e scoprirlo ora ucciderebbe il mistero.

Applicando la teoria dei guadagni marginali, ho imparato ad apprezzare ogni piccolo passo avanti nel mio recupero, anche quelli dell'1%. Ogni giorno, mi sorprendo di fronte alla bellezza della vita e a tutte le piccole cose che porta alla mia attenzione. Un tramonto mozzafiato, il sorriso di un bambino, una conversazione stimolante con un amico: queste sono solo alcuni dei frangenti che rendono la vita così preziosa.

Ho scoperto nuove passioni e quelle represse sono risorte. In altre parole, questo libro è il risultato dell'evoluzione della mia vita dopo l'ictus.

Cambiare in meglio non è un compito facile. Richiede pazienza, perseveranza, dedizione e impegno verso di noi e verso le persone che amiamo e di cui ci prendiamo cura. Potrebbe esserci richiesto di abbandonare le vecchie abitudini, di guardare la nostra vita e i suoi eventi in modi diversi, di accogliere i cambiamenti nella nostra mente, nel nostro cuore e nella nostra anima. Potremmo decidere di abbracciare nuove fedi da zero, rimanere ancorati a quelle attuali o rivendicare le vecchie.

Non sono il primo né l'ultimo a parlare di questo. Marco Aurelio disse: "I pensieri sono i semi da cui germoglia la nostra vita." Emerson ci ricorda che ciò a cui pensiamo ci definisce.

Scrivendo queste parole, mi è venuta in mente una massima: "Non sentirti mai in colpa per aver ricominciato, ma rimprovera te stesso per l'inerzia."

Tutte queste frasi suggeriscono che le nostre menti non sono solo osservatori passivi, piuttosto la forza trainante dietro ciò che siamo. Il modo in cui pensiamo modella le nostre azioni, le nostre credenze e, in definitiva, la nostra intera realtà. Concentrandoci su pensieri positivi e produttivi, coltiviamo il potenziale per diventare versioni migliori di noi stessi.

Questo libro fornisce una cronologia dettagliata degli eventi accaduti dalla mattina in cui ho avuto l'ictus e del mio successivo percorso di riabilitazione fino ad ora, mentre sto digitando queste stesse parole.

È anche il resoconto delle mie lotte emotive per accettare le mie nuove condizioni. Il continuo lavoro interiore per combattere la negatività e la ricerca di nuovi scopi nella mia vita.

A questo punto capirai che questo libro non parla solamente dell'ictus, ma piuttosto di ciò che la malattia mi ha insegnato su me stesso e sulla vita. Le pagine descrivono le mie battaglie emotive e mentali nel tentativo di sfuggire alla depressione, sempre in agguato in attesa dell'occasione giusta per afferrarmi.

I racconti che condivido in questo libro riguardano l'amore della mia famiglia e dei miei amici, i quali sono stati molto importanti perché mi aiutano ancora oggi nel mio recupero emotivo e fisico.

Questo libro descrive anche la mia esperienza personale con il supporto medico ricevuto negli Emirati Arabi Uniti, che ha svolto, e gioca ancora, un ruolo fondamentale nel mio percorso riabilitativo. Ho incrociato e interagito con tanti professionisti straordinari. Dai soccorritori alle squadre mediche dell'ospedale Sheikh Shakhbut Medical City (SSMC) e soprattutto della clinica riabilitativa NMC ProVita, che mi hanno aiutato fisicamente ed emotivamente. Sono qui a scrivere questo libro anche grazie a loro.

Per redigere queste pagine nella loro lingua originale, dunque l'inglese, ho utilizzato lo stile di scrittura di Hemingway, abbracciando l'arte della brevità: frasi concise e semplici. Ho cercato di evocare la sua essenza, creando una narrazione che risuonasse di concisione e chiarezza. Ho provato a catturare il potere di ogni parola. La chiarezza ti aiuta a capire esattamente quello che sto dicendo, la brevità mantiene la tua attenzione. Sia la chiarezza che la brevità riguardano il mantenimento delle cose semplici e brevi. Le ritengo cruciali nel mondo di oggi, pieno di enormi quantità di informazioni.

Tuttavia, qualche discrepanza tra la concisione delle frasi originali inglesi e quelle tradotte e adattate in italiano potrebbe essere presente in questa versione, per forza di cose. Signore e signori, sono il vostro scrittore e pilota d'aereo a parlare. Benvenuti a bordo di questo entusiasmante viaggio, preparatevi a prendere il volo nel mondo del mio libro. Per favore, allacciate le cinture di sicurezza, è prevista qualche turbolenza all'interno della mia storia. Siate pronti ad immergervi nelle pagine a venire. Proprio come un volo emozionante, questo libro promette di portarvi in un'avventura attraverso storie accattivanti e momenti commoventi. Rilassati e preparati a volteggiare nei cieli dell'immaginazione mentre ci imbarchiamo insieme in questa incredibile avventura di lettura. Grazie per esserti unito a me. Spero che ti piaccia il viaggio! Più di ogni altra cosa, sono grato di essere vivo e di celebrare il tempo che ho in questo mondo. Infine, sono entusiasta che queste parole vengano diffuse nel mondo, dove potrebbero fare del bene. Io lo spero.

L'IO CHE ERO

*"**Chi sono**?"* è la domanda al centro di uno dei nostri istinti più elementari: il nostro bisogno di identità.

*"**Chi era Marco prima dell'ictus?**"* Questa domanda è riecheggiata nella mia testa tante volte nel corso degli anni. È un quesito così semplice e, allo stesso tempo, così intrinsecamente difficile a cui rispondere. Uno dei quesiti metafisici archetipici, insieme al bene contro il male e al potere contro la resistenza sin dalla comparsa di un'umanità cosciente.

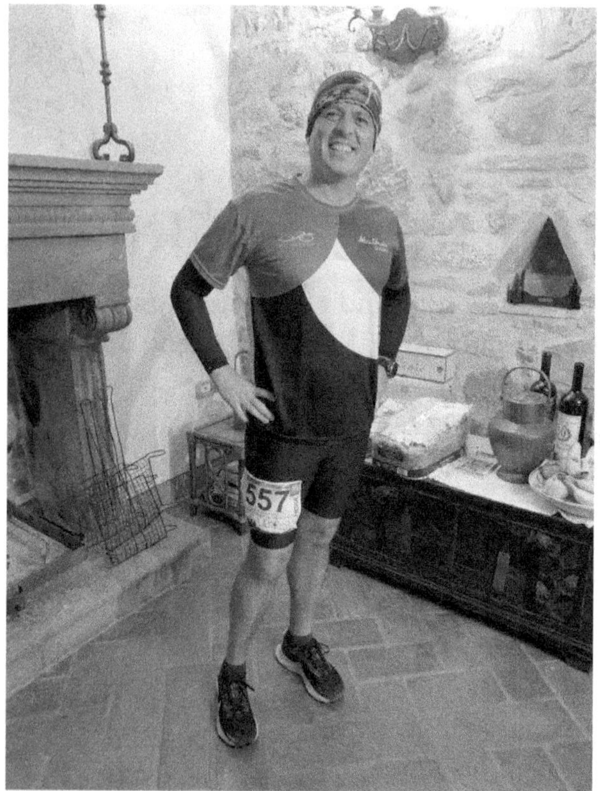

*Figura 1- Marco indossa con orgoglio una
maglietta degli Abu Dhabi Striders.*

Secondo Shahram Heshmat Ph.D., autore di *Scienza delle
scelte,* "L'identità si riferisce ai nostri valori di base che
dettano le scelte che facciamo (ad esempio, relazioni,
carriera). Queste scelte riflettono chi siamo e cosa
apprezziamo."

*Tuttavia, il nostro senso di identità può essere
influenzato da fattori esterni.*

Com'è possibile? Ebbene, il dottor Heshmat ha spiegato: "Poche persone scelgono la propria identità. Invece, semplicemente interiorizzano i valori dei loro genitori o delle culture dominanti (ad esempio, ricerca del materialismo, del potere e dell'apparenza). Purtroppo, questi valori potrebbero non essere allineati con il proprio sé autentico e creare una vita insoddisfacente."

Quindi "Chi sono io?" Ho sempre saputo che rispondere a questa domanda avrebbe richiesto l'autoriflessione, l'autorealizzazione, l'umiltà di accettare i miei limiti, i miei difetti, le mie paure e, soprattutto, il coraggio di guardare dentro di me, nel mio regno più oscuro, dove si aggirano i demoni. Tuttavia, prima dell'ictus non mi ero reso conto di non essere pronto a rispondere. Adesso, invece, non vedo l'ora di partire!

Per scrivere queste pagine ho preso ispirazione dalle "Meditazioni" di Marco Aurelio, in cui si legge: "Non cercare di vedere le cose come le vedono gli altri, ma cerca di capire come vedono le cose e da quale punto di vista le guardano." Questo testo sottolinea l'importanza di coltivare una prospettiva ampia e di non lasciarsi condizionare dalle opinioni altrui. Per comprendere appieno una persona è necessario sforzarsi di vedere il mondo dal suo punto di vista, piuttosto che giudicarla sulla base delle nostre convinzioni. Come suggerisce Marco Aurelio, ogni volta che ci troviamo a interagire con gli altri, dovremmo cercare di guardare al mondo e a loro con una visuale più ampia, evitando di soffermarci sui piccoli dettagli.

Dunque, da adesso fino alla fine di questo capitolo ho deciso di riferirmi a me stesso in terza persona. Anche se può sembrare strano, affrontare il mio io da un punto di vista esterno mi ha consentito una visione più obiettiva, permettendomi di distaccarmi da emozioni e pregiudizi. Adottando questo approccio, ho cercato di esplorare i miei pensieri e sentimenti con una nuova prospettiva, portando alla luce intuizioni prima nascoste. Cominciamo.

La mattina dell'8 settembre 2022, il giorno in cui è accaduto l'incidente, Marco era un giovane italiano di quarantasei anni, nato e cresciuto a Roma. Era un ingegnere aeronautico di successo, il quale lavorava come senior manager nel dipartimento di ingegneria di Etihad Airways ad Abu Dhabi (Emirati Arabi Uniti) da gennaio 2013.

Prima di allora aveva avuto diverse esperienze lavorative. Tutte nel lato tecnico e ingegneristico dell'aviazione e, in particolare negli ultimi quindici anni, nel Medio Oriente e nel Nord Africa (MENA Region).

Se gli fosse stato chiesto: "Eri un maniaco del lavoro?" avrebbe risposto "Assolutamente sì!".

Amava il suo lavoro, soprattutto la sensazione di realizzazione che provava ogni sera uscendo dall'ufficio, sapendo di aver dato il massimo per l'organizzazione e per le persone con cui lavorava. Tornato al lavoro dopo l'ictus, Marco ha dovuto cambiare questo atteggiamento: lo stress è dannoso per i sopravvissuti e per le persone in generale. Aveva finalmente capito che non poteva più sostenere quel ritmo per il suo benessere. Molti studi hanno confermato che il disagio emotivo cronico (es., depressione, ansia, stress post-traumatico) è comune nei sopravvissuti all'ictus.

"Lo stress può causare un ictus?"

Marco ha iniziato a cercare una risposta a questa domanda. Successivamente, ha scoperto che, come evidenziato in uno studio del 2016 intitolato "Lo stress emotivo e il rischio di ictus ischemico", condotto dalla Società Neurologica Polacca, è evidente che sia lo stress acuto a breve termine che lo stress cronico prolungato possono aumentare la probabilità di sperimentare un infarto. La ricerca sottolinea che lo stress ha un impatto sul benessere cardiovascolare dell'organismo, causando potenzialmente alterazioni della pressione sanguigna e della capacità del sangue di coagularsi. Questi cambiamenti nei fattori fisiologici hanno il potenziale per aumentare il rischio di ictus.

Al momento dell'ictus, Marco supervisionava tre sezioni del dipartimento di ingegneria con venti reporter subordinati. È stato promosso manager alla fine del 2014 e senior manager all'inizio del 2022. Il suo ruolo era di vitale importanza per il successo del team e, di conseguenza, per il bene superiore di Etihad Airways. Egli non era un semplice leader, ma un facilitatore: un elemento chiave che teneva unita la squadra e la spingeva a raggiungere l'eccellenza. Attraverso la sua abile guida e il suo supporto costante, permetteva ai membri del team di dare il massimo e di esprimersi al meglio delle loro capacità.

Anche lui ha sempre cercato di dare il massimo. Gli piaceva esplorare le novità per migliorare il proprio lavoro. Alcuni anni prima, ha iniziato a imparare a programmare (ad esempio con scienza dei dati e l'apprendimento automatico) per migliorare il suo lavoro di squadra. Ha identificato nuove opportunità automatizzando alcune attività manuali tramite lo sviluppo di semplici script Python. Il suo obiettivo era ridurre il lavoro manuale del suo team, in modo che potessero concentrarsi sul loro ruolo principale di ingegneri aeronautici. Negli anni, ha lavorato per promuovere una famiglia, piuttosto che un team di professionisti altamente qualificati. Il suo motto era:*"Vinciamo e perdiamo insieme, qualunque cosa accada!!!"*

Marco si è separato dalla moglie sette anni fa e, negli ultimi sei anni, ha avuto una nuova compagna di vita, Lei. Nonostante la separazione, ha mantenuto un rapporto amichevole con la sua ex moglie Monica. Il giorno dell'incidente la sua ex moglie e sua sorella, Marzia, non hanno perso tempo e sono venute subito ad Abu Dhabi. Insieme, hanno gestito la maggior parte dei compiti amministrativi, medici e di supporto richiesti durante le prime due settimane. Monica non ha mai mancato di fornirgli il suo sostegno quando ne aveva bisogno. Non ha mai esitato nell'aiutarlo nel rapporto con suo figlio o per una parola di conforto durante la sua riabilitazione.

Marco era anche un corridore di montagna amatoriale con il sogno di gareggiare e completare una corsa in montagna di 100 km nel 2023. Oggi è ancora il suo sogno, ma non è nemmeno vicino alla condizione fisica ottimale richiesta per perseguire quell'obiettivo. Onestamente, non è nemmeno mai stato sicuro che sarebbe mai stato pronto, anche prima dell'ictus. Tuttavia, continuerà a lavorare duro per riuscire un giorno a conquistare quelle montagne. Ad ogni modo, oggi, con le attuali limitazioni fisiche, anche un leggero jogging è difficile per Marco, quasi impossibile, senza la paura di inciampare ad ogni passo. Di conseguenza, potete immaginare correre!

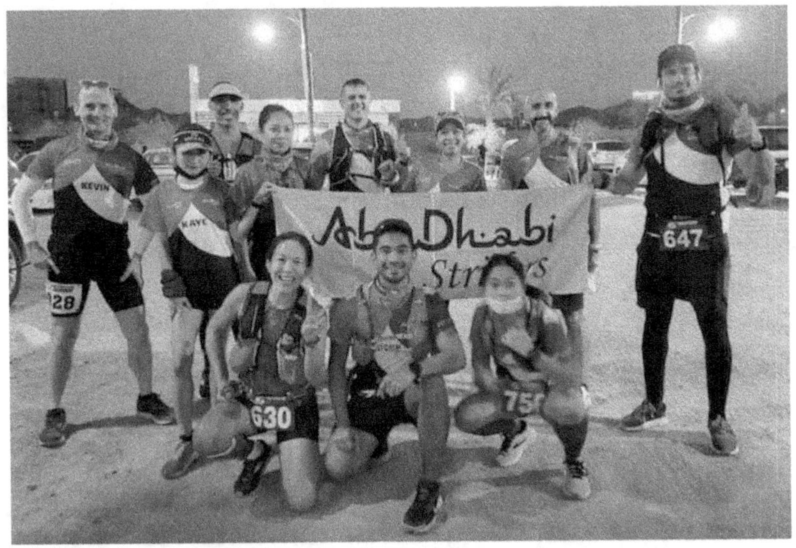

Figura 2- Raduno degli Abu Dhabi Striders prima di una corsa in montagna negli Emirati Arabi Uniti.

A Marco piaceva leggere libri. I suoi generi preferiti erano la storia, la politica, la mitologia greca, le antiche storie morali e la filosofia, in particolare lo stoicismo. Era anche interessato alle religioni e ai loro insegnamenti. Principalmente i grandi monoteisti, compreso l'induismo.

Amava anche cucinare, il suo nome d'arte era "The Naked Chef". In particolare gli piaceva sperimentare piatti giapponesi e coreani, ma non potevano mancare quelli italiani. Le sue specialità erano tutti i tipi di pasta fresca, pizza fatta in casa, ramen giapponese, antipasti assortiti, pesce alla griglia e maiale.

Trovava piacere nel viaggiare, soprattutto in Asia, e trascorrere il tempo libero insieme ai suoi compagni del club di corsa, in particolare correndo e campeggiando nelle montagne e nei deserti degli Emirati Arabi Uniti. Nel complesso aveva una vita piuttosto buona. Era finanziariamente solido, avverso al rischio quando si trattava di investimenti e finanza personale. Si sarebbe potuto considerare in qualche modo felice.

Tuttavia, ha sempre combattuto alcune lotte dentro di sé per raggiungere la pace interiore, lottando con i suoi dubbi per ricostruire la relazione interrotta con suo figlio Gabriele, che all'epoca aveva diciannove anni.

Dopo la separazione dalla moglie, Marco ha dovuto affrontare un rapporto difficile con suo figlio. La loro comunicazione è stata problematica e lui stava lottando per mantenere una connessione aperta e onesta. Nel corso degli anni sono sorte difficoltà che hanno ostacolato la loro capacità di capirsi a vicenda e di condividere i propri sentimenti.

In altre parole, nella scelta tra "mezzo pieno" e "mezzo vuoto", lui il bicchiere l'avrebbe certamente visto nel secondo modo. Era un pessimista per natura, con pensieri più negativi che positivi sul presente e sul futuro. Si è definito un "pessimista cosmico", traendo ispirazione dal libro *Pessimismo Cosmico* di Eugene Thacker (2015).

In questo lavoro, Thacker afferma che il pessimismo rappresenta la forma più elementare di filosofia. Sebbene molti associano il pessimismo a una disposizione o mentalità personale, è anche un concetto filosofico. In questo contesto, il pessimismo rappresenta la visione del mondo che afferma "il dolore e le difficoltà sono inerenti alla vita e all'esistenza."

In prima linea nel pessimismo filosofico c'è Arthur Schopenhauer. Schopenhauer suggerì la visione secondo cui l'essere umano è privo di uno scopo intrinseco e non potrà mai essere veramente soddisfatto.

Sebbene il pessimismo sia generalmente classificato come un tratto della personalità del tutto negativo, può fornire alcuni vantaggi. Ad esempio, ci sono dei punti di forza nell'avere una mentalità nota come "pessimismo difensivo".

Marco, da parte sua, aveva sempre utilizzato il pessimismo come strumento di pianificazione, perché aveva la tendenza a provare ansia per il futuro. Aveva la sensazione di avere tutto sotto controllo solo immaginando e poi adottando misure per essere preparato a potenziali esiti negativi o al peggior scenario possibile di una situazione.

Tuttavia, era consapevole che esiste una linea sottile tra questa strategia e il permettere all'ansia di scatenarsi e prevedere ogni sorta di pericoli o problemi. Nel suo caso, il pessimismo difensivo significava essere realista riguardo al fatto che le cose non sempre vanno perfettamente e prepararsi in anticipo per alcune di queste possibilità.

Ad ogni modo si era accorto che con questo atteggiamento, nel presente, stava perdendo i momenti più belli della sua vita. Oltre allo stress autoindotto, soffriva anche di stress legato al lavoro. Influivano sul suo umore e sul suo sonno, ogni giorno. Era in uno stato di bassa produzione di dopamina, con conseguente affaticamento, sbalzi d'umore, scarsa concentrazione, insonnia e un intenso desiderio di caffeina.

Con la sua nuova compagna, Lei, aveva un buon rapporto. Condividevano molti interessi insieme: correre, viaggiare e leggere. Avevano molti sogni sul loro futuro insieme. Amavano definirsi "partner in crime".

Per capire cosa pensasse di Lei, si può attingere ad alcune parole che le aveva scritto qualche anno prima:

"In this modern world where alienation, ressentiment, and individualism are the pandemic byproducts of today neo-colonialism,

A flower seed was planted in a remote area, unknown to most.

Amid wretched conditions and the general aloofness, this seed strenuously battled to break the hard crust of the individual's emotions.

Ultimately blooming in all her beauty and sheen,

Conveying sustenance to the needy and touching the hearts of many.

She thrives with the belief that doing some good for others is not a burden, but a pleasure,

That faith is a relief for troublesome souls and that our destiny is written in the stars.

Her inebriant scent gives peace, and her smiles give joy to the ones lucky enough to overlap their paths with hers.

Touching her petals provides supreme sensations.

She is a rare and wonderful flower who reminds us that humanity is not doomed, and happiness can still be found in this modern world."

"In questo mondo moderno in cui l'alienazione, il risentimento e l'individualismo sono i sottoprodotti pandemici dell'attuale neocolonialismo, un seme di fiore è stato piantato in una zona remota, sconosciuta ai più.

In mezzo a condizioni miserabili e alla freddezza generale, questo seme ha lottato strenuamente per rompere la dura crosta delle emozioni individuali.

Alla fine è sbocciato in tutta la sua bellezza e lucentezza,

trasmettendo il sostentamento ai bisognosi e toccando i cuori di molti.

Vive con la convinzione che fare del bene agli altri non sia un peso, ma un piacere,

che la fede è un sollievo per le anime inquiete e che il nostro destino è scritto nelle stelle.

Il suo profumo inebriante dona pace e i suoi sorrisi danno gioia a chi ha la fortuna di incrociare la sua strada.

Toccare i suoi petali regala sensazioni impareggiabili.

È un fiore raro e meraviglioso che ci ricorda che l'umanità non è condannata e che la felicità può ancora essere trovata in questo mondo moderno."

Nel 2022, inoltre, Marco ha sofferto di qualche problema fisico a cui non ha dato la giusta importanza. Non c'erano nella sua vita controlli annuali o prelievi di sangue di routine per verificare il suo stato fisico generale. Dava per scontato di essere sano. L'incidente, però, lo ha aiutato a capire che negli ultimi anni era stato piuttosto incurante della sua salute e a non scartare nessun allarme che il suo corpo gli trasmetteva.

Forse, per capire meglio chi era Marco la mattina dell'incidente, bisogna prima comprendere il percorso esistenziale che ha seguito per arrivare a quel punto della sua vita. Per ogni oggi esiste uno ieri.

Durante la sua giovinezza, Marco era stato un enorme enigma di domande esistenziali irrisolte, un mix tra Don Chisciotte e Cyrano: disperato e solitario. Lottava per dare risposte al mondo che lo circondava, con la speranza che avere ideali e idee potesse essere qualcosa di buono. Tuttavia, la battaglia principale era definire quel "qualcosa di buono", per dare un senso alla società straniante di cui faceva parte. Aveva spesso la sensazione di non essere abbastanza solo per dimostrare ad ogni costo il suo valore.

Si sentiva solo e solitario ogni minuto: niente avrebbe portato pace ai suoi tormenti. Trovava conforto solo immergendosi nella lettura o nello scarabocchiare parole su un foglio. Queste due attività lo facevano evadere dalla sua realtà come nei viaggi psichedelici. Erano diversi livelli paralleli rispetto alla sua realtà, alla quale non voleva appartenere.

Si immergeva nelle pagine della letteratura russa e americana: Dostoevskij, Cechov, Gogol e Tolstoj; Martin Luther King, Malcom X e Nelson Mandela; i grandi rivoluzionari del passato, Che Guevara, Simon Bolivar. Leggeva di storia e di politica. Per una buona parte della sua vita ha ammirato l'anarchia e il comunismo. Con gli anni ha poi cambiato tali interessi, sostituendoli con l'economia, la filosofia, la psicologia e la programmazione.

Ogni tanto scriveva anche, scarabocchiare i suoi pensieri su un foglio era un mezzo di sollievo in cui poteva urlare a gran voce tutto ciò che voleva, essere se stesso per una volta. Era una persona con molte idee, qualcuno che voleva sorridere alla vita, divertirsi, amare, parlare, dibattere, scrivere poesie, risolvere i problemi del mondo, piangere quando richiesto, dare il suo meglio alle persone, essere compreso e accettato per ciò che era e non costretto ad adattarsi alla società.

Tuttavia, per quanto cercasse di combattere, di rimuovere il grigio, la disperazione e la fragilità dal suo mondo, si sentiva sconfitto, mai sotto controllo, mai veramente in pace con se stesso e con i suoi demoni. Così, Marco ha deciso di morire dentro, allineandosi ai protocolli convenzionali della società, diventando una goccia invisibile in un oceano pieno di ignoranza, superficialità e banalità.

Ora, se si guarda indietro, Marco capisce che tutto ciò è accaduto perché non aveva mai avuto reale fiducia in se stesso, non aveva mai realizzato il suo potenziale e, per troppo tempo, si era piegato alle regole della società, rinchiuso in una scatola. Anni trascorsi a sopravvivere piuttosto che a vivere.

Era una persona a cui non piaceva la realtà in cui viveva e la maggior parte delle persone con cui condivideva lo stesso pianeta. Preferiva stare da solo piuttosto che in compagnia di persone che non potevano dargli nulla in termini intellettuali. Era anche una persona piena di emozioni, pronta a togliere il freno razionale quando necessario.

Poteva essere luce e oscurità, notte e giorno, gentile e solidale, ma allo stesso tempo freddo, distante, pragmatico e indifferente, se necessario. Qualcuno che non credeva nell'amore perché la società consumistica voleva vendere anche quello. Secondo il filosofo e antropologo Julian Huxley, le relazioni intellettuali rappresentano il frutto ultimo della nostra evoluzione. Così, anche Marco sosteneva che la capacità di comunicare e collaborare a livello intellettuale fosse un fattore chiave del nostro successo come specie.

Era qualcuno sempre alla ricerca di risposte. Pur riconoscendo la presenza di un potere superiore e apprezzando gli insegnamenti delle varie religioni, resisteva alle interpretazioni estreme. Credeva che alcuni individui usassero la religione come giustificazione per le loro azioni contro gli altri. Immaginava un mondo armonioso in cui persone provenienti da diverse credenze e ideologie potessero coesistere pacificamente. Era qualcuno che non dava per scontato nessun concetto, nessun dogma, sempre alla ricerca dell'eccezione, della conferma e dei difetti nella teoria. Una persona che desiderava una vita semplice e la pace interiore, che non si preoccupava degli eccessi, piuttosto apprezzava le piccole gioie. Aveva bisogno di sfide. Voleva essere quel genere di individuo che, guardando gli occhi di una persona, potesse leggerle l'anima.

Tuttavia, nel profondo, non gli è mai piaciuto ciò che era: pessimista, quasi catastrofico. Pensatore eccessivo. Era autocritico e si metteva molta pressione, ripetendosi ad esempio: "Dovresti perdere peso", e non solo. Aveva molti filtri mentali. Si concentrava principalmente sugli aspetti negativi della vita, amplificandoli e minimizzando di conseguenza il positivo. Tuttavia, stava cercando la pace interiore. Voleva accettare i propri limiti e lavorare duro per imparare, sforzarsi per diventare migliore.

Arrivare a quel punto è stato un viaggio lungo e difficile. Tuttavia, solo oggi Marco può dire con sicurezza e convinzione chi era veramente quella mattina. Questa è anche la prima volta che ammette questa verità essendo pienamente onesto e trasparente, anche con se stesso.

Oggi, a trent'anni di distanza dalla sua giovinezza e quasi due anni dopo l'ictus, Marco si sente come nella parabola nietzschiana delle Tre Metamorfosi. Secondo il filosofo l'evoluzione dello spirito umano viene rappresentata attraverso tre trasformazioni: da cammello a leone e, infine, fanciullo.

In particolare, la metamorfosi da cammello a leone simboleggia un passaggio cruciale nel viaggio evolutivo dello spirito umano. Il cammello, bestia da soma paziente e laboriosa, rappresenta la fase di obbedienza e assimilazione dei valori e delle dottrine tradizionali. Sopporta il peso della morale, della religione e delle norme sociali conformandosi alle aspettative esterne.

Tuttavia, giunge un momento in cui lo spirito, oppresso dal fardello del cammello, inizia a ribellarsi. Il leone emerge come l'incarnazione di questa rivolta. Abbraccia la forza e l'indipendenza, ruggendo contro le catene della tradizione e affermando la propria volontà autonoma. Il leone mette in discussione le credenze incrollabili, sfida le convenzioni sociali e rifiuta l'obbedienza cieca.

Questa metamorfosi rappresenta un momento di rottura e di creazione. Il leone distrugge l'ordine precostituito, aprendo la strada a nuove possibilità e alla creazione di nuovi valori. È un processo di autoaffermazione e di emancipazione, dove lo spirito si libera dai vincoli del passato per forgiare il proprio destino.

QUI È DOVE TUTTO INIZIA

"Dov'è il mio braccio destro?"

Ho chiesto a Lei che era intorno a me con i miei amici. Avevo perso completamente la consapevolezza del lato destro del mio corpo. Era come se il mio braccio non fosse più attaccato al corpo, non riuscivo a sentirlo. All'inizio pensavo che fosse un colpo di calore o semplice stanchezza, ma il fatto di non avere più connessione con la parte destra del mio corpo mi fece comprendere che c'era qualcosa che non andava in me.

Col passare del tempo mi sono reso conto che si trattava di qualcosa di più profondo e complesso.

Per farti comprendere meglio la situazione, caro lettore, devi sapere che prima dell'ictus ero un appassionato di corsa in montagna e ultrarunner (anche se questo lo sai già dai capitoli precedenti). Come molti di voi già sapranno, Abu Dhabi, il luogo in cui vivo attualmente, si trova su un'isola al largo della costa centro-occidentale del Golfo Persico. Abu Dhabi è la capitale degli Emirati Arabi Uniti e gran parte del suo territorio è desertico e pianeggiante. Pertanto, non è il terreno perfetto per allenarsi per la corsa in montagna. Tuttavia, esiste una collina sabbiosa artificiale, Al Wathba Birdcage Hill, a trenta minuti da Abu Dhabi, con centoventi metri di dislivello dalla base alla cima. La stessa collina che percorrevo più volte durante ogni sessione di allenamento, poiché costituisce un'elevazione adeguata per replicare le condizioni di una tipica corsa in montagna.

La"**Divina Commedia**", opera del Sommo Poeta Dante Alighieri (1265-1321), composta tra il 1308 e il 1321, è generalmente considerata una delle più grandi opere letterarie del mondo. Divisa in tre sezioni principali, inferno, purgatorio e paradiso, la narrazione ripercorre il viaggio di Dante dall'oscurità e dall'errore fino al ricongiungimento con le stelle. Solo quando il poeta incontra Beatrice, la sua amata defunta, viene guidato verso il paradiso. Beatrice, rappresentando la guida divina e la grazia di Dio, conduce Dante verso la conoscenza e la visione diretta di Dio. Grazie al suo aiuto Dante raggiunge la felicità eterna nel Paradiso. Così come Dante, anche io ho intrapreso un cammino difficile.

Analizziamo i paragrafi iniziali:

"Nel mezzo del cammino della nostra vita mi ritrovai in una selva oscura".

Questo passaggio rappresenta la mia vita e le mie corse sulla Collina Birdcage (ad Al Wathba in Abu Dhabi) dove ero solito allenarmi. A quel tempo non avrei mai immaginato che qualche anno dopo avrei avuto un ictus mentre correvo. Non pensiamo mai che possa succedere a noi.

"Ahi, quanto è arduo e doloroso raccontare com'era selvaggia, aspra e scoscesa questa selva, il cui solo pensiero mi rinnova la paura!"

Così come per il poeta, anche per me, il momento in cui ho avuto l'ictus, ancora oggi rappresenta uno dei ricordi di cui ho più paura.

"Ma, dopo che fui giunto ai piedi d'un colle, dove terminava quella valle che mi aveva riempito il cuore di paura, guardai in alto e vidi la cima già illuminata dai primi raggi del Sole, che conduce con successo il viandante a destinazione. Allora si quietò un po' la paura, che mi aveva a lungo agitato il più profondo del cuore in quella notte che trascorsi pieno d'angoscia.".

Se dovessi descrivere il mio percorso di riabilitazione mentale e fisica, con i suoi alti e bassi, userei le parole del passaggio di cui sopra. Le mie giornate erano come un ottovolante emotivo, finché non sono finalmente riuscito a scacciare la negatività che mi infastidiva. Cosa devo fare per scrollarti di dosso? Continuavo a ripetermi fino a quando finalmente capii che ***"Il diavolo non è così nero come viene dipinto"*** (Dante Alighieri, La Divina Commedia). La vita può essere bella e felice anche dopo un ictus, se ci impegniamo a cambiare il nostro atteggiamento mentale e il nostro modo di percepire il mondo e le situazioni. Per quanto possa sembrare terrificante, come avere perennemente un coltello puntato alla gola, c'è sempre una possibile soluzione e via d'uscita dai nostri problemi. Dobbiamo solo crederci fermamente e impegnarci con tenacia per superarli. Non importa quanto siano grandi o complessi, con perseveranza e dedizione possiamo trovare la forza per affrontarli e sconfiggerli.

Da ultrarunner amatoriale, mi sono sempre considerato un guerriero, un combattente pronto a rialzarsi dopo ogni inciampo o caduta (in questo caso un'autentica caduta a terra) per tagliare il traguardo.

"Quando la vita ti mette al tappeto, rialzati e combatti!"

Questa era la frase che ricorreva nella mia testa dopo essere uscito dall'unità di terapia intensiva, finalmente sveglio e consapevole di ciò che mi era successo, in uno stato cosciente pronto a mettere ordine nei miei pensieri dopo essere sopravvissuto a un ictus ischemico.

Ma non mettiamo il carro davanti ai buoi e lasciamo che io vi accompagni passo passo attraverso la mia storia.

Tutto è iniziato la mattina dell'8 settembre 2022. Sembrava una giornata come tutte le altre ad Abu Dhabi. Come al solito mi sono svegliato alle quattro, pochi minuti prima che suonasse la sveglia. Era un giovedì e io e la mia squadra, l'Abu Dhabi Striders, ci preparavamo per la nostra consueta sessione di corsa nella zona di Al Falah. Un luogo desertico a cinque minuti di macchina da Al Reef, il quartiere in cui vivevo.

A quel tempo, avevo appena iniziato la fase di riduzione del mio allenamento, preparandomi meticolosamente per la Maratona di Budapest, che si sarebbe svolta all'inizio di ottobre, a poche settimane di distanza. Mentre affinavo la mia preparazione fisica e mentale per affrontare la sfida che mi aspettava, l'eccitazione e la frenesia erano palpabili.

E non era tutto, perché avevo messo gli occhi anche su un altro obiettivo: la maratona di Abu Dhabi a dicembre.

La sera prima mi sentivo stanco, ma non diedi la giusta attenzione ai segnali del mio corpo, il quale cercava di avvertirmi che era dolorante, con poca energia, probabilmente esausto per la corsa intensa nelle settimane precedenti. Solo pochi giorni prima, quattro per la precisione, avevo corso 62 km in una gara di endurance indoor (l'obiettivo era correre la distanza più lunga in un periodo di sette ore), dove avevo conquistato il terzo posto assoluto e il secondo posto nella categoria maschile. Era la prima volta che salivo su un podio.

Forse, se avessi davvero ascoltato il mio corpo la sera prima, sarei restato a casa a riposarmi la mattina dell'otto settembre e la mia vita avrebbe potuto prendere una strada diversa. Sono stato perseguitato da questo rimpianto per molto tempo, finché non sono riuscito a riconoscere che il passato è dietro di me e non devo lasciare che influenzi il mio qui e ora. L'unica strada percorribile è davanti a me. Andare avanti è l'unica opzione da perseguire e il modo migliore per farlo è non soffermarsi su ciò che è accaduto prima o su cosa è andato storto. Dovremmo investire nelle azioni piuttosto che nei risultati, apprezzando il processo e ogni piccolo progresso lungo il percorso.

Comunque, vi dicevo, la mia corsa, anche in quell'alba di settembre, è iniziata come sempre alle cinque del mattino. Ero con Lei, Kevin, Jovi, Saif, Adele, Sophia (Fia) e Charlie, la mascotte del gruppo. Dopo la consueta foto di gruppo, siamo partiti per 10 km nel deserto. Non sapevo in quel momento come si sarebbe svolta la giornata per me.

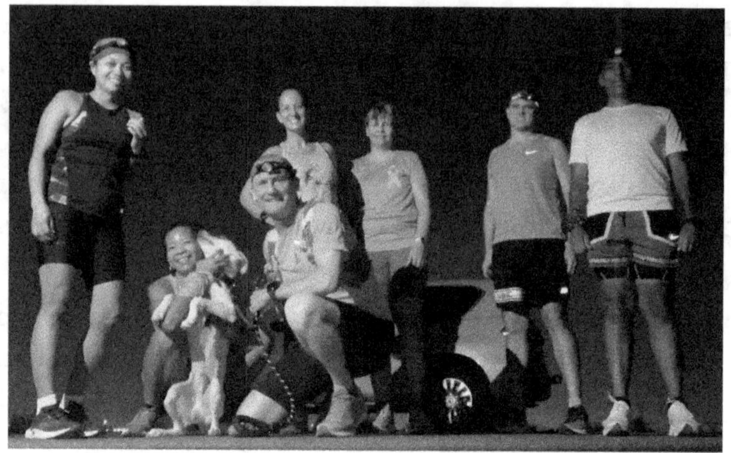

*Figura 3- Marco (secondo a destra) pronto per iniziare
la sessione di corsa dell'8 settembre 2022.*

All'inizio del nuovo giorno il cielo ha iniziato a schiarirsi di colori tenui: il rosa, l'arancione e il giallo. Il sole sorgeva lentamente sopra l'orizzonte, diffondendo la sua luce calda e dorata. Tutto ha iniziato a svegliarsi e a sentire l'energia del mattino. È stato un bellissimo inizio per un nuovo giorno.

La zona dove correvamo era un paesaggio sabbioso, caratterizzato da un terreno piatto, dalla forte luce solare e dalla terra screpolata. Erano visibili le tracce lasciate dalle auto, accanto a macchie di erba morta. Il vento urlava e fischiava tra i radi arbusti scarni e contorti, imitando il crepitio delle foglie quando vengono calpestate.

In lontananza, l'abbaiare dei cani si mescolava al rumore delle auto che percorrevano le strade vicine. Se fortunati, in quel luogo potreste avvistare la sfuggente volpe rossa araba.

Il vento caldo sollevava nuvole di polvere che

tormentavano i nostri volti, lasciando sulle nostre labbra un sapore di sabbia che era come uno snack croccante, ma decisamente meno piacevole.

Di conseguenza, la nostra bocca era secca e appiccicosa e la nostra saliva diventava fibrosa e densa. L'aria trasportava l'odore del nostro sudore e dei nostri corpi. Inoltre, dalla cucina adiacente degli operai del palazzo proveniva un odore piccante di salsa di pomodoro. Mentre correvamo fianco a fianco, le nostre conversazioni si intrecciavano con i nostri passi. La politica locale ed estera ha acceso dibattiti, storie di vita quotidiana raccontate e racconti di sport hanno alimentato battute amichevoli. Ad ogni passo ci scambiavamo pensieri, idee e risate. Le nostre corse condivise sono sempre state una piattaforma di connessione, dove argomenti diversi si fondevano, rafforzando il nostro legame.

Alla fine della sessione di allenamento mi sono avvicinato alla mia macchina, ho gettato la torcia e, dopo aver bevuto un ultimo sorso d'acqua, ho lasciato la bottiglia sul cofano della macchina. Ad alta voce, ho detto a Lei, che aveva già completato la sua sessione: "Ultimi duecento metri per me oggi."

Queste furono le ultime parole che ricordo consapevolmente di aver pronunciato quel giorno. Quei duecento metri, anche se ancora non potevo saperlo, sarebbero stati gli ultimi che avrei corso per molto tempo.

A quel punto ho iniziato a correre di nuovo e dopo centocinquanta metri non mi sono sentito bene. Di conseguenza, mi sono fermato per valutare la situazione. Ho avuto le vertigini e sono quasi svenuto.

Mi sentivo stordito, come se stessi per crollare a terra da un momento all'altro. E così ho fatto: sono caduto e mi sembrò di precipitare da un grattacielo. Fia quasi inciampò su di me mentre mi chiedeva: "Stai bene?"

"Sì, mi sento solo stanco", ho risposto.

Ora posso immaginare che fosse il mio cervello affamato di sangue e ossigeno a farmi venire le vertigini.

Non so come, ma in qualche modo ho ritrovato la forza di rialzarmi e ho provato a tornare alla macchina. Tuttavia, dopo alcuni passi incerti, caddi di nuovo. Questa volta, più di prima, le mie gambe cedettero e crollai a terra. Potevo sentire le energie sgorgare dal mio corpo come il sangue che sgorga da una ferita. Sapevo che c'era qualcosa che non andava in me, ma non potevo immaginare che stavo avendo un ictus. Potrebbe essere un colpo di calore, pensavo, perché eravamo all'inizio di settembre, l'estate era ancora in pieno corso ad Abu Dhabi e il clima quella mattina era ancora abbastanza caldo.

Non appena i miei amici mi hanno notato steso sulla strada sono corsi verso di me. Ancora oggi, se mi concentro, riesco a sentire le loro voci preoccupate chiedermi come stessi. Ero disorientato, avevo problemi a percepire le estremità del mio corpo.

A quel punto la mia squadra ha creato un comodo nido sulla strada e ha cercato di darmi un po' d'acqua. Ho provato ad alzare il braccio destro, ma ho notato che non rispondeva come avrebbe dovuto. Non c'era movimento, affatto.

I miei amici si sono preoccupati e si sono precipitati

a chiamare i servizi di emergenza. L'ambulanza è arrivata abbastanza velocemente, anche se hanno avuto qualche difficoltà a trovare il luogo, perché era lontano dalle strade principali. Ad ogni modo, il rapido intervento dell'ambulanza mi ha salvato la vita, molto probabilmente.

Sarò per sempre grato ai miei amici per essere stati al mio fianco nel giorno più difficile della mia vita. La loro capacità di riconoscere la gravità della situazione e di agire prontamente ha giocato un ruolo cruciale nello scenario di vita o di morte di quella mattinata.

Mentre aspettavamo l'arrivo dell'ambulanza, ho ricordato che quel posto era quello dove nell'estate 2020, durante la pandemia di COVID-19, Lei ed io abbiamo incontrato per la prima volta Kevin, il capitano degli Abu Dhabi Striders, e Jovi, la sua futura moglie. Tuttavia, ci sarebbe voluto un altro anno per unirci ufficialmente al club podistico Abu Dhabi Striders. La corsa inaugurale si è tenuta nel maggio 2021 ad Al Wathba Birdcage Hill.

Dopo l'arrivo dei soccorsi di emergenza, il paramedico ha notato subito che avevo un cedimento del viso, uno dei primi segnali di un ictus. La mia palpebra destra e l'angolo della bocca sembravano abbassati e non ero in grado di sorridere o parlare chiaramente.

Pertanto, hanno iniziato a farmi domande per valutare se stavo avendo un ictus. Uno di loro mi ha chiesto: "Come ti chiami?" e io ho risposto "Marco", nel mio inglese perfetto con un forte accento italiano (per capire a cosa mi riferisco guardate il video The Italian man who goes to Malta, che potete trovare su Internet).È buono per ridere!).

Continuò: "Da dove vieni?" Risposi: "Italia". Poi mi ha detto di ripetere dopo di lui tre parole diverse, cosa che ho trovato molto difficile. Riuscivo a pronunciare solo poche sillabe. Poi mi ha chiesto in sequenza: "Alza il braccio destro", "Alza la gamba destra". Sono riuscito a farlo solo una volta e dopo non è stato più evidente alcun movimento nel lato destro del mio corpo.

Dopo qualche altra domanda e controllo, i paramedici mi hanno lanciato quello che in gergo viene chiamato "un colpo basso", dicendomi :"Stai avendo un ictus".

Tra le loro preoccupazioni, c'era quella di far comprendere a me e ai miei amici la gravità e l'urgenza della situazione. Ci sono riusciti, perché solo quando ho sentito quella frase ho avuto il primo vero campanello d'allarme del pericolo che stavo correndo. Mi sono ammalato nel modo in cui Hemingway dice che si va in rovina: "gradualmente e poi all'improvviso."

Sentivo la pelle formicolare mentre si formava il sudore, la mia maglietta macchiata di fatica attaccata al mio corpo mentre mi ordinavo mentalmente di calmarmi e rilassarmi. Stavo muovendo rapidamente le labbra mentre cercavo di trovare la frase giusta da dire per rispondere ai miei amici e ai paramedici. Avevo una sensazione di martellamento nelle orecchie e tremori incontrollabili nel corpo. Vedevo immagini di ciò che poteva lampeggiare nella mia mente come allucinazioni ipnagogiche.

"Sono fregato", mi sono detto tra me e me sfogando tutta la mia frustrazione in italiano nella mia testa. A quel punto ero più infastidito che preoccupato dalla situazione. Mentre la Maratona di Budapest si avvicinava, un'ondata di sconforto mi travolse gettando

ombre sul mio futuro. I dubbi iniziarono a insinuarsi nella mia mente e mi ritrovai a chiedermi se sarei stato in grado di essere sulla linea di partenza.

In quell'istante mi sentii così avvilito, e al tempo stesso estraneo alla realtà, che dissi a Lei che, dopo la visita al pronto soccorso, quel giorno avrei eventualmente lavorato da casa. Non potevo e non volevo neanche immaginare che sarei rimasto fuori dall'ufficio per i successivi cinque mesi.

Da quando è accaduto non sono più tornato nella collina di Al Falah. Tuttavia, riconosco che un giorno dovrò fare ritorno per trovare un senso, ammesso che ce ne sia uno, e fare pace con i ricordi che racchiude.

SSMC

Tieniti forte, caro lettore, mentre entriamo nella mia avventura alla Sheikh Shakhbout Medical City (SSMC)! Allaccia le cinture per un giro sulle montagne russe di questo capitolo della mia vita, dall'8 settembre 2022 al 23 settembre 2022.

In questa parte racconto gli alti, i bassi e le scivolate della mia degenza in ospedale. Preparati per un racconto avvincente, dove l'imprevedibile regna sovrano e, si spera, ti farai anche qualche bella risata.

ENTRANDO IN OSPEDALE

Che cazzo mi sta succedendo? Mi riprenderò? Se sì, quanto tempo ci vorrà?

Non appena i paramedici mi hanno caricato sull'ambulanza - bam - quelle domande hanno cominciato a rimbalzare come palline di un flipper nella mia testa. Porte chiuse. Cinture di sicurezza allacciate e stavamo volando in direzione dell'ospedale, dove avrei trascorso due settimane prima di essere dichiarato fuori pericolo e dimesso. Mentre ero in ambulanza, ho iniziato ad autovalutarmi e a interrogarmi sul mio stato, ma non avevo ancora una risposta definitiva perché non sapevo nulla dell'ictus. Sentivo un senso di panico crescente a stringermi il petto, come se un'inquietudine invisibile mi stesse divorando dall'interno.

La paura si mescolava all'incertezza, creando un vortice di emozioni che mi lasciava senza fiato. Desideravo disperatamente sapere cosa mi stava accadendo, ma le risposte sembravano sfuggirmi, come pesci in un acquario troppo grande. I sensi amplificati registravano ogni dettaglio del viaggio: il suono delle sirene che lacerava l'aria, il brusio delle ruote sull'asfalto, l'odore pungente di disinfettante che impregnava l'ambiente.

Ogni stimolo contribuiva ad alimentare l'ansia che mi attanagliava.

Siamo arrivati al pronto soccorso dove mi ha accolto un corteo di medici, infermieri con il camice verde/blu e diversi visitatori. La mia corsa contro il tempo era appena iniziata.

Potevo sentire i suoni delle porte che si aprivano e si chiudevano provenienti da ogni direzione, il condizionatore, urla, grida, gemiti, sussulti, grugniti/sibili di dolore, persone che parlavano a bassa voce, il citofono che chiamava codici/indicazioni, sedie a rotelle che cigolavano, così come come i clic di ogni colpo di tastiera, leggeri o pesanti che fossero, battuti da infermieri e medici.

Immediatamente ho percepito una sensazione olfattiva differente. Amaro con un sottotono della fragranza contenuta nei saponi e nei detergenti. L'area era piena dell'aroma del caffè leggermente bruciato. Il pronto soccorso somigliava a un circo organizzato. C'era molta attività e un senso di caos, ma controllato.

Le stanze erano ventilate, ma l'aria sembrava immobile, come in molti ospedali, le finestre non si aprono. Ancora oggi, ogni volta che sono in ospedale, ricordo la sensazione delle fredde sponde del letto di metallo, il morbido cuscino su cui poggiava la mia testa e le lenzuola fresche su cui sono stato sdraiato per mesi.

Stavo leggendo tutti i cartelli, soprattutto quelli con le lettere minuscole. Volevo auto confermare che il mio cervello funzionasse ancora. Stavo anche verificando se stavo impiegando troppo tempo per rispondere alle domande dei medici e non solo.

Ero vigile in quel momento, ma evitavo il contatto visivo con le persone. Mi vergognavo della mia situazione come se fosse una colpa e non una malattia che sarebbe potuta toccare in sorte a chiunque.

Al pronto soccorso medici e infermieri hanno ricominciato con una valutazione completa, facendomi domande e chiedendomi di eseguire alcuni movimenti. Il mio punteggio corrispondente alla scala del coma di Glasgow (GCS), utilizzata per classificare la gravità delle lesioni cerebrali traumatiche (TBI), era di quindici, indicativo di un trauma cranico lieve e di un paziente vigile e orientato.

Lei ha lottato contro il terrore e l'ansia, ma la sua natura riservata la costringeva a mascherare le emozioni. Nonostante la tempesta interiore, presentava una facciata di calma e compostezza. Sopportò la situazione in silenzio. Le sue azioni parlavano più forte delle parole che non riusciva a trovare.

Dopo la valutazione iniziale, sono stato sottoposto ad una TAC cerebrale seguita da un' angiografia cerebrale. Le scansioni hanno confermato l'ictus ischemico causato dalla dissezione dell'arteria carotide interna sinistra con occlusione da trombo. La mia pressione sanguigna e i miei parametri vitali erano normali. La glicemia era entro i limiti.

Nel caso in cui non lo sapeste, l'ictus è una patologia acuta del sistema cerebrovascolare, dovuta all'improvviso blocco di un vaso sanguigno nel cervello, causato da un trombo o un embolo (ictus ischemico), oppure dalla rottura di un vaso cerebrale (ictus emorragico). Questa malattia è una delle principali cause di morte e disabilità a livello globale. Il tasso di mortalità dell'ictus è del 20-30% entro trenta giorni dall'evento e del 40-50% entro un anno. Inoltre, il 75% dei pazienti che sopravvivono subisce una forma di disabilità, con la metà di questi casi che porta a una perdita dell'autosufficienza. Nel 2019, l'ictus ha provocato circa 6,55 milioni di morti a livello mondiale, rendendolo la seconda causa di morte dopo la cardiopatia ischemica. In Italia, nello stesso anno, sono stati registrati 86.360 ricoveri per ictus e 55.434 decessi.

L'ictus costituisce un'importante questione di salute pubblica, non solo per la sua diffusione, ma anche per le gravi conseguenze che comporta per i pazienti. Il coinvolgimento dei familiari e dei caregiver è spesso significativo, portando a considerevoli costi economici e sociali.

Ad ogni modo, vi dicevo, come da protocollo medico standard, mi è stata somministrata una trombolisi endovenosa. L'angiografia cerebrale ha confermato la presenza dell'occlusione e della dissezione, ovvero la rottura dell'arteria carotide interna sinistra. C'erano segni di coagulo di sangue e un grave restringimento nell'area della dissezione. I medici hanno eseguito un'angioplastica dell'arteria femorale comune per cercare di dilatare il restringimento (stenosi) della mia arteria carotide sinistra.

La decisione del team medico è stata di non inserire uno stent, poiché sarebbe stata necessaria una terapia antipiastrinica immediata per prevenire la formazione di nuovi coaguli di sangue. Inoltre, data la possibilità di emorragie interne correlate alla trombolisi endovenosa, utilizzata per sciogliere il coagulo di sangue, l'uso della terapia antipiastrinica è stato sconsigliato. Sfortunatamente, l'intervento trombolitico non ha avuto successo nel ripristinare il flusso nell'arteria cerebrale. Di conseguenza, sono stato spostato dalla sala angiografica all'unità di terapia intensiva, dove sono stato monitorato costantemente per quanto riguarda i parametri vitali e la funzione neurologica.

La serata si è conclusa con il mio primo giorno in terapia intensiva. Ho lottato contro la morte e ne sono uscito vincitore. La mia esperienza mi ha insegnato il valore inestimabile della vita e della forza che risiede dentro di noi.

Così, ho pensato di essere pronto a raccontare la mia storia a chiunque avesse voglia di ascoltarla per essere fonte di ispirazione, sollievo e, perchè no, anche consolazione.

L'ictus, e la tragicità che portà con sè, mi ha tolto molto. Ha ribaltato ogni mia prospettiva di vita portandomi sull'orlo di un abisso che non avrei mai pensato di dover conoscere. Tuttavia, in ogni momento in cui pensavo di essere sconfitto, non ho mai perso la speranza. Anzi, ho ascoltato e mi sono ascoltato: l'universo mi sussurrava parole di saggezza. Così, tra le urla e le fiamme dell'inferno, ho preso appunti per le lezioni di vita che verranno. Ho piantato i semi della forza e ho visto crescere l'albero della forza interiore che albergava dentro di me. In quell'abisso di avversità ho trovato il coraggio di trasformarmi e rinascere.

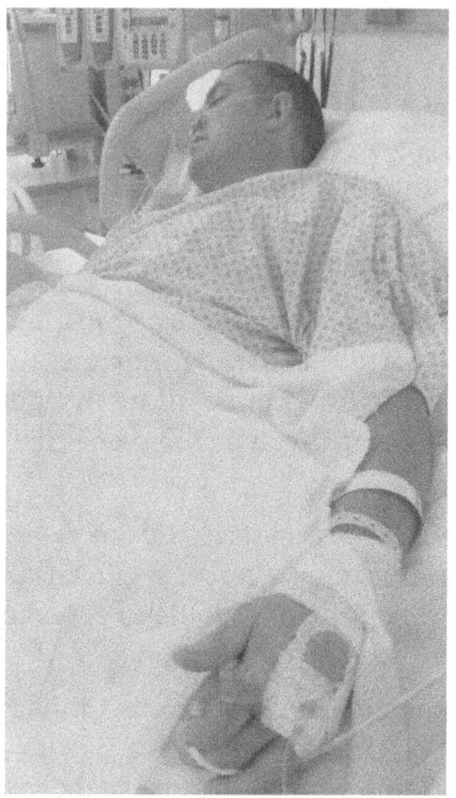

Figura 4- Marco subito dopo l'intervento chirurgico.

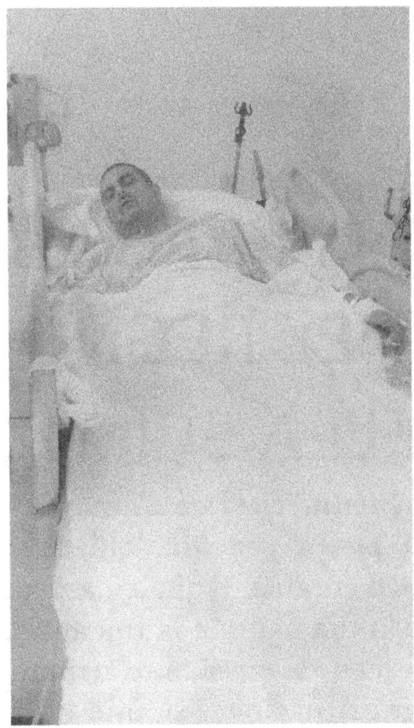

Figura 5- Marco subito dopo l'intervento chirurgico.

UN MIRACOLO NEL REGNO DELLA SCIENZA

"C'è qualche possibilità che riesca a superare la giornata? Ho così tanta paura per lui." chiedeva mia sorella Marzia al medico curante, il quale ha risposto: "Capisco perfettamente la tua paura e la tua ansia. La medicina è una scienza e non possiamo sempre prevedere il risultato in ogni situazione. Stiamo utilizzando tutti i trattamenti disponibili per supportare le condizioni di tuo fratello. Tuttavia, la gravità delle sue condizioni rende difficile fare previsioni con certezza."

In seguito al mio trasferimento in terapia intensiva, l'équipe medica ha optato per un nuovo ciclo di TAC e una risonanza magnetica. I nuovi esami hanno confermato i precedenti: dissezione e trombosi a livello della porzione prossimale dell'arteria carotide interna sinistra. Inoltre, i test hanno evidenziato un flusso collaterale di sangue dal lato destro al sinistro del cervello. La dissezione dell'arteria carotide interna sinistra ha causato un ictus ischemico mediante lo strappo della parete arteriosa. Questo evento ha condotto alla formazione di un coagulo di sangue, noto come trombo, che ha completamente occluso l'arteria, riducendo così il flusso sanguigno al cervello. Le cellule cerebrali dell'emisfero sinistro del mio cervello hanno subito una necrosi (morte) a causa dell'ischemia. Questo evento ha scatenato una risposta infiammatoria, che ha portato alla fuoriuscita di liquidi e proteine nei tessuti cerebrali, provocando una condizione nota come "trasformazione emorragica". L'accumulo di fluido ha inoltre causato un edema cerebrale, aumentando la pressione intracranica e il rischio di ulteriore danno.

Le prime misure adottate per contrastare la trasformazione emorragica e l'edema includevano l'elevazione della testata del letto e il monitoraggio della pressione arteriosa. Inoltre, mi è stato somministrato mannitolo, un diuretico che favorisce la produzione di urina e l'eliminazione di eccesso di acqua e sale dal corpo. Questo trattamento ha aiutato a ridurre il gonfiore intorno al cervello, specialmente nella parte sinistra colpita dall'emorragia cerebrale. A seguito dell'emorragia cerebrale sinistra, si è manifestata una debolezza agli arti superiori e inferiori destri, insieme a una debolezza facciale sullo stesso lato. In aggiunta, ho manifestato una lieve disartria, una difficoltà nel parlare causata dalla debolezza dei muscoli coinvolti. Per fortuna, non ho sperimentato disfasia, un disturbo che influisce sulla capacità di parlare e comprendere il linguaggio.

La giornata è stata davvero uno schifo. Avrei voluto gridare ad alta voce se solo avessi avuto la capacità di parlare in quel momento.

Non riesco a immaginare dove il mio corpo abbia trovato l'energia per sopravvivere a quel primo giorno in terapia intensiva. Questo incidente mi ha messo alla prova in modi senza precedenti e senza eguali.

Amici e colleghi di ogni religione e credo hanno offerto preghiere accorate. Stavano tutti supplicando per la mia sopravvivenza. Le loro sincere speranze intrecciavano un filo invisibile di sostegno. Non ho dubbi che il potere di quelle preghiere mi abbia spinto a superare quei traumatici primi giorni in terapia intensiva, aiutandomi ad alimentare la fiamma tremolante della vita. Nel corso di questi mesi tante persone mi hanno detto: "È stato un miracolo. Dio ti ha dato una seconda possibilità su questo pianeta per vivere una nuova vita e non dovresti sprecarla. Non dimenticarlo."

Ormai la mia fede era un lontano ricordo, sfuggita dalle mie mani come sabbia tra le dita nel corso del tempo. Dubbi e incertezze avevano preso il comando, lasciandomi con un senso di vuoto e smarrimento. Tuttavia, non avrei mai immaginato che proprio quell'incidente avrebbe rappresentato un punto di svolta, una ridefinizione profonda della mia fede. Davanti alla forza bruta degli eventi, mi sono trovato a dover riconsiderare le mie convinzioni più profonde, forgiando una nuova versione di me, più solida e consapevole.

I ricordi del mio primo giorno in terapia intensiva rimangono confusi. Sedativi e farmaci mi avvolsero, incoraggiando il riposo e il recupero. Mentre combattevo tra la vita e la morte al pronto soccorso, nei corridoi dell'ospedale e in Italia si susseguivano drammi. Alle 9:14, il mio amico Masoud (mio fratello dell'Oman), ha inviato un messaggio sul gruppo WhatsApp (Etihad with Fun). Masoud, Ashraf (mio fratello sudanese) e io abbiamo questo gruppo da molti anni. Il legame condiviso tra noi tre può essere spiegato solo come quello tra fratelli. Dal momento in cui ci siamo incontrati, dieci anni fa, si è instaurato un rapporto che andava oltre l'essere colleghi e amici. Formavamo un trio affiatato, come "i tre marmittoni (The Three Stooges)". Abbiamo affrontato insieme sfide personali e professionali.

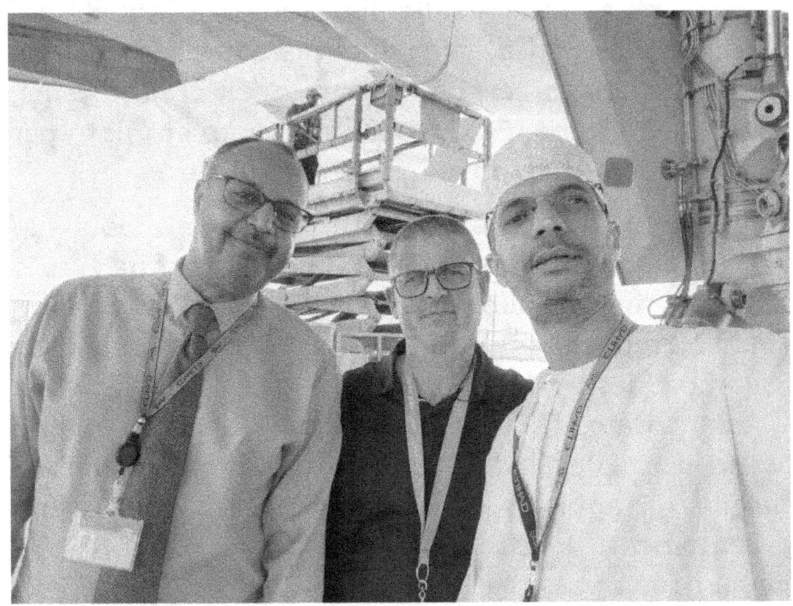

Figura 6- Marco (al centro), Masoud (a destra) e Ashraf (a sinistra) in piedi sotto un aereo al lavoro.

Eravamo lì l'uno per l'altro nei momenti belli e in quelli brutti. Ci siamo rallegrati reciprocamente dei trionfi e ci siamo offerti conforto nei momenti difficili. Come fratelli, ci sostenevamo a vicenda, offrendo solida lealtà e fiducia. Abbiamo lavorato fianco a fianco, collaborando a progetti, scambiandoci idee. Ci spingevamo a vicenda per eccellere. Conoscevamo le peculiarità, i punti di forza e le vulnerabilità l'uno dell'altro. Ci siamo accettati senza giudicare. Il nostro soprannome racchiudeva la dinamica e l'umorismo che definivano la nostra relazione.

Come il famoso trio comico, portavamo risate e divertimento ovunque andassimo.

Avevamo il nostro gruppo WhatsApp per spettegolare, aggiornarci a vicenda sulle disponibilità di tutti e per chiedere una pausa caffè durante l'orario di lavoro. Quella mattina mi cercavano per fare colazione insieme, come ogni giorno. Fino a quel momento ero noto per essere sempre stato un mattiniero in ufficio.

Nell'ambito dei nostri rituali mattutini, abbiamo formato un esclusivo Breakfast Club. Ashraf ha curato piatti gustosi che adornavano la nostra tavola, mentre io ho fornito l'elisir di lunga vita: l'autentico espresso italiano. Questo club emulava l'esclusività che ricordava il triumvirato, la Trimurti. Colleghi specifici hanno avuto il privilegio di essere invitati occasionalmente nel nostro 'santuario'. Gli outsider, invece, desideravano ardentemente unirsi al nostro club, ma non hanno mai avuto questa possibilità.

Un'altra tradizione cara condivisa tra noi tre era l'Iftar annuale a casa di Ashraf. L'Iftar, un'occasione significativa durante il mese sacro del Ramadan per i musulmani, simboleggia la rottura del digiuno al tramonto. Ogni anno, la moglie di Ashraf, Hind, si dedica alla preparazione della festa nel tradizionale stile iftar sudanese. L'atmosfera calda e l'aroma invitante di sapori deliziosi creano un ambiente ideale per il nostro incontro.

Tra i piatti, il mio preferito in assoluto sono le deliziose polpette (falafel) di ceci. Il fascino di queste falafel è diventato così irresistibile che ormai sono il cibo più amato anche per le nostre colazioni quotidiane in ufficio. Il Falafel è un piatto mediorientale a base di ceci o fave macinati, combinati con erbe e spezie. Quando ci riuniamo per condividere questa deliziosa offerta, il legame della nostra amicizia si rafforza e l'essenza del Ramadan ci avvolge in un profondo senso di unità e gioia. Questi momenti preziosi rimarranno impressi nei nostri cuori per sempre, ricordandoci il potere delle tradizioni condivise e il duraturo cameratismo tra amici.

Grazie all'associazione di Hind con la New York University di Abu Dhabi, il suo sostegno va oltre il semplice fatto di essere un'amica. In seguito, è stata determinante nell'aiutarmi ad acquisire l'elettrostimolatore, un'aggiunta cruciale alla mia strategia di riabilitazione della mano su cui Metha, il mio fisioterapista, e io eravamo d'accordo.

Ad ogni modo, dal mio telefono, Lei ha risposto sul gruppo Whatsapp dicendo che ero in ospedale dopo essermi ammalato durante la corsa mattutina: "È in procedura in questo momento. Un'arteria si è lacerata durante la corsa, causando un blocco."

È stato un grande shock per Masoud e Ashraf. Tra la negazione e l'incredulità, chiedevano: "Come è possibile che è successo a Marco?"

Agli occhi di tutti ero sano e in forma. Ero io a correre quasi ogni mattina prima del lavoro. Questa è una domanda che alcuni miei colleghi sollevano ancora di tanto in tanto, giustificano il loro stile di vita malsano.

"Se è successo a Marco che era sano e in forma, può succedere a tutti, in qualsiasi momento."

La notizia del mio incidente si è diffusa in tutto l'ufficio tramite passaparola e SMS. Tutti rimasero sbalorditi dalla notizia e volevano venire in ospedale a farmi visita il prima possibile. Questo perché, come ha sintetizzato Ashraf, "Marco è molto amato da tutti, è molto popolare."

Al lavoro, ho sempre seguito il mantra "Dare il buon esempio". Ho sempre cercato di condividere, aiutare tutti e di essere la versione migliore di me stesso.

"*La cooperazione batte il confronto*", l'ho sempre pensato.

Questi sono i motivi per cui ho ricevuto così tanto amore e sostegno da amici e colleghi. Pertanto, gli stessi hanno iniziato ad accorrere in ospedale per controllarmi.

La mia popolarità ad Abu Dhabi è qualcosa che ha lasciato un segno anche in mia sorella e nei miei genitori. Ne parlano ancora di tanto in tanto, soprattutto di quando ho ricevuto visite in ospedale e al centro di riabilitazione. La mattina stessa, mentre ero al pronto soccorso, Lei mi ha suggerito di avvisare mia sorella Marzia e i miei genitori rimasti in Italia. Ho cercato di evitarlo perché speravo ancora che il mio incidente non fosse così grave e che potesse essere risolto, ma Lei non era d'accordo. Quando l'équipe medica mi ha condotto nella sala per l'angiografia, ha cercato di contattare mia sorella. Sfortunatamente, stavano avendo problemi nel capirsi in inglese. Fortunatamente, il mio amico Christian era arrivato in ospedale dall'ufficio. Così spiegò la situazione in italiano a mia sorella, la quale rimase sorpresa e senza parole. Diverso tempo dopo, lei stessa mi confermò di aver sentito un formicolio al petto e una stretta allo stomaco mentre cercava di digerire il resoconto di Christian. Al telefono aveva difficoltà a parlare, producendo solo frasi discontinue. Ancora sotto shock, Marzia andò ad informare i miei genitori. Tutto d'un fiato ha iniziato a raccontare, senza lasciare che i miei genitori dicessero una parola. Anche loro, come potete immaginare, erano sopraffatti dalla notizia inquietante. Non erano in grado di concentrarsi e controllare le proprie emozioni. Le loro voci erano soffocate dalle lacrime. Mio padre era il più confuso. Provò a proferire parola, ma non ne uscì nulla. Mia madre cercò di rimanere più composta, ma la sua mente iniziò a correre alla ricerca di risposte. Increduli, cercavano di convincersi che ciò non fosse mai accaduto. Christian ha mantenuto una linea di comunicazione con la mia famiglia. Per l'intera giornata ha fornito aggiornamenti ai miei genitori mentre le équipe mediche li rilasciavano.

Loro, d'altra parte, hanno contattato Monica, la mia ex moglie, per informarla del mio incidente. Monica e mia sorella volevano venire Abu Dhabi lo stesso giorno con il primo volo disponibile. Tuttavia, a mia sorella il passaporto scadeva entro sei mesi, quindi non poteva volare nell'immediato. Di conseguenza, ha chiesto un favore personale ad un'amica per avere un rinnovo d'emergenza del suo passaporto, avvenuto il giorno seguente.

Così, Monica è arrivata ad Abu Dhabi la sera del giorno del mio incidente e mia sorella è arrivata il giorno successivo.

Monica e mia sorella gestivano il flusso continuo di visitatori come due vigili urbani. Hanno parlato con i medici e si sono assicurate che fossi curato in ospedale, facendo il possibile in quelle prime due settimane.

Ho ricordi confusi della stanza di terapia intensiva. Era piuttosto buio per gran parte della giornata, l'illuminazione perennemente soffusa. Ciò poiché l'oscurità riduce la stimolazione sensoriale e consente ai pazienti di riposarsi e riprendersi. Nella stanza erano presenti diverse macchine e attrezzature, essenziali per monitorare e supportare le condizioni dei pazienti. Ho anche un vago ricordo degli allarmi e dei segnali acustici provenienti da quelle macchine. Ruggivano nelle mie orecchie, disturbando il mio riposo. Nella mente di tutti, quella sera, riecheggiava solo una domanda: "Riuscirà Marco a sopravvivere alla prima notte con la trasformazione emorragica e l'edema alla parte sinistra del cervello?"

La trasformazione emorragica e l'edema avrebbero potuto avere gravi conseguenze dopo il mio ictus ischemico. La trasformazione emorragica aumenta il rischio di peggioramento neurologico, fattore che avrebbe potuto rendere la situazione ancora più grave, richiedendo trattamenti specifici. Inoltre, l'edema, ossia l'accumulo di liquido, avrebbe potuto danneggiare ulteriormente il tessuto cerebrale e aumentare la pressione intracranica, portando a complicazioni come un'ernia cerebrale mortale.

In quella fase, nessun medico era in grado di fornire una risposta risolutiva. Come per le anime traghettate da Caronte, dovevo scegliere tra la vita e la morte. Alla fine, ha vinto la prima.

Ad ogni modo, venerdì sera, più di ventiquattro ore dopo l'incidente, è arrivata mia sorella che desiderava vedermi e offrire il suo aiuto. Quando mia sorella entrò nella stanza di terapia intensiva, si avvicinò al mio capezzale con un misto di ansia e preoccupazione.

Quando si avvicinò, tenevo un pezzo di carta nella mano sinistra. Quando Marzia si è avvicinata, un'ondata di emozione mi ha sopraffatto, facendo cadere il pezzo di carta dalla mia mano. Con una presa salda, strinsi la mano di mia sorella, cercando aiuto, rassicurazione e conforto. Mia sorella credeva che, nonostante il mio stato di dormiveglia, l'atto di tenerle la mano contesse una verità più profonda. Il mio cervello era vivo e il mio spirito era presente. Per mia sorella ero sempre presente. Anche se non potevo comunicare, sapeva che ero lì. Stavo parlando con cenni sottili. Ogni giorno, quando i visitatori condividevano i loro pensieri e le loro domande, rispondevo con un cenno del capo o scuotendo la testa. Riconoscevo le loro parole con silenziosa comprensione. Anche se stavo in silenzio, i miei occhi parlavano, trasmettendo gratitudine, empatia e connessione.

A causa dell'edema, la mia incapacità di chiudere gli occhi creava l'illusione di una veglia perpetua. La mia condizione ostacolava la normale funzione delle palpebre, costringendole a rimanere aperte, nonostante avessi disperatamente bisogno di riposare.

Durante la mia settimana in terapia intensiva, l'afflusso di visitatori ha portato immenso conforto e sostegno. Amici, colleghi e colleghe sono accorsi. Anche Rami, il mio capo e direttore, e Paul, il vicepresidente di Etihad

Technical. Hanno fornito a me e alla mia famiglia tutto il supporto possibile da parte di Etihad e del loro personale. Nonostante il numero di visitatori, mia sorella e Monica, riconoscendo la potenziale tensione, hanno orchestrato le visite con meticolosa cura. Hanno lavorato instancabilmente, gestendo le attese e fornendo aggiornamenti a tutti. La loro diligenza mi ha protetto dalla fatica eccessiva. Si sono assicurate che ogni incontro fosse significativo ed edificante.

Tra gli innumerevoli visitatori che venivano a trovarmi, c'erano due persone che non mi sono mai rifiutato di incontrare, Ashraf e Masoud, i miei cari amici fraterni. Indipendentemente dalle circostanze o dal mio stato d'animo, accoglievo sempre con piacere le loro visite. Il nostro legame era indissolubile, forgiato attraverso anni di esperienze condivise e solido supporto. La loro presenza mi ha sempre portato conforto e sollievo nei momenti più difficili. La loro amicizia era, ed è ancora oggi, un faro di luce. Mi ricorda che non importa quanto possa sembrare oscura la vita, ci sarà sempre qualcuno che starà al tuo fianco.

La mattina del terzo giorno trascorso in terapia intensiva i medici riunirono mia sorella e Monica per discutere della mia condizione. Proiettarono la risonanza magnetica della mia arteria su uno schermo per evidenziare loro la dissezione e l'occlusione da trombo. Le immagini dipingevano la cruda realtà del pericolo in agguato.

Con parole non tecniche, il medico spiegò quanto fosse difficile la mia situazione. Rivelarono che intervenire per rimuovere il coagulo di sangue comportava rischi immensi, poiché era dietro il mio orecchio sinistro, vicino ad aree vitali del cervello. Un'operazione del genere, hanno avvertito, potrebbe portare a conseguenze disastrose, in quanto avrebbe potuto lasciarmi solo scarse possibilità di sopravvivenza. Di fronte a questo dilemma, i medici delinearono la loro decisione: somministrare farmaci che aiutassero la solidificazione e poi la scomparsa del coagulo. Riconobbero che si trattava di un delicato equilibrio che dipendeva dalla sincronicità tra i naturali processi di guarigione del corpo e le cure mediche. Inoltre, i medici speravano che l'edema si riassorbisse. Questo è stato fondamentale per ridurre la pressione sul mio cervello e allontanarmi da un pericolo imminente.

Durante tutta la loro spiegazione, i medici sono rimasti empatici e compassionevoli. Stavano facendo di tutto per gestire la mia condizione. Chiesero a Monica e Marzia di rimanere ottimiste pur comprendendo la gravità della situazione.

Durante i primi giorni in terapia intensiva non potevo consumare cibi solidi a causa del mio stato di debolezza. Quando ho ripreso consapevolezza e presenza, durante il terzo giorno, ho iniziato a bere frullati proteici, seguendo il regime prescritto dai medici.

I primi giorni in terapia intensiva dell'ospedale sono come frammenti di un riflesso infranto. Questo fenomeno è noto come amnesia retrograda. Può compromettere il recupero dei ricordi formatisi prima di eventi traumatici. Alcuni individui possono ricordare determinati fatti nel tempo, mentre altri possono sperimentare un recupero parziale o incompleto della memoria. Il recupero della memoria dipende da vari fattori come l'entità del trauma, la resilienza individuale e l'efficacia della terapia.

Di tanto in tanto ero sveglio per mangiare e parlare con medici, familiari e amici, come ho spiegato prima. Le parole dei medici erano lo spillo appuntito pronto a perforare un palloncino pieno d'acqua. Mentre mi spiegavano cosa era successo e le possibili conseguenze, pensavo agli scenari peggiori: rimarrò paralizzato? Potrò usare nuovamente la parte destra del mio corpo? Queste domande inquietanti mi venivano in mente quando ero sveglio, come per ricordarmi la condizione di incertezza in cui versava il mio futuro. Ciò mi ha portato ad avere una paura anticipatoria e a pensare troppo ai possibili esiti della mia situazione. Stavo cercando di apparire positivo al mondo esterno, ma dentro ero in subbuglio, devastato. Oggigiorno ho accettato che la vita sia piena di incertezze e preoccupazioni per il futuro. Molte cose sono fuori dal mio controllo, ma la mia mentalità è la chiave per affrontare circostanze difficili e andare incontro all'ignoto.

Ogni notte, tra le due e le tre, mi portavano al reparto di radiologia per una sequenza di risonanza magnetica e TAC. Questi esami si concentravano sul monitoraggio dello stato del gonfiore nella parte sinistra del cervello. Durante il tragitto, lungo l'intricato labirinto dei corridoi, ricordo che leggevo tutti i cartelli, soprattutto quelli con le lettere minuscole per valutare le mie capacità cognitive. Nell'ascensore, l'ansia riempiva l'aria mentre ci dirigevamo verso la sala di scansione. Con l'aiuto di un lenzuolo scorrevole, l'équipe medica mi trasferiva dal letto allo scanner.

Le infermiere conoscevano il significato di questo

evento. Eseguivano sempre questo compito con cura e precisione. Una sinfonia di clic e ronzii risuonava nella stanza, era la macchina diagnostica che catturava immagini dettagliate degli intricati percorsi del mio cervello. All'interno della macchina, riflettevo sui potenziali risultati e mi guardavo intorno. Speravo di riconoscere alcuni volti familiari tra l'équipe medica. Una volta terminata la scansione, le infermiere mi riportavano nella stanza di terapia intensiva per permettermi di riposare e dormire.

Dopo una settimana difficile in terapia intensiva, i medici hanno stabilito che avevo raggiunto uno stato stabile, ma critico. Il tempismo era perfetto per l'inizio della fase successiva del mio processo di guarigione. Con cauto ottimismo, i medici mi trasferirono alla Stroke Unit. Lì ho iniziato il complesso viaggio della riabilitazione. La Stroke Unit mi ha fornito le cure per affrontare le sfide poste dalle mie condizioni. Per indicare la mia situazione critica in corso, mi è stata posizionata una fascia gialla attorno al polso. Il suo colore acceso è servito da promemoria visibile per l'équipe medica. Simboleggiava la necessità di maggiore attenzione e cura. La fascia gialla funzionava come un faro, segnalando a tutti coloro che la vedevano che il mio viaggio verso la ripresa era lungi dall'essere finito.

Mentre scrivo questo capitolo, sono traboccante di gratitudine verso Marzia, Monica e Lei, per le loro instancabili cure durante i miei giorni in terapia intensiva. La loro dedizione al mio benessere è andata ben oltre le aspettative. Si sono prese cura delle mie esigenze. Si sono assicurate che ricevessi un'alimentazione adeguata nutrendomi con amore e pazienza. Le loro mani gentili e la meticolosa attenzione hanno assicurato la mia igiene personale. Mi lavavano i denti dopo ogni pasto. Inoltre mi hanno fornito massaggi terapeutici ed esercizi alle gambe per ridurre il disagio e favorire la circolazione.

STROKE UNIT

"Sarebbe meglio se Marco rimanesse paralizzato piuttosto che saperlo con un danno cerebrale per tutta la vita. Se così fosse, sarebbe meglio se non sopravvivesse all'ictus", continuava a ripetere mia sorella durante la mia riabilitazione. Fin dal primo giorno la sua preoccupazione principale è stata che io riacquistassi la piena funzionalità cerebrale.

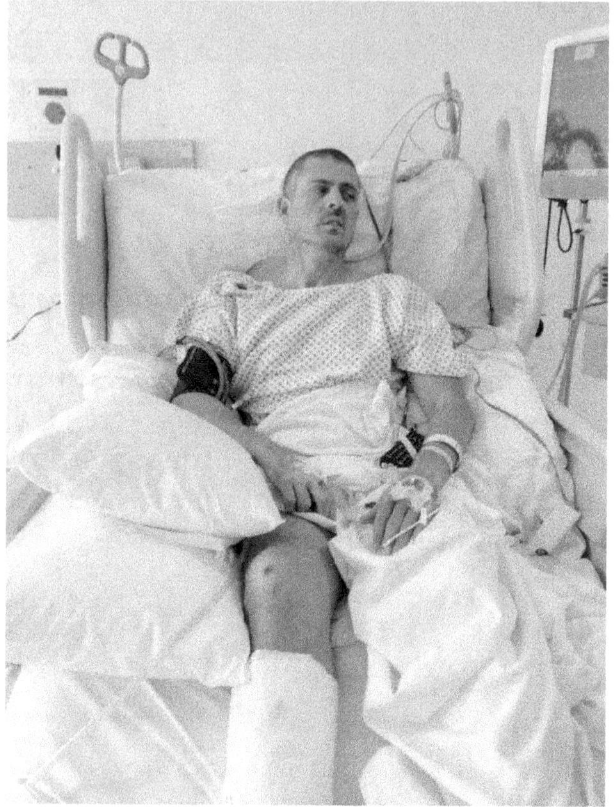

*Figura 7- Marco alla Stroke Unit, dove è iniziato
il suo percorso verso la guarigione.*

Mentre passavo alla Stroke Unit, i medici mi hanno imposto di rimanere immobile, in particolare con la testa, per facilitare la riduzione continua del gonfiore al cervello. Gli infermieri hanno collaborato strettamente con i miei cari, implementando una serie di interventi. Continuavano a sistemare i cuscini e a posizionarmi per fornire un supporto ottimale al mio corpo immobile e ridurre al minimo il rischio di qualsiasi potenziale sforzo. Monitoravano diligentemente i miei movimenti e si assicuravano che seguissi le istruzioni. I farmaci venivano somministrati meticolosamente e venivano condotte valutazioni regolari.

Durante i primi due giorni trascorsi alla Stroke Unit, ho attraversato un incessante ottovolante di sbalzi d'umore. Ho vissuto momenti di profonda tristezza e depressione, seguiti da improvvisi scoppi di felicità accompagnati da risate incessanti. I medici tentarono di fornire una spiegazione a questi peculiari modelli comportamentali, paragonando il mio cervello a un computer in fase di riavvio. Proprio come un pc ha bisogno di essere riavviato per ripristinare il suo normale funzionamento, così il mio cervello stava intraprendendo una procedura simile di ripristino e calibrazione dopo l'ictus.

Più tardi mia sorella mi raccontò di un momento comico piuttosto imbarazzante provocato dei miei sbalzi d'umore. In particolare, quella volta mi sono ritrovato a sperimentare ondate di caldo come una donna in menopausa. Di conseguenza, tentavo di togliermi il camice ospedaliero, esponendo inconsapevolmente il pannolino da adulto. In mio soccorso, mia sorella monitorava diligentemente la situazione, coprendomi ogni volta che medici e infermieri, soprattutto donne, venivano a occuparsi di me. Era una scena divertente ma anche leggermente mortificante. Nonostante l'umorismo in retrospettiva, evidenziava la vulnerabilità e la necessità di supporto in quei momenti.

Il mio aspetto dopo l'incidente era come quello di un pugile: il viso cadente e un occhio nero come dopo il match della vita. Inoltre, il mio arto superiore destro era completamente immobile e il movimento di quello inferiore era limitato. Mentre cercavo di cambiare posizione, una persistente sensazione pulsante si diffondeva in tutto il mio corpo. Serviva come indicatore della mia delicata condizione causata dall'ictus e del considerevole tempo che avevo già trascorso confinato in quel letto d'ospedale.

Dal terzo giorno, che era il decimo dall'ictus, ho iniziato gradualmente a riprendere consapevolezza. Il risveglio si è rivelato una sfida, come i peggiori postumi della più grande sbornia che avessi mai sperimentato. La mia memoria era confusa e non riuscivo a ricordare molto di quello che era successo.

Quando finalmente mi sono svegliato, mi sono trovato immerso nello splendore asettico e rigoroso della stanza d'ospedale. Ricordo che le mura erano color bianco neve, come fossero enormi barriere a ricordarmi cosa adesso mi separava dalla mia vita di prima.

Quando i miei occhi furono completamente aperti, rivolsi la mia attenzione a ciò che mi circondava. Provavo un senso di conforto e familiarità dalle lenzuola fresche e immacolate sotto di me, mentre il materasso era rigido, ma sorprendentemente accogliente. Ero circondato dal profumo familiare dell'antisettico che si trova comunemente negli ospedali e dal dolce ronzio dei macchinari medici.

Dalla mia stanza potevo percepire le conversazioni lontane e i movimenti sommessi del personale medico. L'atmosfera era vivace ma serena, una delicata armonia tra fretta e comprensione. Un'ondata di incertezza, ansia e un leggero senso di paura mi ha immerso mentre cercavo di mettere insieme gli eventi accaduti.

Tuttavia, ho trovato conforto nella compagnia delle persone che erano importanti per me. La loro presenza mi ha aiutato a sentirmi meno solo. Il percorso da percorrere sarebbe stato impegnativo. Tuttavia, con la mia forza, la mia tenacia e il sostegno dei miei cari, ero pronto a lavorare per la mia guarigione.

La stanza era allestita per ospitare un solo paziente. L'area era generosa e ben attrezzata per garantire un'esperienza piacevole, con l'ulteriore comodità di un divano letto per un potenziale assistente notturno. Attraverso la grande finestra, i miei occhi potevano intravedere le vicine residenze situate a Shakhbout City, innescando nella mia mente una raffica di pensieri fantasiosi, ogni idea ne scatenava un'altra.

In particolare, ho un ricordo di un episodio alquanto fastidioso. Gli allarmi forti e persistenti provenienti dai vari dispositivi di monitoraggio fissati sul mio corpo raccoglievano una varietà di dati, comprese le letture di cardiofrequenzimetri, misuratori di pressione sanguigna e dispositivi di monitoraggio ECG. L'improvvisa comparsa di segnali di allarme provenienti dalla macchina a cui ero collegato mi ha causato un'immensa paura. Sia la pressione sanguigna che il cardiofrequenzimetro emettevano un allarme di tanto in tanto, iniziando con un tono debole per poi aumentare fino a diventare forte e penetrante, lo stesso che attiva l'allarme nella sala di controllo infermieristica. Pertanto, l'infermiera correva nella mia stanza, trasmettendo spesso lo stesso messaggio: "La macchina sembra non funzionare correttamente poiché gli allarmi vengono attivati sui nostri schermi di monitoraggio, ma sembra che tu sia in condizioni stabili. Il nostro team mira a risolvere il problema ed eventualmente a sostituire l'apparecchiatura per evitare ulteriori inconvenienti." Alla fine, dopo che la manutenzione ha provato a riparare i dispositivi di monitoraggio, li ha sostituiti per garantire che non si verificassero più falsi allarmi.

Gli allarmi hanno disturbato anche gli infermieri. Ricerche recenti indicano che la stragrande maggioranza degli allarmi, che vanno dal 90% al 99%, che si attivano nei reparti di degenza sono errati, portando a un fenomeno noto come "affaticamento da allarme" tra i professionisti medici. Questo fenomeno fa sì che gli operatori sanitari diventino desensibilizzati al suono degli allarmi, rappresentando una minaccia significativa per i pazienti gravemente malati che potrebbero aver bisogno di cure immediate da parte di personale oberato di lavoro e stanco. I falsi allarmi possono anche indurre ansia tra i pazienti e i loro cari, che vengono improvvisamente gettati in uno stato di maggiore allerta, incerti se il suono che stanno sentendo indichi una vera crisi. Come comunemente inteso, lo stress può avere effetti dannosi sul nostro benessere, in particolare quando ci troviamo già nello stato vulnerabile di essere ricoverati in ospedale.

Al mattino, dopo la colazione, era mia abitudine sbirciare dalla finestra e osservare ciò che accadeva fuori. Tipico della zona, il flusso costante di veicoli si muoveva lentamente lungo le strade strette. Un forte rumore era prodotto da una moltitudine di automobili diverse per forma, dimensioni e colori. A differenza del resto di Abu Dhabi, nella zona in cui sono stato ricoverato non c'erano edifici alti o grattacieli, ad eccezione dell'ospedale stesso. Quella zona era occupata principalmente da case di media altezza costituite da singole abitazioni unifamiliari. Queste residenze sono comunemente costruite con uno o tre piani e offrono da 180 a 450 metri quadrati (da 2.000 a 5.000 piedi quadrati) di superficie chiusa, che di solito è sufficiente per le esigenze degli occupanti. Inoltre, molte case nei paesi caldi furono originariamente costruite per consentire la regolazione naturale della temperatura. Le caratteristiche architettoniche di piccole aperture: schermi forati mashrabiya, spazi esterni chiusi e torri che catturano il vento caratterizzano il design. I mezzi di costruzione tradizionali erano abili nel controllare l'esposizione alla luce solare e nel facilitare il flusso d'aria. Le case arabe di vecchio stile possedevano un fascino delicato e un ambiente caldo. Queste residenze contemporanee attingono al patrimonio architettonico e artistico delle tradizionali case arabe degli Emirati Arabi Uniti come fonte di ispirazione per i loro elementi costruttivi ed estetici.

La maggior parte di queste residenze vengono costruite con materiali ottenuti dalla zona circostante. Le case tendono a integrarsi perfettamente con l'ambiente, esibendo sfumature naturali come il marrone chiaro, il rosso mattone o l'oro tenue. Una caratteristica di progettazione popolare spesso osservata è l'esistenza di strutture di tetto livellate. L'utilizzo di un tetto piano ha molteplici funzioni, come raccogliere l'acqua piovana durante le rare piogge e creare un'area per eventi sociali o uno spazio abitativo aggiuntivo. Stando in lontananza si possono percepire forme geometriche elaborate, intricati motivi arabeschi o intagli decorativi che impreziosiscono le superfici esterne. Questi ornamenti rappresentano la profonda eredità creativa e la meticolosità della zona.

Gli Emirati Arabi Uniti, insieme ad altri paesi della regione araba, sono noti principalmente per le loro regioni aride e torride. Contrariamente alle case europee che accolgono molta luce solare e calore mantenendo gli interni aperti, la casa araba vanta un design più introverso. Nella casa araba, il fulcro della vita quotidiana è rivolto verso un cortile interno, piuttosto che verso un giardino anteriore esterno che si affaccia sulla strada. Da lontano, si potrebbero percepire questi cortili come aree libere all'interno dell'edificio circostante. Gli spazi esterni privati vengono utilizzati dalle famiglie per vari scopi come riunioni sociali, ventilazione e ombra.

Potevo identificare alcune case dalle forme allungate ed erette che ricordano delle torri. Queste torri, chiamate"badgirls" o "acchiappavento" nella lingua italiana, furono originariamente sviluppate come mezzo di ventilazione prima dell'avvento dell'aria condizionata contemporanea, ma oggigiorno sono solo artefatti estetici.

Tradizionalmente, queste torri venivano create per sfruttare i venti dominanti, incanalandoli negli edifici per il raffreddamento naturale e il flusso d'aria.

Inoltre, si può osservare da lontano che le proprietà sono racchiuse da alte barriere come muri o recinzioni. Sono in atto misure per mantenere le aree interne nascoste alla vista del pubblico. Allo stesso modo, finestre e aperture di dimensioni limitate consentono la ventilazione e preservano la riservatezza.

Mentre osservavo le varie case, la mia mente era incline a vagare e mi sono ritrovato a riflettere sulle esperienze e sugli stili di vita degli abitanti. Iniziavo a visualizzare le diverse persone. Forse un individuo si stava godendo una mattinata tranquilla senza lavoro. Qualcuno poteva essere impegnato nella lettura di un libro, nella visione di un film o di una serie televisiva o semplicemente nel rilassarsi sul divano. Un altro stava cucinando un piatto delizioso, testando una nuova ricetta piena d'amore per i suoi cari. In una residenza alternativa, qualcuno poteva essere impegnato in un lavoro diligente o in attività accademiche. Potevano essere impegnati in diverse attività come scrivere su un computer, studiare o partecipare a riunioni virtuali. Ancora, gli abitanti di una casa diversa potevano perseguire attivamente i propri hobby e aree di interesse. Potevano dedicare il loro tempo ad attività come fare esercizio, suonare strumenti musicali o creare arte. In alcune famiglie, le persone potevano essere impegnate a svolgere attività domestiche, riordinare, sistemare gli oggetti, curare le piante o svolgere compiti di manutenzione o fare commissioni.

A mio parere, queste opzioni hanno solo scalfito la superficie e probabilmente esisteva ancora una vasta gamma di possibilità alternative e distinte. Alla fine, era solo la mia mente a tentare di immaginare la complessità delle esistenze che si svolgevano in quelle residenze visibili dal mio punto di vista. Inoltre, a seconda del giorno della settimana, i miei pensieri si rivolgevano a come sarebbe stata la mia giornata prima dell'incidente, causandomi un po' di disagio e tristezza. Dentro, piangevo e urlavo. È naturale ripensare agli incontri precedenti e riflettere su come sarebbero andate le cose se non si fossero verificate determinate circostanze. Ho riconosciuto che era normale provare tali pensieri e sentimenti e mi sono concesso il tempo e lo spazio necessari per elaborarli. In seguito all'esperienza di quelle emozioni, la mia intenzione era quella di adottare uno sguardo allegro, scacciare ogni dolore dall'interno e superare la situazione. Tuttavia, i brevi momenti di felicità e speranza venivano rapidamente sostituiti dalla tristezza ogni volta in cui vedevo il mio braccio destro immobilizzato e l'incapacità di muovere le dita della mano destra.

Dopo la meditazione mattutina, la mia condizione mi portava a riflettere sulla mia nuova identità in modi mai considerati prima. Ingegnere, genitore, fratello, amico, figlio, individuo fisicamente sano, erano le condizioni del prima. Sopravvissuto è tutto ciò che c'è stato dopo. Improvvisamente sono stato catapultato: da una vita piena di sfaccettature a un'esistenza monocolore. Dopo la colazione, un'infermiera veniva per raccogliere i campioni di sangue. In genere, i campioni venivano raccolti da una vena superficiale situata all'interno del mio avambraccio sinistro. Il bersaglio preferito per il prelievo è solitamente la vena cubitale mediana del braccio. Ciò è dovuto alla vicinanza della vena alla pelle, nonché all'assenza di gruppi nervosi significativi nell'area circostante, con conseguente minore dolore e disagio per il paziente durante l'intervento medico. In alternativa, i campioni sono stati prelevati dal dorso della mia mano dove c'era anche la flebo che somministrava i farmaci nel flusso sanguigno.

Durante il processo, confidavo che l'infermiera sarebbe rimasta composta e confortante, dando priorità al mio benessere fisico e mentale, seguendo rigorose misure di controllo delle infezioni e garantendo un ambiente pulito e sicuro per entrambi. Era evidente che l'infermiera era completamente concentrata sull'individuazione del punto preciso per l'estrazione del sangue, poiché per loro era un compito abituale.

Dopo aver allineato accuratamente l'ago, l'infermiera fissa il tubo di raccolta al porta aghi. A causa dell'assenza di pressione dell'aria all'interno del tubo, il sangue veniva risucchiato al suo interno. Se fossero state necessarie numerose provette, l'infermiera le avrebbe sostituite secondo necessità, prestando meticolosa attenzione per garantire che ciascuna provetta fosse adeguatamente riempita ed etichettata. Dopo aver raccolto i campioni di sangue richiesti toglieva il laccio emostatico, estraeva l'ago e utilizzava rapidamente un batuffolo di cotone o una garza per esercitare pressione sull'area forata. Infine, in conformità con le normative ospedaliere, l'infermiera smaltiva adeguatamente l'ago e i contenitori utilizzati in un apposito cestino per oggetti taglienti.

Mentre osservavo l'ago penetrare nella mia epidermide, sentivo che navigava incessantemente attraverso i vari strati della pelle alla ricerca della vena perfetta per raccogliere il mio prezioso sangue, simile alla ricerca di un tesoro scomparso. Mentre mi sottoponevo all'iniezione con l'ago, ho provato a connettermi con esso e a riflettere sulla precisione con cui svolgeva il suo lavoro attraverso i vari strati della mia pelle.

In tal modo, ho cercato di alleviare qualsiasi disagio e di nascondere le smorfie sul mio volto. Era tipico per me rispondere al dolore e al disagio sorridendo. Non a caso, secondo alcuni studi, il sorriso può essere utilizzato come una maschera per proteggersi dal rivelare i propri genuini sentimenti. In questo senso, il sorriso durante i momenti di angoscia - sia fisica che emotiva - può essere visto come una forma di mascheramento.

Gli individui che stanno attraversando una situazione di disagio e difficoltà potrebbero non mostrare agli altri alcuna indicazione della loro situazione difficile. Possono esserci una serie di emozioni negative nascoste sotto una maschera, come il dolore.

Durante i miei giorni in ospedale, tra le sessioni di terapia, che hanno avuto un ruolo vitale nel mio recupero, ho trovato conforto e diversivo nel semplice piacere di fare alcuni giochi cerebrali come gli scacchi e la dama, provare a leggere e guardare la TV. Un giorno in particolare è impresso nella mia memoria, quando mi sono imbattuto in una serie TV coreana incentrata sull'affascinante mondo del commercio delle perle nella pittoresca isola di Jeju. Mentre mi perdevo nelle trame intricate e nelle riprese ipnotizzanti, un'ondata di ricordi mi ha travolto, ricordandomi del mio primo viaggio in Corea con la mia cara Lei, nel 2018. La nostalgia e la reminiscenza erano travolgenti mentre ripercorrevo i luoghi vibranti e gli allettanti aromi che ci hanno avvolto durante il nostro soggiorno.

Da quando sono stato trasferito alla Stroke Unit, sono stato molto più vigile e attento a ciò che mi circondava. Attraverso la meditazione e l'introspezione, ho cercato di esaminare ed elaborare gli eventi accaduti e i loro effetti conseguenti. Ho avuto la fortuna di ricevere assistenza psicologica professionale dall'ospedale che mi ha portato a riconoscere una grande verità, ovvero che gli eventi accaduti non erano di mia responsabilità ed erano semplicemente destinati ad essere. Mi sono riconciliato con me stesso, impegnandomi anche a fare tutto ciò che potevo per riprendermi e riconquistare il mio io precedente o la percezione che avevo di me stesso prima dell'incidente. Inizialmente credevo di aver superato completamente la fase finale del dolore, ovvero riconoscere e accettare la situazione pur conservando la speranza per il futuro. Tuttavia, nonostante la mia determinazione nel rimanere fedele a quella mentalità, qualche mese dopo ho scoperto che era difficile da mettere in pratica. Cominciai così a sentirmi angosciato, con una tendenza alla disperazione.

Solo molti mesi dopo ho capito che, trovando un nuovo significato e una nuova direzione nella mia vita dopo l'ictus, sarei finalmente riuscito a superare questi ostacoli. Ad ogni modo, questo è un argomento che intendo trattare in un momento più opportuno.

L'esperienza della perdita, sia essa la scomparsa o la sofferenza di una persona cara, o l'esperienza di una malattia come questa, può infliggere un danno emotivo significativo e immobilizzare gli individui. Può persistere per un periodo prolungato. Scoprire il significato della sconfitta ci consente di aprire una strada verso il progresso. Secondo Kessler (2019), *"Avere un senso di significato ci aiuta a comprendere e affrontare i sentimenti di dolore."*

Continuando, *"Avere un senso di significato nella vita ci fornisce una cornice di riferimento per interpretare le esperienze negative e trovare un senso di scopo di fronte alle avversità."*

Tre giorni prima della mia partenza dall'ospedale, i miei genitori arrivarono dall'Italia. Hanno sostituito Marzia e Monica, diventando i miei pilastri di forza. La loro presenza si è protratta per sei mesi finché non ho acquisito la sicurezza necessaria per vivere di nuovo in modo indipendente.

Allo stesso modo, mio figlio, che studiava all'università di Rotterdam, in Olanda, ha deciso di volare ad Abu Dhabi per una settimana per essere al mio fianco e fornirmi la sua assistenza. È stato un gesto sincero che mi ha toccato profondamente, sapere che era disposto a prendersi del tempo lontano dai suoi studi per sostenermi durante il mio recupero. Al suo arrivo, mio figlio è passato da studente d'arte al ruolo di badante e sostenitore. Non solo mi ha fornito supporto emotivo, ma si è preso cura anche dei miei bisogni fisici. Uno dei compiti che ha intrapreso volentieri è stato darmi da mangiare. Oltre ad aiutarmi con i pasti, Gabriele ha svolto un ruolo fondamentale anche nei miei esercizi di linguaggio. Mi guidava attraverso gli esercizi e mi incoraggiava ad articolare parole e suoni. La sua presenza ha reso gli esercizi più piacevoli e mi sono sentito motivato a fare del mio meglio.

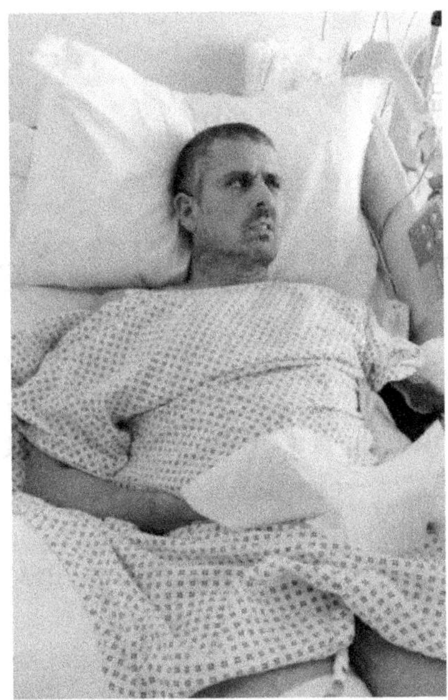

*Figura 8- Il primo giorno completamente
sveglio di Marco alla Stroke Unit.*

NUOVE SFIDE

"Ripeti dopo di me: A, E, I, O, U."

Nonostante i miei sforzi di ripetere le lettere secondo le istruzioni della terapista, non riuscivo a emettere alcun suono udibile dalla mia bocca. Era come cercare di gonfiare un palloncino, più e più volte, ma al primo respiro non succedeva nulla.

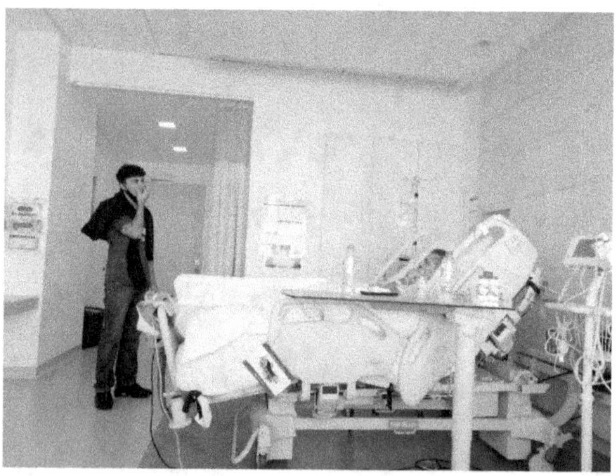

Figura 9- Marco impegnato in esercizi linguistici con il figlio Gabriele.

Il terzo giorno alla Stroke Unit, l'equipe medica ha

deciso che era il momento opportuno per iniziare il mio percorso riabilitativo. Il primo passo prevedeva valutazioni condotte sia dal terapista occupazionale che dal logopedista per valutare le mie funzioni fisiche, cognitive, del linguaggio e della deglutizione.

Il terapista occupazionale ha iniziato con una valutazione del mio stato fisico. Risultava una generale debolezza agli arti destri, in particolare al braccio e alla mano, dovuta all'ictus.

Per contrastare la spasticità della mano destra, il terapista mi ha raccomandato l'utilizzo di un tutore. Questo aveva lo scopo di mantenere le dita aperte e impedire che si chiudessero a pugno, favorendo così un corretto allineamento e prevenendo ulteriori tensioni e contratture muscolari. Tuttavia, l'utilizzo del tutore non sarebbe stato limitato alla Stroke Unit, ma sarebbe stato adottato anche durante la successiva fase di riabilitazione presso il centro specializzato.

Inoltre, il terapista occupazionale ha delineato un piano per aiutarmi a riacquistare la capacità di camminare. Il primo passo è stato riuscire a sedermi sul bordo del letto e, successivamente, tentare di trasferirmi su una sedia a rotelle. Così facendo avrei potuto accompagnare la mia famiglia al ristorante dell'ospedale e avventurarmi fuori dalla stanza per la prima volta. In seguito, parte del piano era aiutarmi a stare in piedi con l'aiuto degli assistenti e aggrapparmi a un deambulatore per sostenermi. Una volta in grado di stare in piedi, l'obiettivo era iniziare gradualmente a camminare con il deambulatore nel corridoio fuori dalla mia stanza.

A un certo punto, per aiutarmi a migliorare le mie funzioni cognitive, il terapista occupazionale è arrivato con una serie di giochi per bambini accuratamente selezionati per mettere alla prova varie abilità cognitive, come la memoria, la risoluzione dei problemi, l'attenzione e la creatività.

Uno dei giochi introdotti dal terapista occupazionale è stato il Buttons Boardgame, il quale consiste nell'utilizzo di bottoni colorati per ricreare varie figure. Mentre esaminavo i modelli sul tabellone, ho analizzato la disposizione dei pulsanti necessari per replicare le figure. Tuttavia, non importava quanto ci provassi, ho faticato a creare forme riconoscibili. Anche una semplice linea retta con soli quattro pulsanti sembrava fuori dalla mia portata. Mentre la frustrazione cominciava a crescere dentro di me, mia sorella diventava sempre più preoccupata per le mie funzioni cerebrali. Nonostante il suo desiderio di assistermi, la terapeuta è intervenuta, dicendole di permettermi di perseverare da solo. Per me era importante continuare a provare e ad impegnarmi per superare le sfide.

Pochi giorni dopo, mi sono ritrovato nuovamente di fronte al gioco dei bottoni colorati. Quando ho iniziato a posizionare i bottoni sulla lavagna, è diventato subito evidente che i miei progressi erano ancora limitati. La frustrazione iniziò a crescere dentro di me e mia madre voleva aiutarmi. Tuttavia, mia sorella intervenne, ricordando le parole del terapeuta della nostra seduta precedente. Ha fermamente impedito a mia madre di intervenire, ricordandole l'importanza di permettermi di affrontare le sfide da solo.

Allo stesso modo, il logopedista ha condotto delle valutazioni per verificare le mie funzioni di linguaggio e deglutizione. Durante le prove ho riscontrato alcune difficoltà, in particolare durante il primo tentativo di vocalizzare le vocali. È stato spaventoso sperimentare quella battuta d'arresto iniziale, ma il logopedista è rimasto paziente e comprensivo. Mi sono reso conto della tensione nei muscoli sul lato destro del viso e della bocca. La rigidità rendeva difficile formare parole e articolare correttamente i suoni. Il logopedista ha riconosciuto questo problema e ha introdotto esercizi specifici per colpire i muscoli del viso e della bocca. Ha continuato a guidarmi pazientemente e mi ha fornito varie tecniche per migliorare la mia articolazione e vocalizzazione: il corretto posizionamento della lingua, il controllo del respiro e così via. Tutto questo mi ha aiutato a sviluppare la coordinazione necessaria per una produzione sonora accurata. Attraverso una serie di esercizi, ho iniziato gradualmente a riprendere il controllo sui muscoli del linguaggio e a migliorare la mia capacità di produrre suoni chiari e distinti.

Oltre ad affrontare le difficoltà del linguaggio, il logopedista ha valutato anche la mia funzione di deglutizione. I disturbi della deglutizione, noti come disfagia, sono comuni dopo un ictus. Il terapista ha condotto vari test e osservazioni per identificare eventuali difficoltà o fattori di rischio associati alla deglutizione.

Sulla base dei risultati della valutazione, il dottore ha ideato un piano di trattamento su misura per soddisfare le mie esigenze. Questo piano includeva una combinazione di esercizi per migliorare le tecniche di deglutizione della forza muscolare del linguaggio, del viso, della lingua e della gola. Mi ha anche consigliato esercizi di stretching per la bocca e il viso. Tutti da fare più volte al giorno, ogni volta che avevo tempo.

Quando arrivò il giorno seguente era finalmente giunto il momento per me di sperimentare la libertà di avventurarmi fuori dalla mia stanza per andare al bar dell'ospedale con la mia famiglia. Mentre mi sistemavo sulla sedia a rotelle, la fredda struttura di metallo contro il mio corpo mi ha trasmesso una sensazione di formicolio. Mi hanno portato fuori dalla stanza, assicurandosi che avessi una coperta calda per coprirmi, in particolare per il braccio e la gamba destra. Stavo ancora lottando con problemi di circolazione e le mie estremità rimanevano fredde. Quando abbiamo varcato la soglia e ci siamo avventurati oltre i confini della mia stanza d'ospedale, un'ondata di emozioni mi ha avvolto. Mi sentivo come un animale in gabbia da troppo tempo, dovevo liberarmi. Ogni fibra del mio essere vibrava di trepidante attesa. Il mondo fuori, sebbene ancora tra le mura dell'ospedale, conteneva la promessa di liberazione e rinnovate possibilità.

Mentre ci avventuravamo nel corridoio, passando accanto alla postazione di controllo degli infermieri, provavo un senso di curiosità e indipendenza. Due infermiere erano impegnate in una conversazione e ci salutarono calorosamente al nostro passaggio. Ho risposto educatamente, ma la mia mente è tornata rapidamente ai miei pensieri. Continuammo, raggiungendo gli ascensori, e io sbirciai fuori dalla finestra, osservando l'autostrada che si trovava oltre le mura dell'ospedale. Guardavo le macchine che sfrecciavano, alcune si muovevano velocemente mentre altre viaggiavano a un ritmo più lento. Il flusso continuo di camion somigliava a un lungo serpente che strisciava lungo la strada. In quel momento mi tornarono in mente i ricordi dei miei giorni al volante e più di ogni altra cosa ho immaginato il giorno in cui avrei riacquistato la capacità di guidare di nuovo. L'ascensore era davanti a me come un maestoso ponte levatoio, una porta verso un nuovo regno in attesa di essere esplorato. In fibrillazione, guardavo le sue porte aprirsi.

Mentre entravo, i caldi raggi del sole filtravano dalle finestre. Ad ogni piano che scendevamo, la mia eccitazione cresceva. Quando le porte dell'ascensore si aprirono, rivelando il piano terra, l'euforia mi travolse. In quel momento, ho sentito un'ondata di eccitazione infantile, come un bambino che si avventura nel parco giochi per la prima volta.

Entrando nella caffetteria ho subito notato la sua disposizione ben organizzata. Lo spazio è stato progettato con cura, con tavolini per chi cerca uno spuntino veloce e comodi divani per chi desidera un soggiorno più piacevole. L'aroma del caffè appena fatto e il profumo dei prodotti da forno e delle prelibatezze salate riempivano l'aria. Era un rifugio dove le conversazioni scorrevano liberamente, le risate risuonavano e le storie venivano condivise. Intorno ai tavoli sedevano medici, infermieri, amministratori ospedalieri, familiari e amici, impegnati in discussioni animate e risate. I pazienti, come me, assaporavano l'opportunità di fuggire dall'ambiente clinico e abbracciare un senso di normalità. La mia famiglia si sistemò in uno dei comodi divani, io ero sulla mia sedia a rotelle. Ho provato un profondo senso di gratitudine. La caffetteria offriva uno spazio in cui potevo momentaneamente dimenticare le procedure mediche e le terapie e in cui potevo concentrarmi sui semplici piaceri dello stare insieme e della connessione. Mentre il tempo passava nella caffetteria, la consapevolezza che dovevamo tornare nella stanza cominciò a prendere forma. Con riluttanza, raccogliemmo le nostre cose e ci preparammo a tornare indietro.

Finalmente era arrivato il momento tanto atteso: alzarsi e tentare di camminare. Nelle ore precedenti all'arrivo del terapeuta, nel mio inconscio ho visualizzato me stesso compiere di nuovo i miei primi passi da solo. I terapisti occupazionali si sono avvicinati a me con un sorriso rassicurante. Con il loro aiuto, mi alzai lentamente dal capezzale. Sentì un'ondata di eccitazione e determinazione quando mi ritrovai in piedi sulle mie gambe per la prima volta dopo l'ictus.

Mi aggrappai saldamente al deambulatore, le mie mani afferravano il robusto telaio per sostenermi, il quale mi ha fornito un senso di stabilità e sicurezza, permettendomi di concentrarmi sul compito da svolgere. Il terapista era al mio fianco, la sua presenza costante mi infondeva fiducia. Ho fatto un respiro profondo, pronto a muovere i primi passi verso il recupero della mobilità. Con movimenti esitanti ma determinati, ho provvisoriamente messo un piede davanti all'altro. Il terapista mi ha offerto un gentile incoraggiamento, ricordandomi di concentrarmi sul processo piuttosto che sulla distanza percorsa.

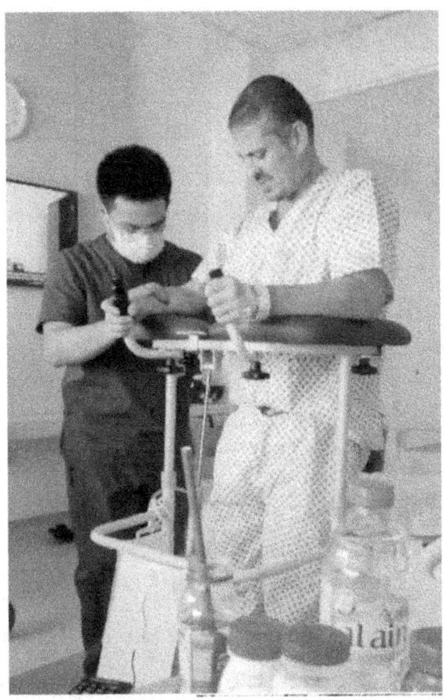

*Figura 10- Marco si alza per la prima volta dopo l'ictus, con
le mani che afferrano il deambulatore per sostenersi.*

Mentre tentavo di camminare, ho realizzato davvero e per la prima volta le conseguenze che l'ictus aveva avuto sulla mia gamba destra. Sembrava rigida, quasi come il ramo di un albero, rendendo difficile piegare il ginocchio. Non riuscivo a percepire la naturale flessione dell'articolazione, il che rendeva l'atto di camminare estraneo e innaturale. Il terapista posizionava attentamente il mio piede destro nella maniera corretta ad ogni passo. Pertanto, ho iniziato gradualmente a distribuire il mio peso in modo uniforme, permettendomi di spingermi in avanti.

A quel punto, la mia mente conscia ha preso il posto della mia mente inconscia. Mi sono concentrato nel raccogliere tutte le mie energie per riprendere il controllo sui miei muscoli e iniziare il movimento.

Tuttavia, anche la gamba sinistra mi dava non pochi problemi. Mi sentivo debole, privo della forza e della stabilità che una volta davo per scontate. Facevo molto affidamento sul deambulatore come supporto, usandolo come stampella per compensare la ridotta funzionalità delle gambe. Ogni passo richiedeva attenzione e concentrazione, poiché cercavo di coordinare i movimenti di entrambe le gambe.

Oltre alle sfide poste dalla mia gamba rigida, l'ictus mi aveva conferito la condizione delle dita ad artiglio o a martello al piede destro. Non rispondevano più ai miei comandi, apparentemente bloccati in una posizione perennemente serrata. Ostacolavano ulteriormente i miei movimenti e causavano disagio ad ogni passo che facevo. La mancanza di flessibilità e controllo rendeva difficile distribuire uniformemente il mio peso.

Dopo aver completato un giro nel corridoio, un senso di felicità e di realizzazione mi ha avvolto. Superando le mie stesse aspettative, mi sono crogiolato nel trionfo del progresso. I terapisti mi hanno riportato al mio letto, permettendomi di riposare e riflettere sui primi passi che avevo compiuto.

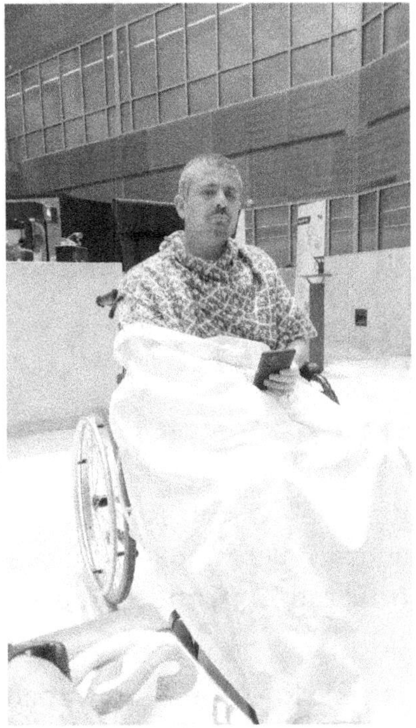

Figura 11 - Marco si avventura per la prima volta fuori dalla stanza su una sedia a rotelle.

IL CERVELLO, IL MAESTRO BURATTINAIO!!!

Il cervello umano è complesso. E' il nostro centro di comando: coordina e regola ogni movimento che facciamo comunicando con muscoli e nervi attraverso segnali elettrici.

Provate a immaginarlo come un burattinaio nel pieno del suo lavoro: i fili sono la rete di muscoli e nervi che ci permettono di eseguire le azioni. Ogni filo, così come ogni stringa del cervello, fornisce istruzioni specifiche per l'azione desiderata in un determinato momento.

Non a caso, quando tutto funziona, i burattini fanno ciò che il burattinaio decide con precisione e meticolosità. Tuttavia, quando si verifica un ictus, i 'fili' subiscono diversi danni e la coordinazione tra cervello e corpo viene interrotta. Di nuovo, provate ad immaginare lo stesso burattinaio di prima ma con le mani tremanti, capite da voi che il risultato sarà diverso. Il mio cervello, a causa della malattia, ha subito lesioni simili. Ad un tratto, dato il ridotto afflusso di sangue al cervello, alle regioni vitali responsabili del controllo motorio è venuto a mancare ossigeno e sostanze nutritive, risorse necessarie per permettere agli input cerebrali di svolgere il loro compito. I movimenti, un tempo fluidi, vengono ostacolati. Paralisi, debolezza o perdita di coordinazione possono manifestarsi in diverse parti del corpo, quando si è fortunati.

Le conseguenze sono un complesso viaggio di recupero. Così come il burattinaio dovrà riparare i fili, i sopravvissuti a un ictus devono riabilitarsi per ripristinare le normali funzioni del corpo e del cervello. Le varie terapie fisiche svolgono un ruolo cruciale in questo percorso, tanto quanto la forza di volontà e le persone di cui ti circondi per affrontarlo.

Mentre scrivo, ancora non so se quel burattinaio riuscirà mai a rimettere al proprio posto ogni filo, ma so quanto si sta impegnando per riuscirci e sono molto fiducioso.

Durante la riabilitazione, i sopravvissuti vengono sottoposti a esercizi per ricablare il cervello e ristabilire la connessione con i centri di controllo. Attraverso movimenti ripetitivi, rieducazione neuromuscolare e attivazione di vie neurali alternative, il cervello si adatta e compensa le aree danneggiate, ripristinando il controllo sulle estremità.

Il processo è simile all'improvvisazione del burattinaio, che trova modi alternativi per manipolare il burattino nonostante i fili danneggiati. Nel tempo, la plasticità del cervello gli consente di creare nuove connessioni e di riorganizzare il suo funzionamento. Questa capacità è chiamata neuroplasticità, la stessa utilizzata per apprendere una nuova abilità o materie.

La neuroplasticità, la straordinaria adattabilità del cervello, significa che si può cambiare e crescere. È come una festa da ballo nella tua testa!

Immagina il tuo cervello come una rete di strade. Più passeggi su una strada, più questa diventa grande e robusta. Allo stesso modo ciò accade nel cervello con la neuroplasticità. Quando impariamo cose nuove o sperimentiamo qualcosa di diverso, le connessioni nel nostro cervello si rafforzano o se ne creano delle nuove. Questo ci permette di imparare e ricordare nuove informazioni e di adattarci a diversi ambienti e situazioni.

Il tuo cervello si riprogramma in risposta alle esperienze, come un giardino in cui le connessioni fioriscono e prosperano.

Per aumentare la neuroplasticità, puoi:

- *Abbracciare la novità!* Impegnarsi in diverse attività: dipingere, cucinare o imparare a suonare uno strumento musicale. È come un'esplosione di sapori per il tuo cervello. Sfida te stesso con enigmi e rompicapi. È come un allenamento di palestra, ma mentale.

- *Muoviti!* L'esercizio stimola la neuroplasticità. Cammina, corri, balla: tutto ciò che fa divertire il tuo corpo. È come una danza felice per i tuoi neuroni.

- *Nutri il tuo cervello con una dieta sana!* Nutrilo con acidi grassi omega-3, frutta e verdura. È come un allenamento per la crescita cognitiva. Stai lontano dall'alcol e dalla caffeina il più possibile.

- *Medita e pratica la consapevolezza!* Concentrati sul momento presente, qui e ora. È come un'oasi di pace nella tua mente.

- ***Dormi bene!*** Zzz... È quando il tuo cervello ringiovanisce e rafforza le connessioni. È come un pigiama party per i tuoi neuroni.

- ***Socializzare e connettersi con gli altri!*** È come una festa del cervello. Ridi, abbraccia e condividi storie. È come una celebrazione neurale.

- ***Rimuovi lo stress!*** Lo stress cronico è un freno alla neuroplasticità. Rilassati, respira e trova la calma interiore. È come un balsamo lenitivo per il tuo cervello.

Quindi, esplora, muoviti, nutri, medita, dormi, connettiti e rilassati. Il tuo cervello ti ringrazierà. Abbraccia il potere della neuroplasticità e lascia che la tua mente danzi al ritmo della crescita e del cambiamento!

LASCIANDO L'OSPEDALE

Dopo aver trascorso una settimana in ospedale, l'amministrazione, in collaborazione con la mia assicurazione medica, ha avviato la ricerca di un centro di riabilitazione adeguato per facilitare la fase successiva del mio recupero. Pochi giorni dopo, la mattina del 22 settembre, sono stato informato che la selezione era stata completata e l'assicurazione ha accettato di trasferirmi al NMC ProVita International Medical Center di Abu Dhabi per la riabilitazione ospedaliera il giorno successivo. ProVita è il più grande fornitore di cure e riabilitazione post-acuta negli Emirati Arabi Uniti. Offrono servizi come assistenza a lungo termine, riabilitazione post-acuta, riabilitazione ambulatoriale, emodialisi domiciliare e servizi sanitari domiciliari per pazienti di tutte le età.

Quando si è diffusa la notizia del mio trasferimento, sono sorte domande sulla mia decisione di proseguire il mio recupero ad Abu Dhabi piuttosto che in Italia. Nel spiegare la mia decisione, ho sottolineato i vantaggi di soggiornare ad Abu Dhabi, compreso l'accesso a strutture mediche di livello mondiale e servizi di riabilitazione specializzati. Un altro fattore significativo è stata la presenza di Lei, insieme ai miei amici e colleghi di lavoro, che fino a quel momento erano stati fonte di vitale sostegno emotivo. Non ultimo il mio desiderio di ritornare in ufficio il prima possibile.Avevo preso quella decisione dopo un'attenta considerazione sulla mia salute, con l'obiettivo di ottenere il miglior risultato possibile per il mio percorso di recupero.

Nel pomeriggio dello stesso giorno sono arrivate in ospedale due infermiere della ProVita per discutere ed organizzare il mio imminente trasferimento nella struttura. Hanno dimostrato una profonda comprensione dell'urgenza e dell'importanza della mia situazione. Dalla verifica delle cartelle cliniche, inclusa l'annotazione dei miei farmaci giornalieri, al coordinamento dei trasporti, la loro competenza e diligenza erano evidenti in ogni fase del processo. Prima di partire mi hanno informato che il giorno successivo avrebbero supervisionato personalmente il mio trasferimento.

"Dottore, perché ho avuto l'ictus? Non avevo problemi di salute prima e, anche dopo l'ictus, la mia salute sembrava buona."

"Capisco la tua preoccupazione, ma a volte gli ictus si verificano senza ragioni chiare, anche guardando la tua storia medica. È frustrante, lo so."

"Quindi vuoi dire che doveva succedere e che non c'è una spiegazione?"

"In un certo senso, sì. A volte la scienza medica non riesce a spiegare completamente perché accadono certe cose. Ma ciò che è importante ora è concentrarsi sulla tua guarigione."

"C'è la possibilità che mi riprenda completamente?"

"Hai subito un grave ictus e quindi non è molto probabile che tu possa riprenderti del tutto. In ogni caso, un recupero completo da un ictus rientra nel campo delle possibilità. Tra le persone colpite da ictus, un notevole 10% riesce a recuperare completamente, mentre un ulteriore 25% riacquista la salute con solo lievi limitazioni. Un segmento di pazienti, circa il 40%, necessita di cure specialistiche a causa di menomazioni più significative, mentre il 10% ha bisogno di una casa di cura o di una struttura di assistenza a lungo termine."

"Riprenderò il controllo della mia mano destra?"

"C'è speranza. Con il tempo e la terapia, il cervello può creare nuovi percorsi attraverso la neuroplasticità, permettendoti di riprendere il controllo. Tuttavia, è difficile prevedere quanto tempo ci vorrà. Potrebbero volerci alcuni mesi, anni o potrebbe non riprendersi mai."

La mattina della mia partenza ho fatto una bella chiacchierata con i medici sulla mia condizione neurologica, sulle sue conseguenze e sul percorso di guarigione, con particolare attenzione ai farmaci che dovevo assumere quotidianamente. Questi includevano un antidepressivo per sostenere il mio benessere emotivo, un farmaco per controllare i livelli di colesterolo, un altro per trattare la stitichezza e l'aspirina come anticoagulante. Si sono assicurati che avessi compreso bene l'importanza di ciascun farmaco per la mia salute. Inoltre, hanno chiarito tutte le mie preoccupazioni riguardo alla riabilitazione post-ictus.

Non appena il dottore uscì dalla mia stanza, mi vennero le lacrime agli occhi. Le sue parole avevano messo a nudo la realtà: la possibilità di non riacquistare mai più l'uso della mano destra. Era come se un fulmine fosse caduto in una giornata altrimenti limpida. In quel momento, mi sentivo come se l'ictus mi avesse privato della mia stessa identità. Non mi rendevo conto che, solo un anno dopo, sarei stato grato alla malattia per aver plasmato la mia ritrovata identità.

In un momento di introspezione, ho fatto pace con me stesso e sono arrivato ad accettare che correre la Maratona di Budapest non era nelle mie carte in quel momento. Nonostante la delusione, ho abbracciato la realtà del mio viaggio di recupero. Anche se mi è passato per la mente il pensiero di partecipare alla Maratona di Abu Dhabi, ho riconosciuto che mettere al primo posto il mio benessere era fondamentale.

Invece di soffermarmi su ciò che non potevo fare, ho scelto di concentrarmi sui progressi che avevo fatto e sulle innumerevoli opportunità che mi aspettavano.

Nella tarda mattinata, come previsto, le due infermiere del ProVita sono arrivate in ospedale per trasportarmi al centro di riabilitazione. Con il loro aiuto sono passato dal letto d'ospedale alla barella dell'ambulanza. Dopo aver completato la documentazione necessaria, ci siamo diretti verso l'ascensore di servizio. Siamo scesi al piano terra e appena usciti dall'ascensore, un senso di déjà vu mi travolse mentre posavo gli occhi sull'ambulanza parcheggiata appena fuori dall'ingresso del pronto soccorso, lo stesso posto da cui ero entrato, e che stavo per lasciare dopo due lunghe settimane. Sembrava passata un'eternità.

Le luci brillanti illuminavano l'interno dell'ambulanza, mentre il ronzio del motore creava un rumore di sottofondo costante. All'interno dell'ambulanza, ogni scossa risuonava attraverso il mio corpo, amplificando il mio stato fisico. Ogni protuberanza serviva a ricordare duramente la mia condizione, evocando disagio e vulnerabilità. Durante il breve viaggio verso ProVita, un mix di emozioni mi ha travolto. Un senso di gioia avvolse il mio essere mentre abbracciavo l'opportunità di continuare la mia riabilitazione. D'altra parte, un fiume di paura scorreva nelle mie vene.

I dubbi annebbiavano la mente: cosa mi aspettava?

I miei genitori erano arrivati quella mattina presto al ProVita. Hanno discusso con l'amministrazione per garantire una transizione senza intoppi alla nuova struttura di riabilitazione. La loro presenza forniva una rassicurazione confortante, un'ancora familiare nel mezzo del cambiamento. Ci siamo scambiati sorrisi e abbracci, sapendo che insieme avremmo affrontato il prossimo capitolo della mia guarigione. Con il loro sostegno e la loro determinazione, ho sentito un rinnovato senso di speranza mentre ci imbarcavamo in questo viaggio verso la ripresa.

Grazie all'esperienza delle infermiere, sono stato trasferito delicatamente dalla barella alla stanza assegnatami. Villa 2 Stanza 6 è stata la mia residenza iniziale presso ProVita. Sebbene designata per cure pediatriche a lungo termine, era stata temporaneamente assegnata a me, poiché le ville per adulti erano completamente occupate. Sono rimasto nella Villa 2 per poco più di un mese finché non si è liberata una stanza nella Villa 3. Lì sono rimasto per due settimane prima di essere finalmente trasferito nella Villa 7, dove sarei rimasto fino alla mia dimissione ufficiale, il 24 dicembre 2022.

All'età di quarantasei anni conducevo uno stile di vita sano, senza fumare, con solo pochi drink a settimana. Non avevo condizioni mediche specifiche e non c'erano precedenti di ictus nella mia famiglia. Per quattro anni sono stato un appassionato corridore, percorrendo migliaia di chilometri. Tuttavia, la vita prese una svolta inaspettata quando, in un istante, un ictus quasi spense la mia esistenza. Mi sentivo come se fossi stato trasportato nel corpo di un vecchio, alle prese con una nuova realtà: sbilanciato, traballante, spastico e gravato da una mezza paralisi.

Dopo aver lasciato l'ospedale, due quesiti importanti erano ancora senza risposta: il coagulo di sangue persisteva e l'arteria era ancora interessata dalla dissezione?

Le domande dipendevano dallo stato del coagulo di sangue, se si fosse sciolto o se persistesse come potenziale minaccia. Altrettanto urgente era l'indagine sullo stato dell'arteria e se la dissezione fosse guarita. Con l'avvicinarsi della partenza gli enigmi restavano irrisolti, gettando un'ombra di apprensione nel mio futuro: avrei potuto subire un secondo ictus? Le possibilità c'erano, poiché il rischio è più alto nei primi mesi dopo il primo evento, anche se rimane elevato per tutta la vita.

Il rischio di un terzo ictus, invece, è ancora maggiore rispetto al secondo.

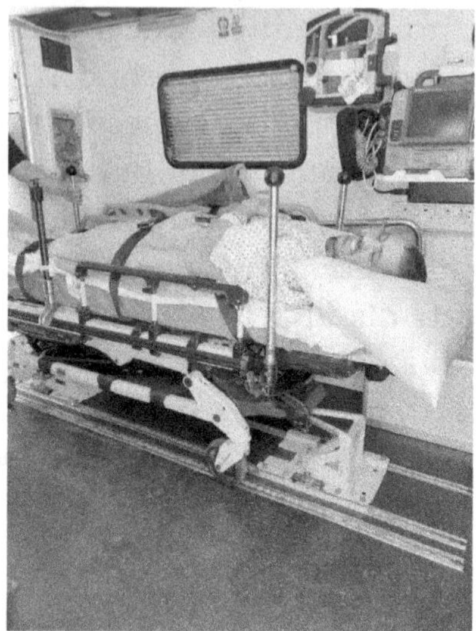

*Figura 12- Marco viene trasportato dall'ospedale
a ProVita in ambulanza.*

PROVITA

In questa sezione, ci immergiamo nel periodo significativo della mia degenza presso ProVita, durato dal 23 settembre 2022 al 24 dicembre 2022. Volevo presentare gli eventi in ordine cronologico, ma ho dovuto riorganizzare la sequenza temporale in alcuni sottocapitoli per mantenere un flusso coerente. Imparerai, caro lettore, le sfide e i risultati incontrati durante la mia permanenza al ProVita. Nonostante la cronologia modificata, ti fornisco una panoramica di questa fase cruciale della mia guarigione.

Quindi, esploriamo i momenti che hanno plasmato la mia esperienza in ProVita.

NMC PROVITA

Sarò sempre grato a tutta la famiglia di ProVita per il supporto che ho ricevuto durante la mia permanenza. Hanno celebrato ogni traguardo che ho raggiunto, non importa quanto piccolo fosse. Si sono rallegrati delle mie vittorie e mi hanno offerto sostegno durante le battute d'arresto. Ho riflettuto su queste parole mentre salutavo il team ProVita il giorno della mia dimissione, pronto per tornare a casa.

Nel ProVita ho sperimentato in prima persona cosa significa lavoro di squadra e la dedizione dell'intero staff. Medici impegnati, infermieri compassionevoli, terapisti qualificati e amministratori competenti hanno tutti svolto un ruolo fondamentale nel garantire il massimo livello di assistenza e supporto.

ProVita ha un gruppo di medici eccezionale. Il direttore medico, il dottor Ahmad Al Khayr, che è il mio medico per la riabilitazione ancora oggi, e il dottor Hussam Antwan Touma anche lui medico riabilitativo, si sono sempre presi il tempo per ascoltarmi e spiegare le opzioni di trattamento.

I terapisti sono stati determinanti nel mio processo di riabilitazione. Mi hanno aiutato a ritrovare la mia forza, mobilità e indipendenza. Conoscevano le mie sfide e i miei obiettivi, personalizzando i programmi terapeutici per soddisfare le mie esigenze. Mi hanno guidato attraverso gli esercizi e mi hanno fornito un supporto illimitato. L'intero team di terapisti di ProVita è stato eccezionale. Voglio però dare un riconoscimento a Metha e JD, che mi hanno supportato durante i miei tre mesi di permanenza presso la struttura. Anche dopo aver lasciato la struttura, Metha ha continuato a consigliarmi e a guidarmi nel mio percorso riabilitativo, grazie all'amicizia che abbiamo costruito durante la permanenza al ProVita.

Gli infermieri di ProVita erano i veri pilastri della compassione e della cura. La loro dedizione ai pazienti era evidente in ogni loro azione, dalla somministrazione di farmaci e monitoraggio dei segni vitali al supporto emotivo. Non erano operatori sanitari. Erano fari di conforto per i pazienti e le loro famiglie. Tra gli infermieri di ProVita ho incontrato persone eccezionali come Armie, Andre e Karim. Avevano una notevole capacità di andare oltre i loro doveri professionali. Mi hanno trattato non come un paziente, ma come un amico. La loro gentilezza e il loro approccio compassionevole mi hanno fatto sentire apprezzato. Si sono presi cura di me in un modo che è andato oltre il tipico rapporto infermiere-paziente.

Dietro le quinte, gli amministratori di ProVita hanno assicurato un funzionamento regolare. Si sono presi cura di me. Reem e Mays hanno creato un ambiente accogliente per i pazienti e il personale sanitario. Hanno consentito al team di concentrarsi sulla fornitura dei più elevati standard di cura.

Hanno anche capito l'importanza di mantenere le connessioni sociali durante il processo di recupero. Reem e Mays si sono assicurati che avessi l'opportunità di godermi le gite con i miei amici. Hanno gestito le procedure, offrendo guida e supporto in ogni fase del percorso.

Ciò che distingueva il team ProVita era il loro impegno nel lavoro di squadra e nella collaborazione. Ciascun membro riconosceva il valore dei rispettivi ruoli e conosceva l'importanza di lavorare insieme. Hanno comunicato, condividendo informazioni e approfondimenti vitali per garantire la continuità delle cure. La collaborazione interdisciplinare ha favorito un ambiente di rispetto e fiducia reciproca. La squadra è andata ben oltre i propri compiti, dimostrando cura e dedizione genuina.

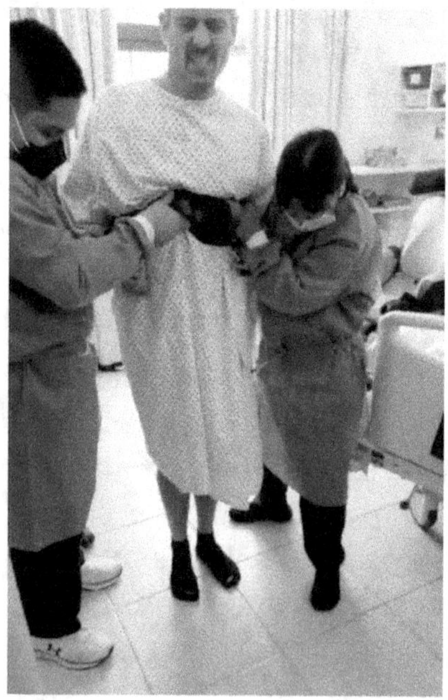

Figura 13- Marco tenta i suoi primi passi con il supporto di infermieri nella sua stanza al ProVita.

LA RIABILITAZIONE È INIZIATA

Intraprendere il percorso di guarigione segna l'inizio di un viaggio che dipende dalla dedizione del paziente, dagli sforzi persistenti e dal lavoro diligente. È un percorso che richiede impegno e un approccio proattivo per ritrovare la propria salute e il proprio benessere.

Quando sono arrivato al ProVita, mi sentivo come se l'ospedale avesse passato al centro di riabilitazione il testimone delle mie cure. Hanno eseguito la stessa valutazione iniziale. I terapisti della riabilitazione hanno approfondito le sfumature della mia condizione. Il risultato è stato una comprensione completa delle mie esigenze. Il loro obiettivo principale era valutare le mie capacità fisiche e cognitive. Si sono concentrati sulla valutazione dei movimenti e della coordinazione del mio braccio, mano e gamba. Hanno impiegato varie tecniche, utilizzando valutazioni standardizzate e la loro esperienza clinica personale.

I terapisti hanno iniziato la valutazione incoraggiandomi a muovere le braccia e le mani. Il mio braccio destro e la mia mano avevano un movimento minimo, il che indicava limitazioni significative nella funzione motoria. Hanno documentato la portata delle mie restrizioni alla mobilità. A differenza del braccio e della mano, è stato osservato un maggior grado di movimento nella gamba destra. Tuttavia, era evidente che non avevo il controllo del piede. I terapisti notarono l'assenza di movimenti precisi e cercarono eventuali schemi compensatori che potessero essersi sviluppati. Inoltre, hanno anche condotto valutazioni delle mie funzioni sensoriali nel piede e nel braccio. Hanno valutato varie modalità sensoriali, tra cui il tocco leggero, la vibrazione, la percezione della temperatura e la propriocezione. I risultati hanno purtroppo rivelato risposte sensoriali ridotte o assenti in alcune aree.

A causa della mia incapacità di controllare i movimenti del piede destro, ho sperimentato una condizione nota come piede cadente. Per risolvere questo problema, il medico ha prescritto l'uso di un tutore per il piede chiamato ortesi caviglia-piede (AFO). Lo scopo dell'AFO era quello di assistere nell'allineamento del mio piede e fornire il supporto necessario. L'obiettivo era migliorare la mia andatura e la stabilità quando ho iniziato a camminare. L'AFO è diventato come una seconda parte del mio corpo, finché non l'ho rimosso dopo essere tornato a casa.

Per gestire il rischio di sublussazione della spalla, i terapisti raccomandarono di indossare costantemente un tutore per il braccio. La sublussazione della spalla è comune dopo un ictus. Implica la lussazione parziale dell'articolazione della spalla a causa della debolezza muscolare. Provoca dolore, movimento limitato e disallineamento articolare. I trattamenti comprendono terapia fisica, tutori per le braccia e tecniche di posizionamento per migliorare la stabilità e ripristinare la funzione.

L'imbragatura ha fornito il supporto e la stabilità tanto necessari alla mia spalla debole. Quando ero a letto o su una sedia a rotelle, usavo un cuscino come supporto, il quale forniva ulteriore comfort e impediva sforzi inutili.

Lo stesso giorno mi venne a trovare il logopedista, il quale chiese subito informazioni sugli esercizi svolti in ospedale, consigliandomi poi di continuare con gli esercizi mirati ai muscoli della parte destra del viso. Durante la visita la logopedista si è informata anche sulle mie capacità di deglutizione. Ha fornito indicazioni su esercizi e tecniche per migliorare e gestire eventuali difficoltà. Alla fine, decise che i miei progressi nel riacquistare la capacità di parlare erano buoni.

I risultati sono serviti a progettare un piano di trattamento su misura per le mie condizioni. Mi hanno detto che la riabilitazione post-ictus può durare da tre mesi a un anno. Hanno sottolineato che il catalizzatore del recupero è l'impegno e la determinazione del paziente. Nonostante le difficoltà iniziali osservate, i terapisti rimasero ottimisti sulla mia guarigione. Hanno sottolineato l'importanza di una terapia coerente e il potenziale di miglioramento.

Mentre il sole tramontava sul mio primo giorno al ProVita, ho fatto una promessa a me stesso: "Entro un mese lascerò questo posto e tornerò alla mia vecchia vita".

Tuttavia, quando è arrivata la fine del primo mese, non ero ancora pronto per tornare a casa, così ho aggiornato la mia promessa, estendendola a tre mesi. Alla fine, sono riuscito a mantenerla e a raggiungere il mio obiettivo.

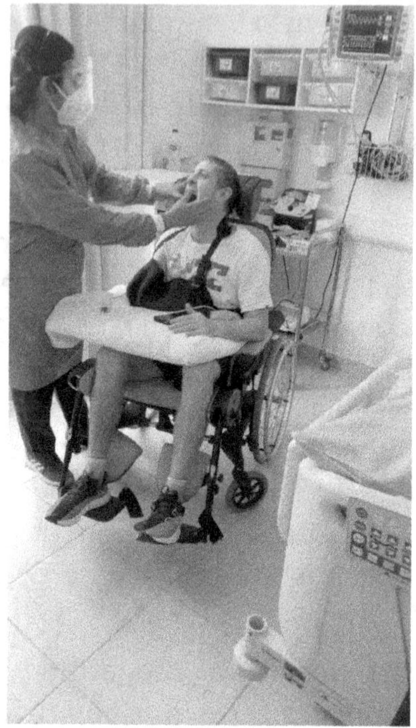

Figura 14- Marco impegnato nella sua valutazione logopedica.

INTRAPRENDERE IL VIAGGIO DELLA RIPRESA

La piccola lavagna posizionata accanto al mio letto riportava il mio programma giornaliero, il quale è rimasto costante durante i tre mesi che ho trascorso al ProVita.

Le mie giornate erano le seguenti: dal lunedì al venerdì la sveglia suonava tra le cinque e le sei del mattino. Questo non era un problema, in quanto anche prima dell'ictus ero una persona mattiniera, soprattutto da quando avevo iniziato a correre di più. Ad Abu Dhabi, durante gran parte dell'anno, l'alba è il momento migliore per gli esercizi all'aria aperta.

Alle nove avevo delle sedute di fisioterapia con Metha, mirate alla parte inferiore del corpo per ripristinare la forza e la mobilità.

Io e Metha abbiamo coltivato un forte legame, facendo crescere il nostro rapporto giorno dopo giorno. Abbiamo iniziato come terapista-paziente quando sono entrato al ProVita, per diventare poi veri amici quando me ne sono andato. Farò sempre tesoro delle innumerevoli conversazioni che abbiamo avuto sul recupero dall'ictus, sia sulle sette fasi del recupero di Brunnstrom sia sul libro che mi ha consigliato di leggere. Anche dopo la fine del mio periodo in ProVita, il supporto di Metha non ha vacillato. Rimane una fonte costante di guida e cura, sempre pronto a darmi una mano ogni volta che ne ho bisogno. Si preoccupa sinceramente del mio benessere e sono grato di averlo al mio fianco in questo viaggio.

Dopo le sedute riabilitative tornavo nella stanza con la sedia a rotelle. In un secondo momento sono passato ad esercitarmi con il supporto di un bastone, finché non sono stato finalmente in grado di camminare con le mie gambe senza supporto o aiuto.

Ogni giorno sfidavo me stesso salendo le scale verso la mia stanza. Quando i miei genitori arrivavano in visita seguiva una doccia rinfrescante. Fortunatamente la clinica ha consentito flessibilità nel numero e nei tempi dei visitatori. Tra la doccia e il pranzo facevo uno spuntino veloce a base di pane con marmellata e un caffè italiano preparato dai miei genitori. Durante il loro soggiorno di sei mesi ad Abu Dhabi, hanno vissuto nel mio appartamento in affitto. Dopo, leggevo la posta elettronica del lavoro, anche se il mio capo e gli amici più stretti mi consigliavano di non farlo.

Volevo guardare un po' di TV o provare a leggere un libro, ma tenere un libro e sfogliarne le pagine si è rivelato impegnativo con una sola mano. Successivamente, per superare questo ostacolo, ho iniziato a leggere libri elettronici utilizzando il mio Kindle.

Verso le 13 era ora di pranzo, preparato per sostenere la mia guarigione. A volte mia madre lo integrava anche con deliziosi piatti italiani. Ho ereditato le mie abilità culinarie da mia mamma e mia nonna, che era una cuoca straordinaria. Era solita preparare deliziosi pranzi domenicali per tutta la famiglia.

Il pranzo doveva iniziare a mezzogiorno in punto, segnalato dalla radio che trasmetteva il notiziario locale. Era come il suono di una pistola usata per dare il via ad una corsa o il "mangiare come durante il servizio militare obbligatorio." Quest'espressione la compresi meglio quando mi arruolai nel servizio militare italiano. Dopo aver completato la scuola superiore, ho prestato servizio per un anno tra l'ottobre 1996 e l'ottobre 1997. Ho seguito tre mesi di addestramento militare di base. Poi fui assegnato a Roma, la mia città.

Ad ogni modo, al ProVita riuscivo a mangiare in modo autonomo, tranne nei momenti in cui avevo bisogno dell'aiuto di mia madre con l'uso del coltello. Allo stesso modo, anche molti altri pazienti avevano bisogno dell'aiuto degli infermieri per l'alimentazione. Ciò significava che quando era il momento della mia sessione terapeutica pomeridiana, non c'erano infermieri disponibili. Dato che portavo un tutore al piede destro, le infermiere erano responsabili di adattarmi e allacciarmi le scarpe.

Alle 14:00 partecipavo alla terapia occupazionale con JD. In compagnia di JD, non ho mai sperimentato la stessa connessione e affinità che provavo con Metha. Il nostro legame era diverso e non ha funzionato allo stesso modo. JD e io abbiamo condiviso una relazione amichevole, ma non si è evoluta del tutto nella profonda amicizia che ho sviluppato con Metha durante la mia permanenza al ProVita.

Ci siamo concentrati sul miglioramento delle funzioni della mano e della spalla. Abbiamo iniziato con esercizi di riscaldamento e stretching, seguiti da esercizi di coordinazione. Poi siamo passati agli esercizi di forza per la spalla e il braccio. JD diceva: "Dobbiamo svegliare il drago." Si riferiva al mio tricipite destro durante gli esercizi di flessione ed estensione del braccio. Di solito terminavamo la sessione con esercizi mirati alla mano destra. L'obiettivo era ripristinare i movimenti e il controllo delle dita e del polso.

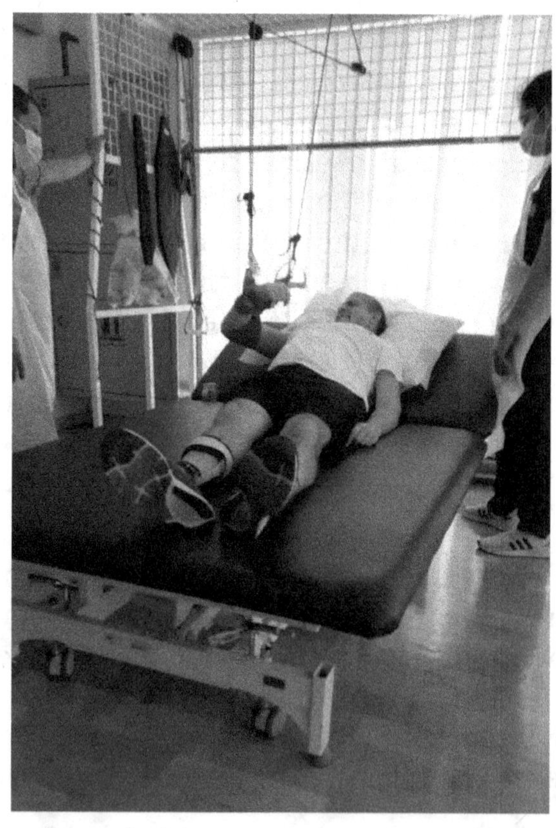

Figura 15- Marco impegnato negli esercizi per le braccia con JD

Dopo la terapia mi concedevo un po' di riposo nella stanza. Era tempo di ricaricarmi e riflettere sui progressi che avevo fatto. Riempivo il tempo prima dell'orario di visita pomeridiano chiacchierando con i miei genitori. Inoltre, esploravo Internet alla ricerca di nuove tecniche per aiutare la mia guarigione in merito alla riabilitazione. Mi è sempre piaciuto imparare nuove materie. E questa volta il recupero dall'ictus non è stato diverso, come quando ho iniziato a imparare a programmare in Python per gestire i dati tabulari.

Nel pomeriggio ricevevo spesso visite di amici e colleghi. Mi hanno fornito supporto emotivo e motivazione durante tutto il mio percorso di riabilitazione. Con l'avvicinarsi della sera, la cena era servita alle 19:00. Successivamente mi godevo un po' di tempo libero, il che comprendeva guardare la televisione o leggere. Verso le 23, massimo mezzanotte, era ora di sistemarsi per la notte. Desideravo un sonno ristoratore per il mio corpo e la mia mente per le sfide e i progressi del giorno successivo.

Il fine settimana, invece, portava con sé un notevole cambiamento nel mio programma. Avevo una routine diversa. Sabato c'era solo una seduta terapeutica in programma, mentre domenica nessuna. Di conseguenza, l'atmosfera era piena di un senso di autonomia e auto-guida. Tuttavia, l'assenza di una terapia strutturata mi ha portato a chiedermi come riempire il vuoto. Metha è venuto in soccorso con una soluzione ponderata. Ha riconosciuto l'importanza di mantenere il progresso fornendomi una cyclette con la quale avevo libertà di sperimentare diversi esercizi. Ero determinato a sfruttare al meglio questa opportunità per la terapia da autodidatta.

Il momento clou del fine settimana era il pranzo del sabato preparato dalla moglie di Masoud, Sophie. Una cara amica che aveva aperto la sua cucina per creare per noi capolavori culinari. Preparava il cibo con grande cura, creando una sinfonia di sapori grazie a una combinazione di spezie, erbe e consistenze. I piatti riflettevano le sue radici culturali e le sue abilità culinarie. Le creazioni di Sophie erano straordinarie, affascinando sia i sensi che il palato, al punto da poter competere con piatti di ristoranti stellati Michelin.

Dai deliziosi gamberetti al succulento pesce alla griglia, alle vivaci insalate piene di freschezza e ai ricchi sapori del pollo al burro. Le porzioni erano di dimensioni generose. Pertanto, facevamo uno sforzo consapevole per lasciare del cibo per cena. E, se possibile, anche per il pranzo della domenica. Preparare il pranzo, per lei, aveva poca importanza. Eppure, per me, ha significato molto di più. Rendeva il mio fine settimana speciale.

I fine settimana attiravano un gruppo più ampio di visitatori, inclusi amici, colleghi e compagni della mia squadra di corsa, i quali si prendevano il tempo per venirmi a trovare. In particolare, le visite dei miei colleghi di lavoro hanno colmato il divario tra lavoro e vita personale. Hanno rafforzato l'idea che le nostre connessioni si estendono oltre le mura dell'ufficio. La loro presenza riempiva la stanza di calore e sostegno. Hanno reso il fine settimana ancora più vibrante ed edificante. Quando i visitatori varcavano la porta, i loro sorrisi irradiavano genuina cura e incoraggiamento.

Abbiamo condiviso risate, storie e ricordato esperienze condivise. Ciò mi ha permesso di sfuggire al mio programma di riabilitazione e di immergermi in ricordi cari.

VECCHIE ABITUDINI, NUOVI TRUCCHI

Durante la mia permanenza in ProVita, ho intrapreso un viaggio di trasformazione. Il programma di riabilitazione mi ha restituito una vita indipendente. Ho imparato di nuovo vecchie abitudini, che in gergo si dice "ergoterapia", come vestirsi o lavarsi i denti, ma usando nuovi trucchi, i quali sono poi diventati preziosi nel mio percorso verso la guarigione. Tutto ciò che ho dovuto re-imparare a fare da capo mi è stato insegnato al ProVita.

In ospedale, ad esempio, indossavo un pannolino per adulti e un catetere urinario. Al ProVita, invece, mi hanno aiutato utilizzando una sedia comoda confortevole e facile da usare. Nel caso in cui non lo sapeste, le sedie comode sono ausili per disabili o persone con problemi motori. Quindi, mi hanno insegnato come controllare i movimenti della vescica e dell'intestino. Hanno monitorato e documentato i miei modelli di continenza. Hanno offerto consulenza e formazione per promuovere la continenza prevenendo le complicazioni.

Mi hanno aiutato con l'igiene personale. Hanno

garantito un ambiente sicuro e pulito, aiutandomi a mantenere la mia privacy e la mia dignità durante tutto il processo. Siamo passati dall'uso delle salviette alla doccia con l'aiuto della sedia di cui sopra. Più tardi mi hanno insegnato come fare la doccia con una mano, fornendomi tecniche e strumenti adattativi come un pennello con un lungo manico. Poi, siamo andati ancora oltre: mi sono adattato a radermi e a lavarmi i denti con la mano sinistra.

Ho compreso l'importanza di riconquistare la mia indipendenza. Mi hanno aiutato a sviluppare nuove strategie e ad adattarmi alle mie mutate capacità, insegnandomi come vestirmi e svestirmi con una mano. Mi hanno guidato attraverso ogni passaggio, suddividendo il processo in piccole fasi. Ho imparato che non potevo vestirmi e svestirmi in piedi, ma solo seduto. Tra tutte le azioni, spogliarsi è stata quella che ha richiesto il maggior numero di cucchiai di energia dalla mia riserva quotidiana. La teoria dei cucchiai di energia è una metafora comunemente usata per spiegare l'impatto della fatica neurologica sulle persone che hanno subito un danno al cervello, come traumi cranici, ictus, sclerosi multipla o malattie neurodegenerative.

La loro esperienza mi ha permesso di ritrovare la fiducia e di adattarmi alle mie mutate capacità. Potevo svolgere le attività quotidiane con maggiore indipendenza. Ad esempio, ho imparato a grattarmi in ogni angolo possibile, come un orso con il tronco d'albero.

Ho acquisito l'abilità di dormire su un lato, adattandomi alle esigenze del mio corpo. Ho anche imparato l'arte di entrare e alzarmi dal letto senza complicazioni. Ho imparato l'importanza del posizionamento consapevole durante il sonno. Ho scoperto la necessità di essere cosciente della posizione del mio braccio destro. Dovevo assicurarmi che non rimanesse dietro il mio corpo per evitare complicazioni. Questa consapevolezza è diventata una pratica preziosa, in quanto promuoveva un sonno riposante e curativo.

Mi sono allenato nell'arte di cadere e rialzarmi da terra. Questa pratica ha instillato in me un senso di resilienza, riducendo la paura di potenziali incidenti. Ho acquisito fiducia nella mia capacità di affrontare situazioni inaspettate.

Ho imparato a usare il cellulare con la mano sinistra. Ho utilizzato qualsiasi oggetto disponibile come supporto. Mi sono esercitato a scrivere sul mio portatile usando solo la mano sinistra, preparandomi per il mio eventuale ritorno al lavoro.

Ho provato a imparare a scrivere con la mano sinistra. Mi sono esercitato con le maiuscole e i numeri dei libri per bambini, il tutto con risultati altalenanti. La difficoltà era fare una linea retta, anche se di soli pochi centimetri. Nella creazione della mia nuova firma, invece, ho ottenuto risultati decisamente migliori. Inizialmente, ho tentato di replicare la mia vecchia firma con la mano sinistra, senza successo. Successivamente, ho provato a creare una nuova firma astratta simile a quelle dei medici. Nei prossimi mesi, sarò comunque costretto a creare una nuova firma ufficiale per la mano sinistra, in quanto riprodurre fedelmente la vecchia con la sinistra si è rivelata un'impresa impossibile per me. Questa nuova firma mi consentirà di sigillare assegni bancari e tutte le altre pratiche amministrative che lo richiedono. In ogni caso, posso confessarvi che tra tutte le attività che ho dovuto imparare a fare con la mano sinistra, scrivere è stata sicuramente quella più difficile. Dopo quarant'anni di pratica con la mano destra, non si può pensare di poter imparare a scrivere con la sinistra come se fosse nulla. Ma a quanto pare l'ictus voleva che rendessi possibile anche questo.

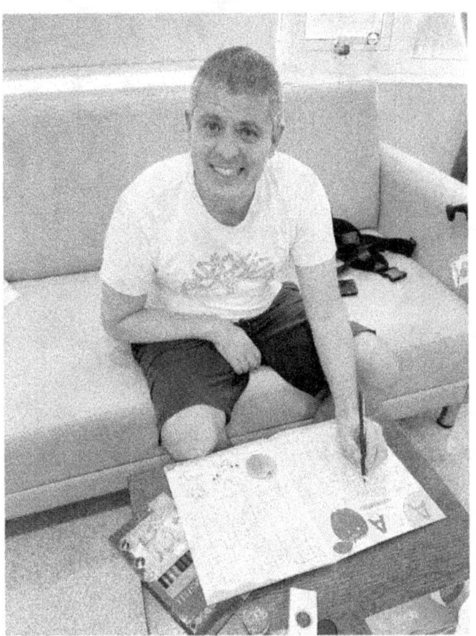

Figura 16- Marco esercitandosi per imparare l'arte della scrittura con la mano sinistra.

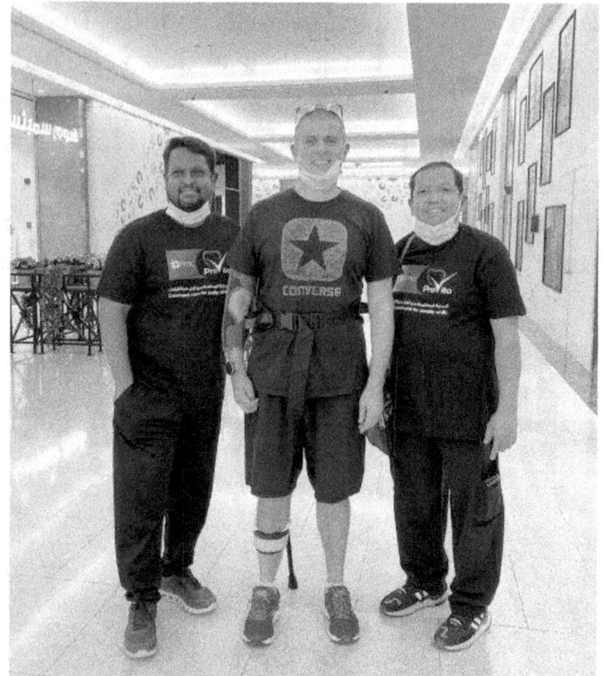

Figura 17- Esplorare un centro commerciale con Metha e JD, riprendendo le normali attività.

I MIEI PRIMI PASSI

Sto camminando di nuovo! Il mio cuore è esploso.

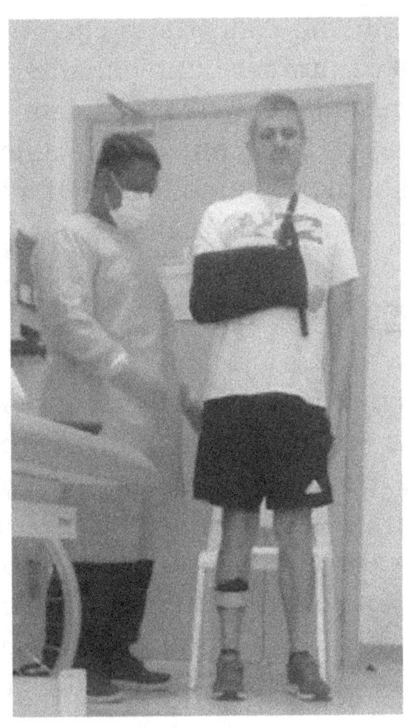

*Figura 18- Marco è pronto a muovere i suoi
primi passi senza assistenza.*

Il mio percorso di riabilitazione è iniziato con l'obiettivo di camminare di nuovo, concentrandomi sullo sviluppo di forza e resistenza.

Il primo passo è stato riuscire a stare seduto su una sedia a rotelle. L'obiettivo era riacquistare la capacità di sopportare lunghi periodi di seduta, inizialmente con un limite di tempo gestibile di circa trenta minuti, che veniva gradualmente aumentato fino a raggiungere due o tre ore al giorno.

Ogni sessione di lavoro era intensa, con l'obiettivo di spingermi oltre i limiti delle mie zone di comfort, aumentando gradualmente la durata e l'intensità delle sedute nel tempo.

Metha ed io abbiamo concordato che, in preparazione al tentativo di camminare nuovamente, le sessioni di allenamento iniziali dovessero includere esercizi mirati a prevenire la rigidità muscolare e le contratture articolari. A tal fine, abbiamo deciso di inserire esercizi specifici come la flessione e l'estensione degli arti, la rotazione delle articolazioni e delicati allungamenti, sempre nel rispetto delle mie condizioni fisiche.

Tutti questi movimenti contribuiscono ad aumentare la circolazione sanguigna, a mantenere la mobilità articolare e a prevenire l'atrofia muscolare. Inoltre, abbiamo integrato esercizi di equilibrio per migliorare la mia stabilità e coordinazione. Sono stato incoraggiato a eseguire spostamenti di peso da seduto e in piedi, allenandomi a raggiungere diverse direzioni mantenendo l'equilibrio. Questi esercizi miravano a migliorare la propriocezione, la consapevolezza del corpo e la stabilità generale.

Abbiamo ripassato insieme alcuni concetti di biomeccanica, la scienza che applica i principi della fisica al movimento del corpo umano. Nello specifico, la biomeccanica si suddivide in due aree principali: la cinematica, che studia il movimento del corpo in sé, e la dinamica, che analizza le forze che lo generano.

Ci siamo soffermati in particolare sulla teoria della camminata, esaminando la meccanica di una corretta andatura. La deambulazione è caratterizzata da una sequenza ciclica di movimenti ritmici alternati, che definisce il ciclo del passo. Il ciclo del passo (gait cycle) è il periodo che intercorre tra due appoggi consecutivi dello stesso piede a terra.

La deambulazione, il semplice atto di camminare, è un'affascinante coreografia che si svolge in fasi ben orchestrata. Iniziamo col tallone che tocca terra, poi il peso si sposta sull'avampiede per la spinta. Dita sollevate, un piede dondola mentre l'altro spinge. Il piede oscillante supera l'altro per poi tornare a terra col tallone, ricominciando il ciclo. La velocità e il terreno influenzano la durata di ogni fase. Ciò che rende davvero straordinaria la deambulazione è il suo essere un processo controllato dal sistema nervoso centrale, che coordina i movimenti di muscoli e articolazioni con una precisione millimetrica, come un direttore d'orchestra impeccabile.

Con il supporto delle infermiere e la guida esperta dei terapisti, ho iniziato il difficile percorso per muovere i primi passi all'interno della mia stanza. La mia gamba destra era rigida come una sbarra di ferro. Inoltre, l''ictus mi aveva lasciato in eredità un'eccessiva tensione muscolare, causando spasticità con contrazioni intense e involontarie. Si trattava di ostacoli considerevoli che rendevano ogni passo faticoso e spesso accompagnato da dolore e sconforto.

Nonostante le difficoltà e i disagi, rimasi determinato, consapevole che ogni passo mi avrebbe avvicinato sempre di più a ritrovare la mobilità e la libertà di camminare autonomamente. Oltre alla rigidità della gamba destra, dovetti affrontare un'altra sfida: il mio piede tendeva a piegarsi involontariamente durante la camminata. Soffrivo di una deformità chiamata "Piede Torto Equino-Varo", che causava la contrattura e la rotazione del piede verso l'interno. In parole semplici, il bordo esterno del piede era a contatto con il suolo anziché la pianta, come avviene normalmente. Questa condizione, unita alle dita a martello, rendeva difficoltoso il mantenimento dell'equilibrio e ostacolava il naturale svolgimento del passo.

Oltre alla spasticità e al piede equino, soffrivo anche di *"piede cadente"*, noto anche come *"piede ciondolante"* o, in termini medici, lesione del nervo peroneo. Questa condizione causava una debolezza marcata dei muscoli dorsali del piede e della caviglia, compromettendo la flessione dorsale del piede e ostacolando il sollevamento della punta durante la camminata. E' una difficoltà a camminare piuttosto comune, spesso causata da ictus o altre lesioni neurologiche. *"Il piede cadente"* rende difficile sollevare la punta del piede durante la fase di stacco dal terreno durante la camminata. Questo può portare a trascinare o strisciare il piede sul suolo, causando instabilità e aumentando il rischio di inciampare e cadere. Inoltre, la debolezza dei muscoli dorsali del piede e della caviglia causata dal piede cadente può compromettere la stabilità di queste articolazioni durante la stazione eretta e la deambulazione. Questo può portare a una postura scorretta, dolori articolari e un aumento del rischio di cadute. I problemi di equilibrio sono comuni.

Solitamente, le persone con danni neurologici compensano le conseguenze modificando il proprio stile di camminata. In particolare, coloro che soffrono di emiplegia o emiparesi (paralisi o debolezza di un lato del corpo, come nel mio caso) sviluppano un'andatura caratterizzata da circonduzione. In questa andatura, l'arto colpito compie un movimento ad arco, allontanandosi dal corpo durante il passo.

Questo tipo di camminata coinvolge l'abduzione dell'anca, cioè un movimento che allontana un arto dalla linea centrale del corpo, e un movimento laterale a semicerchio della gamba, che rimane tesa mentre si muove avanti. I risultati sono una camminata più lenta e meno fluida, affaticamento sulle brevi distanze, un maggiore consumo di energia e molte cadute. Con un pizzico di ironia, io paragono questa andatura alla "Moonwalk" di Michael Jackson, soprannominandola affettuosamente "Stroke Walk".

Appena giunto al ProVita, per ovviare alla posizione innaturale del mio piede e contrastare i meccanismi di compenso che ne derivavano, il medico mi prescrisse un tutore da indossare.

Questo dispositivo specializzato, un tutore per il piede cadente, mi ha fornito il sostegno e la stabilità di cui avevo bisogno per migliorare la mia camminata. Grazie al suo supporto, ho potuto allineare correttamente il piede durante il passo. Sentivo la sua guida gentile che aiutava il mio piede a mantenere una posizione corretta, riducendo il disagio causato dal piede cadente. Con il tempo e l'utilizzo costante del tutore, la mia andatura è diventata meno goffa e sgraziata. Pur non ancora perfetta, ho ritrovato una maggiore fluidità e sicurezza nei movimenti, avvicinandomi gradualmente a una camminata più naturale.

Dopo gli esercizi iniziali in piedi, il mio programma di riabilitazione è progredito verso la preparazione alla deambulazione. Ciò ha comportato una serie di esercizi mirati per le gambe progettati per rafforzare e migliorare la coordinazione. Mi sono impegnato nel sollevamento delle gambe, esercitandomi a sollevare ciascuna gamba in modo indipendente. Sono stati incorporati passaggi avanti, indietro e laterali per migliorare l'equilibrio e la stabilità. Inoltre, sono stati introdotti esercizi di flessione e salti controllati per sviluppare ulteriormente forza e flessibilità. Ogni pratica mirava a preparare gradualmente le mie gambe ai movimenti complessi coinvolti nel camminare.

Solo pochi giorni prima di celebrare il primo mesiversario del mio ictus, ho avuto una svolta straordinaria: ho mosso i miei primi passi indipendenti! La mattina del 4 ottobre, in palestra, mi sono alzato dalla sedia a rotelle provando un misto di eccitazione e apprensione. Metha e l'assistente erano al mio fianco, con le mani pronte ad afferrarmi, come portieri professionisti che proteggono una rete. Vacillavo sul punto di inciampare, ma una determinazione alimentava ogni mio passo. Finalmente camminavo di nuovo esclusivamente sulle mie gambe. Ciò ha segnato una pietra miliare indimenticabile nel mio personale trionfo sulle avversità.

Ad ogni modo, in quel momento, la mia camminata somigliava a quella di un bambino che muove i primi passi: instabile, traballante e incerta. Tuttavia, dopo quella prima significativa passeggiata, ero pronto a dire addio alla sedia a rotelle come mezzo di trasporto principale. Andavo a ogni sessione di terapia e tornavo nella mia stanza con le mie gambe.

All'inizio, per ritrovare stabilità e sicurezza nei movimenti, ho utilizzato un bastone a quattro punte. Con il tempo, man mano che acquisivo fiducia nelle mie capacità deambulatorie, ho gradualmente ridotto l'ausilio del bastone fino a camminare autonomamente.

L'approccio terapeutico seguito da Metha si basava sull'idea di evitare che il mio cervello facesse eccessivo affidamento su aiuti esterni come il bastone. L'obiettivo era di favorire il recupero della funzionalità motoria in modo graduale e naturale, senza creare dipendenze da supporti esterni. In linea con questa filosofia, dopo aver concluso il percorso riabilitativo presso ProVita, ho deciso di rimuovere anche il tutore per il piede. L'obiettivo era di stimolare ulteriormente il mio corpo ad adattarsi e a rafforzarsi in modo autonomo, senza il supporto di ausili esterni.

Durante le mie camminate con Metha, sceglievamo deliberatamente percorsi più lunghi e vari, attraversando diverse superfici per allenare la stabilità e l'equilibrio. Includevamo sempre gradini, sia in salita che in discesa, per sfidare ulteriormente le mie capacità. Ad ogni passo e ad ogni gradino superato, la mia fiducia cresceva inesorabilmente. Perseveravo con dedizione nell'allenamento, determinato a sradicare i modelli compensativi che avevo adottato a causa dell'ictus.

Mi sono anche allenato eseguendo una camminata con le ginocchia alte simile a quella di una banda musicale, accentuata dall'oscillazione sincronizzata delle braccia. Tuttavia, a causa della spasticità persistente, il mio braccio destro ha incontrato difficoltà nel raggiungere un'oscillazione adeguata, impedendo lo stile di camminata desiderato. Questo problema ostacolava la coordinazione, un tempo armoniosa, dei movimenti delle braccia e delle gambe. Nonostante gli sforzi, la limitazione legata alla spasticità continua a persistere ancora oggi, rendendo difficile raggiungere una camminata normale.

Camminare su e giù per le rampe fuori dalle ville divenne per me una pratica regolare, trasformandosi in una vera e propria sfida per il mio equilibrio e la mia coordinazione. Insieme al mio fisioterapista notai un fatto curioso: mi risultava più facile salire che scendere le rampe, sia per le sedie a rotelle che per le scale.

Questa intuizione si rivelò preziosa in seguito, quando iniziai a camminare di nuovo ad Al Wathba. Infatti, scoprii che mi era più semplice correre in salita che in discesa, grazie all'ausilio della forza di gravità.

La stessa fatica che prima richiedevo al mio corpo durante una lunga corsa, in quel momento era necessaria per salire una rampa di scale. Fu durante quei periodi che sperimentai per la prima volta il fenomeno noto come stanchezza neurologica.

L'affaticamento neurologico si riferisce a un tipo di

stanchezza che colpisce il sistema nervoso centrale, portando ad una diminuzione delle prestazioni fisiche e cognitive. Questa condizione può avere un impatto su vari aspetti delle attività quotidiane, rendendole più impegnative. Facendo ricerche sulla fatica neurologica, mi sono imbattuto nella "teoria del cucchiaio". Si tratta di una metafora spesso utilizzata per spiegare la limitata energia che gli individui affetti da malattie neurologiche o disabilità hanno a disposizione per le attività quotidiane. Immagina di avere un numero limitato di "cucchiai" che rappresentano la tua energia giornaliera, ad esempio dieci. Ogni attività ne consuma un certo numero. Quando finiscono, potresti non avere abbastanza energia per le restanti attività della giornata. È un modo semplice per illustrare la capacità limitata di sforzo fisico o mentale che le persone con patologie croniche affrontano ogni giorno.

Mi sono anche reso conto che la fatica e il dolore erano il modo in cui il corpo mi comunicava la sua condizione. Ho imparato a prestare molta attenzione a questi segnali e ad adattare il mio approccio di conseguenza. Quando mi sentivo stanco o provavo dolore, capivo che era necessario interrompere l'esercizio in cui ero impegnato. Come JD ha spesso sottolineato, l'idea del **"No pain, no Gain"** non era appropriata nel contesto del recupero post-ictus. Al contrario è vista come controproducente, se non addirittura dannosa.

Con determinazione, ho iniziato a incorporare le scale nella mia routine quotidiana. Inizialmente, ho iniziato con la tecnica chiamata step-up, la quale implica l'utilizzo ripetuto di un singolo gradino o piattaforma, sollevando un piede sul gradino e quindi sollevando l'altro piede prima di ripetere il processo. Con il passare dei giorni, ho perseverato con la mia riabilitazione, allenandomi regolarmente. Finalmente, sono riuscito a salire e scendere le scale con passi continui e alternati.

Ho fatto delle ricerche scoprendo che salendo le scale si dovrebbe evitare di appoggiare l'intera pianta del piede, ma solo l'avampiede: il tallone libero attiva maggiormente i muscoli del polpaccio, favorendo una salita più potente ed efficiente. Scendendo, invece, bisognerebbe avere cura di tenere il piede parallelo al gradino, senza aprire le punte verso l'esterno. Questa posizione aiuta a mantenere l'equilibrio e riduce il rischio di distorsioni alla caviglia.

 Questo approccio graduale mi ha permesso di adattare e migliorare la mia capacità di percorrere le scale, migliorando in definitiva la mia mobilità e resistenza complessive. Ad oggi, salire e scendere le scale fa ancora parte del mio regime di allenamento quotidiano, al punto che l'ho integrato anche al lavoro. Utilizzo infatti solitamente le scale per raggiungere il piano superiore dove si trova il mio amico Ashraf.

Ogni giorno, fin dalla mia prima passeggiata, ho cercato di visualizzare l'immagine di me stesso che cammina con sicurezza, percependo la terra sotto i piedi e muovendosi con grazia e fluidità. La visualizzazione è uno dei preziosi strumenti che utilizzo per favorire il recupero di una camminata naturale. Questo potente strumento ha la capacità di influenzare positivamente sia il corpo che la mente, favorendo il recupero e il raggiungimento di obiettivi ambiziosi, come una camminata normale.

Oggi cammino in modo autonomo, a testimonianza

della mia resilienza e perseveranza. Da quando ho lasciato ProVita, in contrasto con la raccomandazione del mio dottore, ho tolto il tutore per il piede e sono riuscito ad eliminare quasi completamente i resti della mia camminata da bambino, eccetto per il piede cadente ed inverso.

Quei primi passi goffi sono diventati la camminata di oggi, ancora imperfetta ma più sicura e controllata. Sebbene i miei passi siano migliorati, differiscono ancora in modo significativo da una tipica camminata aggraziata. Nonostante tutti i tentativi di controllarlo, il mio piede destro continua a sbattere a terra, evocando l'immagine delle mani di un pizzaiolo che lavora la pasta fresca. Le vibrazioni che ne derivano si diffondono dal piede lungo la gamba fino al resto del corpo.

Anche perché, come dice il proverbio *"prima di correre devi saper camminare"*. E' fondamentale procedere con gradualità e acquisire le basi prima di affrontare compiti più complessi. Nel mio caso, prima di poter correre ho dovuto imparare di nuovo a camminare. *Un passo alla volta, però, arriverò al traguardo!*

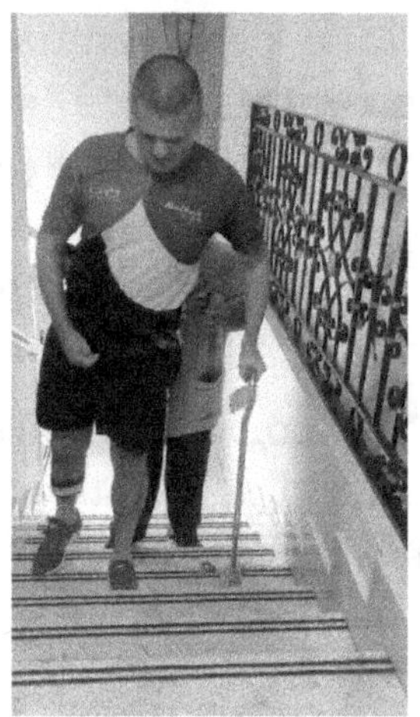

Figura 19- Marco affronta la sfida di salire le scale usando un bastone.

TROTTO LEGGERO

"Il mio primo obiettivo è correre di nuovo entro un anno (al tempo entro fine 2023, per capirci)!"

Durante una conversazione con Metha riguardo ai miei obiettivi di riabilitazione, ho espresso il desiderio di tornare a correre. In risposta a ciò, il mio fisioterapista ha elaborato un programma personalizzato di esercizi mirati a potenziare il mio corpo e a prepararmi alla corsa.

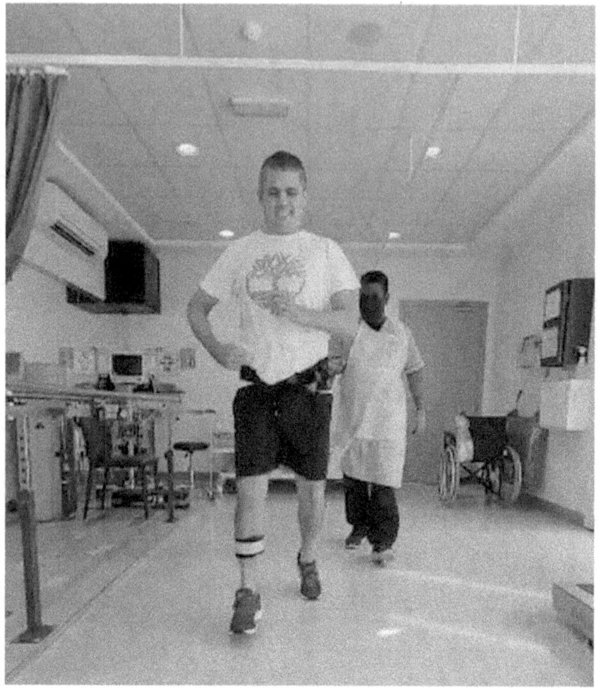

*Figura 20- Marco durante il suo primo trotto
leggero al fianco di Metha.*

Uno degli esercizi chiave inclusi da Metha erano gli squat. Gli squat sono esercizi eccellenti per rafforzare la parte inferiore del corpo, in particolare i quadricipiti e i glutei, i muscoli anteriori e posteriori della coscia. Inoltre, gli squat coinvolgono anche i muscoli centrali per stabilità ed equilibrio. Anche gli affondi erano un altro esercizio prezioso incluso nel mio programma di allenamento. Questi ultimi fanno lavorare i muscoli della parte inferiore del corpo, simile agli squat, e migliorano l'equilibrio, la stabilità e la forza su una gamba sola, qualità essenziali per la corsa. Ho dunque incorporato gli affondi, sia quelli camminando che gli inversi.

Inoltre, praticavo regolarmente esercizi di salto, i quali

svolgono un ruolo essenziale nello sviluppo della potenza esplosiva e della forza delle gambe, utili per migliorare le prestazioni di corsa. In palestra facevo jump squat e salti continui, come una lepre. Inoltre, mi esercitavo spesso saltando sulla sabbia, in quanto la sua superficie morbida impegna più muscoli rispetto a quelli necessari su un altro tipo di terreno, aumentando così il livello di difficoltà.

Per intervenire sui muscoli flessori del ginocchio e dell'anca, Metha ha integrato esercizi mirati che migliorano la flessibilità di queste articolazioni, consentendo movimenti di corsa più fluidi ed efficienti. Inoltre, questi esercizi contribuiscono alla prevenzione degli infortuni e alla salute delle articolazioni.

Metha ha anche introdotto uno step aerobico come parte della mia routine di allenamento, che ho utilizzato per vari esercizi, inclusi step-up, salti e movimenti laterali. Questi esercizi aiutano a migliorare la resistenza cardiovascolare, la forza delle gambe e la coordinazione.

Inoltre, ho utilizzato lo step per esercitarmi a stare in piedi su una gamba sola, nel mio caso la destra, poiché era quella più debole. Infatti, sebbene non avessi problemi a stare sulla gamba sinistra, stare sulla gamba destra si è rivelata un'altra storia. Senza fare affidamento su un supporto, il mio equilibrio durava solo pochi secondi.

Abbiamo anche integrato sessioni di tapis roulant a diverse velocità e inclinazioni. Inoltre, Metha ha aggiunto ulteriori varianti e modifiche agli esercizi per stimolare maggiormente i miei muscoli e per aggiungere varietà ai miei allenamenti.

Il mio primo tentativo di jogging è stato un mix di eccitazione e nervosismo. Ho iniziato con delle prove in palestra, prima di avventurarmi all'aperto. Insieme a Metha, abbiamo analizzato la corretta postura per correre, differenziandola da quella per camminare.

Durante la normale camminata, l'anca si flette mentre la gamba si sposta in avanti. Il piede si solleva appena da terra per mantenere l'equilibrio e ridurre il rischio di inciampare. Nella corsa, invece, c'è una maggiore flessione dell'anca e la gamba oscilla in avanti con più forza, determinando un sollevamento più accentuato del ginocchio e una maggiore distanza del piede dal suolo. Questo permette una corsa più dinamica ed efficiente, favorendo movimenti più rapidi e passi più lunghi.

L'ampiezza della flessione dell'anca e la distanza del piede dal suolo durante la corsa variano a seconda della velocità e della biomeccanica individuale. Inoltre, diversi fattori come il terreno, il tipo di scarpe e la fatica influenzano questi movimenti.

Armato delle istruzioni di Metha, il mio obiettivo era concentrarmi sull'alzare il piede destro durante la camminata. Tuttavia, dopo pochi passi e un tentativo di jogging, è emerso un problema inaspettato. Sembrava che una forza misteriosa tirasse il mio piede destro verso il basso, facendolo strisciare sul suolo. Ogni volta che spingevo in avanti, il piede destro si appesantiva sulla superficie sottostante. Questo ostacolo improvviso intralciava il mio ritmo e rendeva difficile la corsa. A complicare ulteriormente le cose, il mio braccio destro era rigido e immobile, incapace di contribuire al movimento. Nonostante queste difficoltà, ho continuato a provare. Dovevo rieducare il mio piede destro a superare questa sorta di "attrazione magnetica" verso il suolo.

Ad ogni tentativo, mi concentravo sul mantenimento di una postura rilassata. Consapevole della tendenza del mio piede destro a strisciare per terra, cercavo di sollevarlo con uno sforzo non indifferente. Visualizzavo il movimento: il mio piede scivolava nell'aria, indipendentemente da qualsiasi forza esterna, come aveva fatto un mese prima.

Nei primi tentativi di jogging, ho notato delle incongruenze: talvolta riuscivo a correre senza strascicare il piede, altre volte invece faticavo a muovere il piede destro. Per ottenere un'esperienza di jogging più fluida ed efficiente, ho capito che dovevo perfezionare la mia tecnica. Ho quindi continuato ad allenarmi sul movimento del piede, consapevole che le principali cause delle mie difficoltà erano la mancanza di flessibilità dell'anca e del ginocchio.

In seguito è arrivato il momento di provare a fare jogging all'aperto sull'erba sintetica. Speravamo che in questo ambiente non avrei riscontrato lo stesso problema con il piede destro. Era una deliziosa giornata di sole in giardino, con una brezza rinfrescante che soffiava verso di me. Con Metha ho rivisitato la corretta andatura del jogging, ascoltando e visualizzando ogni passo. Mi sentivo come se stessi già correndo, come se potessi quasi volteggiare nell'aria. Con un respiro profondo, ho iniziato a fare jogging, ma sembrava più una camminata veloce che una corsa a tutti gli effetti. Ero consapevole che dopo ogni passo compiuto senza trascinare il piede sul terreno ne sarebbe seguito un altro con risultati opposti. Man mano che i giorni diventavano settimane, la mia tenacia e dedizione iniziarono a dare i loro frutti. Mi stavo allenando su un cerchio di 10 metri in giardino quando ho completato per la prima volta un giro senza trascinare il piede per terra.

Un profondo senso di appagamento mi ha invaso. Era come se avessi raggiunto la cima della montagna più alta che avessi mai scalato. Ero estremamente entusiasta del mio traguardo. Provavo un'emozione esaltante, simile al primo galoppo di un puledro in un campo aperto. Una gioia incontenibile mi ha pervaso. Tuttavia, questa sensazione non è durata a lungo. Durante le sessioni successive, il trascinamento e lo sfregamento del piede sono riapparsi con prepotenza.

Determinato, ho continuato ad allenarmi e a fare jogging ogni giorno durante il mio periodo al ProVita, pur consapevole che i risultati e le emozioni che provavo sarebbero stati spesso contrastanti. Quando non riuscivo a completare un giro senza trascinare il piede destro, un senso di sconforto mi avvolgeva. Mi sentivo come se avessi abbandonato una gara, incapace di raggiungere gli obiettivi che mi ero prefissato.

Anche dopo aver lasciato il ProVita, ho mantenuto il mio impegno con l'allenamento e ho continuato a fare jogging. Tuttavia, la frustrante realtà persisteva: il trascinamento del piede ostacolava i miei progressi. Nonostante i miei sforzi, non sono riuscito a superare questo ostacolo. Così, ho dovuto abbandonare il mio sogno di correre entro la fine del 2023. Tuttavia, non mi sono arreso e ho deciso di riformulare il mio obiettivo: sarei riuscito a fare jogging entro quella stessa data

Non vi posso nascondere che non è stato affatto facile tornare a fare jogging entro la data prefissata. I miei movimenti mi sembrano tutt'oggi molto sgraziati, anche se qualcuno mi ha detto che assomigliano a una corsa normale. In ogni caso, per quanto goffo e lontano parente della mia falcata pre-ictus, vado fierissimo del mio stile di jogging attuale.

Mi ci sono voluti quindici mesi di esercizi e terapia per riuscire a compensare, ad un livello accettabile, le limitazioni della spasticità nella mia gamba e piede destro. Ad ogni passo devo consapevolmente alzare il ginocchio destro più di quanto mi serva per il piede sinistro, così facendo riesco ad evitare il terreno e a non inciampare. È più un esercizio mentale che fisico. Di conseguenza, riesco a mantenere la concentrazione e la postura corretta solo per poche centinaia di metri. Dopodiché, la fatica sia fisica che mentale e la paura di cadere mi costringono a camminare per un po' per riprendere fiato e raccogliere le energie prima di poter provare di nuovo a correre.

Ad ogni modo, se vi state chiedendo se sono effettivamente riuscito a fare jogging e partecipare a una gara ufficiale entro la fine del 2023, vi invito a continuare a leggere queste pagine. Potreste rimanere sorpresi.

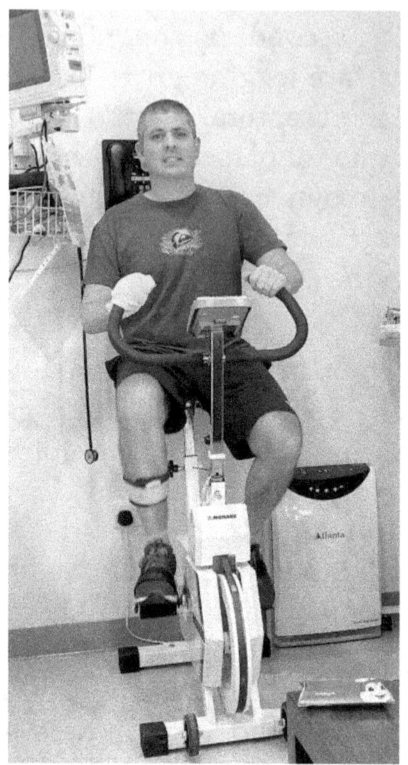

Figura 21- Marco sulla cyclette. Ha usato una benda per fissare la mano destra al manubrio.

VISITATORI

Le visite di amici, colleghi e parenti durante il mio soggiorno presso ProVita sono state preziose, portando immensa gioia e conforto nelle mie giornate. Le loro parole di sostegno sono state un balsamo lenitivo per la mia anima. I nostri incontri erano più che un semplice rituale sociale, sono stati pilastri di motivazione. Mi hanno incoraggiato a perseverare nel mio recupero senza esitazione. Ricorderò per sempre i loro occhi pieni di speranza e amore e il loro immenso sostegno, il quale mi ha dato la forza di non arrendermi anche quando tutto sembrava perduto. Non si vince da soli e questo l'ho capito nel momento in cui ho trovato alleati validi in un campo di battaglia che era solo mio. Senza di loro il mio percorso di guarigione non sarebbe mai stato lo stesso. Per questo motivo non posso non fare una menzione speciale per alcuni eventi che mi hanno toccato in maniera più profonda.

ACCENNI DI LIBERTÀ

Rimanere confinati in ospedale o in un centro di recupero per un periodo di tempo prolungato pone non poche difficoltà nel percorso di qualsiasi individuo, fisiche ma soprattutto mentali. La solitudine sembra diventare la tua unica compagna di viaggio e l'ansia coglie ogni occasione per venirti a trovare. Per questo motivo il mio psicologo mi ha suggerito di uscire con amici e parenti, seppur nelle mie limitate possibilità, per darmi modo di ricordare che non ero poi così solo.

Quindi, non c'era modo migliore che organizzare un pranzo in un ristorante di pesce nel vivace porto di Mina ad Abu Dhabi. Sono andato con Lei, i miei genitori, mia sorella e i miei amici, Emmanuel, sua moglie, Isabelle, Laurent e Yousef. Reem ha raccolto le necessarie approvazioni richieste, ma ha posto due condizioni. La prima comprendeva un infermiere che venisse con me per aiutarmi in caso avessi bisogno di assistenza professionale. L'altra era il dover dimostrare, prima del fatidico giorno, di essere in grado di salire e scendere dall'auto in autonomia.

JD ha condotto la formazione. Abbiamo eseguito l'esercitazione nel parcheggio interno di ProVita. JD mi ha spiegato l'importanza della tecnica corretta sia mentre si sale e sia mentre si scende dall'auto. Il fisioterapista ha sottolineato l'importanza di utilizzare le gambe e i muscoli core (addominali) durante il processo. Dopo avermi illustrato le due possibili tecniche mi ha detto di scegliere quale avrei voluto adottare. Così, ho acquisito sicurezza e ho affinato la mia. Dopo diversi tentativi, ero sicuro della mia capacità di salire e scendere dall'auto.

Abbiamo discusso delle sfide che avrei potuto incontrare finchè lui non si e' convinto che ero pronto, in quanto, secondo il suo parere, un ambiente familiare mi avrebbe aiutato ad acquistare fiducia. Una parte delle competenze necessarie alla mia nuova vita le avevo apprese, ora era arrivato il momento di metterle in pratica in situazioni reali.

Il sole è sorto in un felice sabato mattina. Ho iniziato a prepararmi per l'appuntamento alle 11:30 con i miei amici Emmanuel e Isabelle. Il mercato del pesce di Mina era un paradiso per gli appassionati di frutti di mare, attirando visitatori da tutti i ceti sociali. Appena arrivati al parcheggio ci ha accolto la rinfrescante brezza marina. L'aroma del pesce grigliato diventava più forte ad ogni passo che facevamo verso il mercato.

Il mercato era un vivace labirinto di bancarelle, ognuna piena di una vasta gamma di delizie. Le voci dei venditori riempivano l'aria con le loro offerte, mentre i clienti cercavano il pescato più fresco. In mezzo al caos abbiamo iniziato la nostra ricerca per trovare il ristorante suggerito da Yousef. Alla fine abbiamo raggiunto la nostra destinazione: un pittoresco ristorante di pesce nascosto in un angolo del mercato.

Appena entrati, un padrone di casa amichevole con un

sorriso caloroso ci ha accolto.

L'interno del locale era accogliente, un arredamento a tema nautico che evocava l'atmosfera del mare. Dopo esserci seduti al nostro tavolo, abbiamo esaminato il menù, il quale offriva un'ampia varietà di piatti a base di pesce, dalle classiche grigliate alle opzioni più sofisticate. Abbiamo optato per un piatto misto di pesce, che includeva hamour grigliato, gamberoni piccanti e code di aragosta al burro e all'aglio.

Nell'attesa abbiamo brindato con le nostre bevande analcoliche per festeggiare l'occasione. Le voci dei tavoli vicini si mischiavano con le nostre come in un'orchestra.

Mentre mangiavamo del delizioso pesce, ridevamo ripensando a vecchie storie. Decisi di pagare, esprimendo gratitudine per ciò che aveva significato: la prima uscita dal mio arrivo a ProVita. Prima di lasciare definitivamente la struttura, ho avuto la fortuna di poter trascorrere altri momenti in compagnia delle persone a me care.

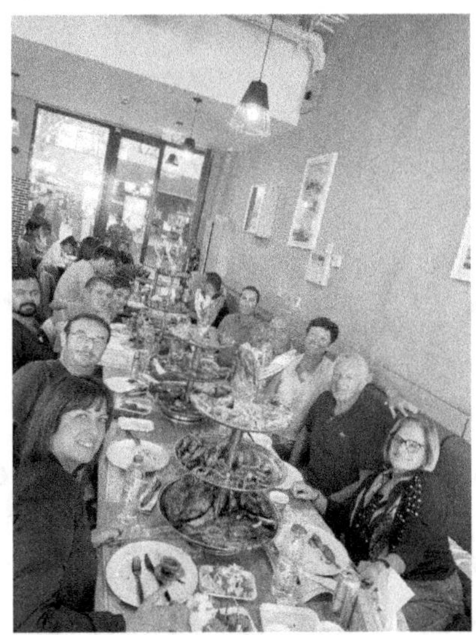

Figura 22- Uscire da ProVita durante il fine settimana per pranzo.

UNA SORPRESA SPECIALE

Erano passati due mesi da quando ero entrato nella clinica di riabilitazione quando i miei colleghi di lavoro hanno deciso di farmi una sorpresa speciale, portandomi una torta per festeggiare. La loro presenza, in tutto quel tempo, è stata fondamentale per risollevarmi il morale.

Quel giorno, Reem ci ha gentilmente permesso di tagliare la torta celebrativa nel giardino della clinica, purché rispettassimo le necessarie linee guida sul distanziamento sociale imposte dalle restrizioni COVID-19.

Spesso, quando stiamo bene non ci facciamo caso, almeno non nel momento in cui accade. Tuttavia, come vi ho già spiegato, la malattia mi ha portato a cambiare molte delle coordinate rispetto alle prospettive delle mia vita. Dunque, quel giorno, pervasi da un immenso senso di gratitudine, abbiamo scattato molte foto ai nostri momenti felici.

Le immagini hanno il potere di fermare il tempo e custodire i ricordi. Le fotografie scattate quel giorno rappresentano per me il promemoria dei miei progressi e traguardi, insieme al profondo legame che ho condiviso con il mio team.

Inoltre, ho registrato un videomessaggio sincero, esprimendo la mia gratitudine all'intero ufficio.

Durante quel pomeriggio abbiamo condiviso risate, storie e aneddoti i quali ancora oggi mi tengono al sicuro nei momenti più difficili.

Poi, all'improvviso, la nostalgia, da brava maestra qual'è, mi ha ricordato che erano già passati due mesi dall'ultima volta in cui ero stato in ufficio con tutti i miei colleghi. Il me prima dell'ictus. Tuttavia, ho imparato e sto imparando a non farmi ingannare dalla nostalgia, traditrice e seduttrice per natura. Anzi, sto capendo come tramutarla per capire dove voglio essere di nuovo o per la prima volta.

Così, quando i pezzetti di torta sono scomparsi e i miei amici se ne sono andati, ho fatto in modo che i loro sorrisi rimanessero nell'aria, leggeri e liberi, a ricordarmi il potere dell'amicizia e della solidarietà. La nostalgia ha ceduto il passo a un rinnovato senso di ottimismo e positività e ancora una volta ho capito di non essere solo ad affrontare questa battaglia. Il loro sostegno ha continuato ad essere una presenza costante nella mia vita. Dall'ospedale al ProVita e oltre, sono stati al mio fianco, offrendomi incoraggiamento e amore. Anche sul posto di lavoro, il loro immenso sostegno e la loro comprensione sono diventati fonte di ispirazione e conforto.

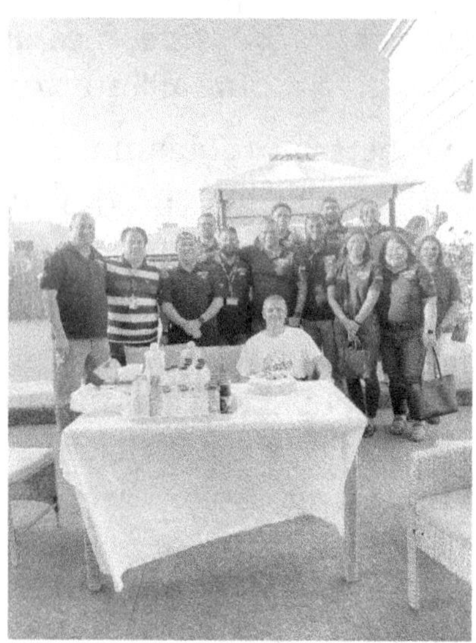

Figura 23- Il team dell'ufficio in visita a Marco presso ProVita.

L'AMICIZIA NUTRE L'ANIMA, PROPRIO COME LA PIZZA

L'amicizia è come una fetta di pizza calda e formaggiosa che non manca mai di offrire sostegno e conforto: i veri amici sono lì nella buona e nella cattiva sorte. Sono pronti a condividere risate e a fornire una presenza confortante, portando familiarità e gioia. Non siamo soli: loro sono gli spicchi di felicità che nutrono le nostre anime e rendono la vita piacevole. I paragrafi che leggerai, caro lettore, sono alcuni frammenti di ricordi condivisi con i miei amici che ancora oggi mi scaldano il cuore.

GUSTO DELL'OMAN

Masoud è stato una presenza costante nella mia vita da quando sono entrato in ospedale e poi in ProVita. Veniva a trovarmi quasi ogni giorno. Ha offerto il suo sostegno e la sua fratellanza durante il mio recupero, ascoltando le mie preoccupazioni e lamentele.

Masoud possiede una capacità unica di risollevarmi il morale ogni volta in cui mi sento affranto. Ha sempre cercato di mitigare le mie aspettative, offrendo una prospettiva realistica sulla mia situazione.

Un giorno mi sorprese ancora di più, presentandosi con un ospite inaspettato al ProVita, suo fratello Abdulla. Abdulla era partito dall'Oman per venire a farmi visita, accompagnato dai suoi due figli. Il loro calore e la loro presenza crearono un'atmosfera vivace non solo nella mia stanza ma ancora di più nel mio cuore.

La vista di Abdulla mi riportò alla mente i bei ricordi del fine settimana che avevamo trascorso insieme in Oman qualche anno prima. Avevamo passato giorni indimenticabili accampati in spiaggia, vicino ad un mare limpido e affascinante. Fu durante quel viaggio che mi guadagnai il buffo soprannome di "Naked Chef", poiché preparavo sempre la colazione coperto soltanto da un asciugamano. Questo aneddoto ancora oggi mi fa sorridere.

In quell'occasione ho sperimentato l'amichevole ospitalità dell'Oman. La famiglia di Masoud aveva accolto me ed Emmanuel nella loro casa facendoci sentire come membri cari della loro famiglia, al punto che diventò anche la nostra.

Prima dell'ictus, parlavamo spesso di tornare in Oman per fare un'altra esperienza simile.

Poi, il tempo sembra non bastare mai, gli impegni lavorativi e familiari si rincorrono nei giorni al punto da non riuscire mai a trovare spazio per altro. Dunque, in Oman non siamo ancora mai tornati tutti insieme. Oggi non so se e quando la mia nuova condizione di vita mi permetterà di rubare nuovamente questa parentesi di felicità al tempo. Dunque mi accontento, per ora, di strappare qualche frammento alla memoria. I ricordi di quei giorni in campeggio nell'Oman sono stampati nella mia mente. Mi riportano alla gioia condivisa con le persone a me care. Gioia che ancora so rincorrere seppure con un passo diverso. L'importante è incamminarsi.

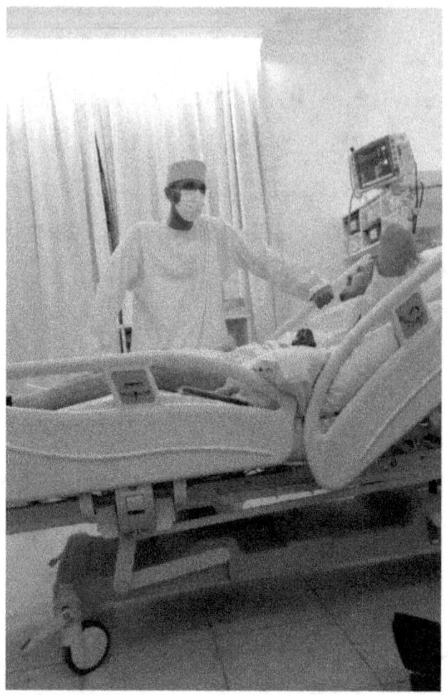

Figura 24- Marco impegnato in una conversazione con Masoud.

GUSTO FRANCIA

Emmanuel, affettuosamente conosciuto come Manou nella mia cerchia, e Isabelle sono sempre stati grandi amici per me e Lei. Insieme a Emmanuel ho condiviso lunghe corse in passato. Prima della malattia avevamo programmato di partecipare insieme alla maratona di Abu Dhabi del dicembre 2022, ma, come potete immaginare, non sono riuscito ad esserci. Il motivo non credo di doverlo spiegare, arrivati a questo punto.

Sfortunatamente, Emmanuel non poteva visitarmi con la stessa regolarità di Masoud, poiché ogni giorno faceva il pendolare per lunghe distanze. Di conseguenza, veniva a trovarmi nei fine settimana. Spesso, quando Emmanuel e Isabelle venivano a farmi visita, mangiavamo la pizza nel giardino di ProVita. Solitamente ce la facevamo consegnare, ma una volta mi hanno sorpreso portandola loro stessi: un'autentica pizza italiana. L'aroma dei condimenti riempiva l'aria di buono. Ogni boccone ci riportava ai tempi in cui preparavo io la pizza per tutti. Il rituale era il seguente: il sabato preparavo l'impasto in casa, lasciandolo lievitare per 24 ore, poi, la domenica, ci riunivamo da Emmanuel e Isabelle per finire l'opera.

In quelle occasioni io assumevo il ruolo di chef, date le mie origini italiane, ed Emmanuel era il mio fidato "aiuto-cuoco". Ci piaceva preparare la pizza sia alla romana, margherita con fondo croccante e cuore morbido, sia sperimentare i condimenti esotici. Tra i migliori c'erano insalata, pomodori, gamberi o zucchine e mozzarella. Abbiamo provato anche il gorgonzola e le salsicce italiane. Erano tutti eccezionalmente gustosi.

Durante il mio soggiorno in ProVita, all'ombra degli alberi, abbiamo apprezzato la combinazione tra ottima compagnia e pizza italiana. Questi momenti preziosi ci hanno ricordato la bellezza dell'amicizia e del buon cibo.

Così come Emmanuel, anche Laurent, un altro mio caro amico francese, occupa un posto speciale nel mio cuore. Nonostante gli impegni di lavoro e le responsabilità di un bambino piccolo, è sempre venuto a farmi visita non appena poteva.

Non a caso, durante le giornate a base di pizza trascorse sul balcone di Emmanuel, Laurent e sua moglie erano sempre con noi.

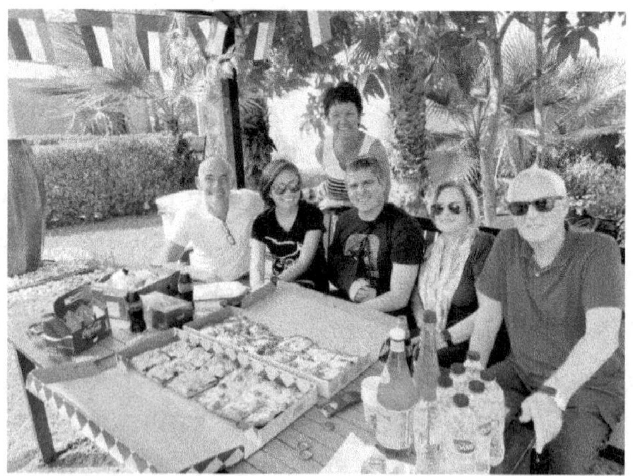

Figura 25 - Marco si gusta un trancio di pizza nel giardino ProVita, con

Lei, sua madre e suo padre, Emmanuel e Isabelle.

GUSTO ITALIA

Durante i miei dieci anni negli Emirati Arabi Uniti, non ho avuto la fortuna di avere molte conoscenze di persone italiane. Tuttavia, quando è arrivato il momento, quelle stesse conoscenze sono diventate legami, tramutate poi in splendide amicizie all'altezza della situazione. Christian, Enrico, Fabrizio, Eros, Fabio e Andrea sono sempre stati al mio fianco quando ne avevo bisogno, fornendomi il loro sostegno in ogni istante. Inserisco anche Majd nella 'famiglia' italiana poichè, nonostante sia nato in Giordania, ha studiato in Italia e parla correttamente anche la lingua.

Tutti loro non sono solo amici ma anche colleghi. La loro vicinanza è andata oltre i momenti personali, estendendosi all'ambito lavorativo.

Quando sono tornato alla vita di prima, Christian ed Enrico si sono alternati per accompagnarmi da casa a lavoro e viceversa. Eros e Majd, che lavorano nel mio stesso ufficio, hanno addolcito ogni giornata, anche quelle dal retrogusto più amaro. Sono grato per la loro gentilezza e per il legame che condividiamo, sia dentro che fuori l'ufficio.

Vorrei estendere un pensiero sentito anche ad Abdulla Mohamedsharif Foolathi Alkhoori.

Lui era emiratino, ma da tempo aveva adottato anche la cultura italiana.

Abdulla è venuto a trovarmi insieme a Fabrizio durante la mia permanenza in ProVita. I nostri piani futuri comprendevano il riunirci non appena fossi stato dimesso. Purtroppo, la vita di Abdulla si è conclusa all'inizio di maggio 2023. Che Allah gli conceda la pace eterna. Ci manca profondamente e il suo ricordo occuperà per sempre un posto speciale nei nostri cuori.

Un grazie di cuore anche agli altri miei amici italiani sparsi per il mondo: Gianni, Giovanni, Simone, Daniel, Marco, Carlo, Fabrizio, Alessandro e Flavio. Mi hanno sostenuto dal primo giorno e non si sono mai fermati.

Una menzione speciale va al Team Marotta, composto da Corrado, Luciana, Filippo e Bianca. Durante il periodo trascorso insieme ad Abu Dhabi, quando Corrado lavorava con me in Etihad tra il 2015 e il 2019, sono diventati per me come una seconda famiglia. Anche se in seguito sono tornati in Italia e ora risiedono in Germania, il loro incrollabile sostegno è rimasto costante, soprattutto dopo che ho avuto l'ictus. Nel luglio 2023 hanno anche fatto una tappa speciale ad Abu Dhabi mentre si recavano in Giappone per le vacanze estive. Si sono concessi queste sosta per venire a farmi visita ed estendere il loro amore e incoraggiamento. Non so se troverò mai parole adatte per ringraziarli, la loro amicizia e dedizione sono state un pilastro di forza durante il mio percorso di recupero e sono grato per il prezioso legame che condividiamo.

E non può mancare il mio amico argentino Daniel, così come Cristiano dal Brasile. Pur non essendo italiani, pensano e si comportano come tali.

GUSTO "GLOBALE"

Da orgoglioso italiano, devo ammettere che i condimenti esotici per la pizza, come l'ananas, non mi hanno mai conquistato del tutto. Tuttavia, ho imparato ad apprezzare e ad amare anche gli ingredienti più bizzarri che i miei amici da tutto il mondo hanno portato in tavola.

Credo sia stato un buon allenamento per la mia vita dopo l'ictus: imparare ad accogliere il diverso e le difficoltà.

Kevin the Captain; Jovi the Capitana; Basky the Darts Vader; Cindy the Aussie Pilateer; Jude the Researchina; Ken the Sassy Classy with a touch of Barbie (sue parole, non le mie); Guus the Dutch Rower; Yousef the Fez-tastic Friend; Sam and Helen the Sprinting Educators; Fia the Nordic Runner; Martin the Champion, sono tutti i compagni di corsa e amici che sono stati al mio fianco prima, durante e dopo. Mi hanno dato conforto quando ne avevo più bisogno. Voglio menzionare anche ogni Abu Dhabi Strider. Hanno sempre avuto una parola di incoraggiamento e un Kudo per le mie passeggiate e sessioni di allenamento caricate su Strava. Hanno celebrato le mie vittorie, incoraggiandomi a raggiungere le stelle. La nostra amicizia ha macinato molti più chilometri di quelli di una semplice pista da corsa: ha portato gioia e luce nella mia vita.

Non posso fare a meno di menzionare la mia cara amica Mira. Frequentava quasi regolarmente i pranzi domenicali a casa di Emmanuel e ogni volta che ne aveva la possibilità veniva a trovarmi al ProVita.

Un'ultima nota per Stuart e Wendy. Stuart, collega e amico. Lei e io siamo stati presentati a Kevin e Jovi, e quindi agli Abu Dhabi Striders, da Stuart e Wendy quando vivevano ancora ad Al Reef nel 2019. Sulla stessa strada dove ho avuto l'ictus tre anni dopo. Quando ero al ProVita mi portavano del buon cibo francese e britannico e molte risate, insieme alla loro profonda amicizia.

NON GUARDARE MAI INDIETRO

Nel profondo, ho giurato a me stesso che non sarei mai più tornato al ProVita.

Mentre si avvicinavano le mie dimissioni dalla struttura, eccitazione e aspettative riempivano le mie giornate. Tuttavia, prima di poter tornare a casa, dovevo essere pronto per la transizione. Ciò comportava una valutazione completa delle mie capacità fisiche, della mia mobilità e del mio benessere generale.

Un mese prima di partire dal ProVita, ho sospeso i farmaci antidepressivi. Quando è successo, per un attimo, ho pensato di poter controllare i miei pensieri e le mie emozioni. Credevo di aver superato la fase della depressione e di essermi liberato dalla sua presa mortifera. A quel tempo ancora non sapevo che, qualche mese dopo, quei pensieri sarebbero riemersi di nuovo. La depressione è come un predatore: si nasconde nell'ombra, aspettando il momento perfetto per attaccare.

Comunque, dicevo, prima di poter tornare alla 'vita di sempre' dovevo essere in grado di gestire in maniera diversa tutta una serie di azioni quotidiane che prima dell'ictus svolgevo senza neanche pensarci. Uno degli aspetti principali comprendeva la valutazione del bagno del mio appartamento. Dovevamo assicurarci che fosse sicuro per me. Così, insieme a JD abbiamo esaminato la sua disposizione, prestando particolare attenzione alla vasca da bagno. In un secondo momento abbiamo definito le modifiche da mettere in atto per la mia sicurezza. Poi abbiamo discusso di come avrei potuto farmi la doccia da solo. Abbiamo ripassato le tecniche per entrare ed uscire dalla vasca da bagno senza alcuna assistenza. La competenza e la guida di JD si sono rivelate preziose durante questo processo, in quanto mi ha fornito suggerimenti pratici per rendere ogni mia possibile difficoltà più gestibile. Ad esempio, uno dei consigli che JD mi ha dato è stato quello di installare delle maniglie in diversi punti del mio bagno per aiutarmi a mantenere l'equilibrio e la stabilità.

Settimane prima della mia dimissione, JD propose di simulare una situazione di vita reale in modo da poter valutare le mie capacità. Così, mi ha suggerito di andare in un piccolo centro commerciale nelle vicinanze, dove avrei dovuto tentare di fare la spesa in un negozio di alimentari. Voleva essere sicuro che non avessi difficoltà nelle attività quotidiane, al di là di quelle da svolgere con l'uso di una sola mano. Inoltre, avevamo programmato di pranzare presso il food court, dove avrei ordinato e pagato il pasto, come facevo prima. Come primo passo, ho preparato una breve lista della spesa, assicurandomi di scrivere tutto ciò di cui avevo bisogno. Nei giorni precedenti la simulazione, JD e Metha hanno rivisto con me ogni passaggio. Avevo bisogno di essere pronto per tornare a casa.

Quando arrivò il giorno della simulazione un'auto del ProVita ci portò al centro commerciale. Per entrare e uscire dall'auto ho utilizzato la tecnica che avevo imparato per le uscite con gli amici nei fine settimana. Una volta al centro commerciale, mentre giravamo al suo interno JD e Metha mi osservavano attentamente per assicurarsi che non mi stessi stancando o non avessi problemi di mobilità. Dopo ci siamo diretti verso un negozi di alimentari. In un attimo quel luogo per me è diventato come la prima nuotata in mare: navigavo tra i suoi corridoi con attenzione e agilità. Sono riuscito a raggiungere gli articoli sugli scaffali sia alti che bassi senza alcuna difficoltà. Anche portare il carrello della spesa mi è risultato piuttosto semplice. Quando è arrivato il momento di dirigermi alla cassa ho pagato i miei acquisti come avevo fatto innumerevoli volte in passato. Successivamente, abbiamo gustato un pasto presso il food court. Ciò ha segnato la conclusione positiva dell'esercizio. JD e Metha erano molto soddisfatti di come fosse andata la simulazione. D'altra parte, anch'io ho provato un senso di fiducia e felicità per la mia prestazione.

Ero di nuovo libero di nuotare nel mare aperto della vita.

Oltre alle situazioni pratiche di vita, JD e io abbiamo esaminato anche ogni aspetto del mio lavoro per assicurarci che non ci fossero problemi. Tra le mie principali preoccupazioni c'era la difficoltà per accedere al mio laptop. La combinazione di tasti necessari per farlo è "CTRL+ALT+CANC". Prima dell'ictus, potevo facilmente fare questa operazione utilizzando entrambe le mani. Tuttavia, dopo, sembrava impossibile riuscirci solo con la mano sinistra. Dunque abbiamo esplorato varie idee e soluzioni. Tra queste c'era la possibilità di usare una stecca per le dita. In seguito ho anche provato a usare la mano destra, ma con scarsi risultati. Non riuscivo a premere alcun tasto nonostante posizionassi le dita sulla tastiera. Era come sentirsi bloccati nel proprio corpo. Così abbiamo ipotizzato di poter sostituire il mio classico laptop da lavoro con uno nuovo che disponesse del touchscreen e di una tastiera virtuale. All'inizio ho optato per questa soluzione, ma quando sono tornato in ufficio ne ho scoperta una più semplice: l'utilizzo di una tastiera più piccola e corta, la quale dispone di meno spazio tra un tasto e l'altro. Per farvi capire, la grandezza è più o meno quella delle tastiere per laptop. In questo modo, anche con il solo utilizzo della mano sinistra, posso premere tre tasti contemporaneamente.

Aldilà del lavoro, prima di lasciare il ProVita ho anche definito insieme a Metha la mia nuova routine di esercizi a casa, la quale comprendeva lo stretching e la mobilizzazione sia degli arti superiori che inferiori. Metha ha sottolineato l'importanza di camminare per evitare che i muscoli si irrigidiscano. L'obiettivo era mantenere la flessibilità e prevenire ulteriore rigidità.

Abbiamo anche esplorato altri strumenti riabilitativi idonei. Eravamo d'accordo che un elettrostimolatore sarebbe stato utile per allenare la mia mano destra. Dato che lo avevamo già utilizzato durante la mia permanenza in ProVita, ci è sembrata una scelta naturale continuare in questo modo. Abbiamo esaminato le varie opzioni disponibili sul mercato. Ne abbiamo selezionato uno venduto da un'azienda specializzata nella riabilitazione dell'ictus.

Mentre si avvicinava il giorno della mia partenza, feci la mia prima doccia post-ictus quasi da solo. Il personale infermieristico era a disposizione nel caso avessi avuto bisogno di aiuto. Questa prova è stata per me una pietra miliare significativa. Uno dei passi più importanti verso il recupero della mia dipendenza e il ritorno a una vita più "normale". Ad ogni doccia provavo un crescente senso di realizzazione e fiducia, lo stesso che prima mi pervadeva dopo una lunga corsa. Come vi ho già detto, la malattia ha ribaltato la maggior parte delle coordinate della mia vita. Ricongiungermi con questo nuovo corpo non è stato semplice, ma non so se, potendo tornare indietro, chiederei al destino una sfida diversa.

Infine, Reem ha prenotato le visite dal mio medico riabilitativo al cardiologo. Inoltre, ho cercato anche una visita neurologica.

Il giorno prima della mia partenza, ho riflettuto sulla trasformazione che avevo subito. Stavo lasciando ProVita con nuove competenze e un senso di ottimismo per il futuro.

La notte prima di tornare a casa, il sonno mi sfuggiva. Mi sono ritrovato a ripercorrere ogni fase del mio viaggio dopo l'ictus. Anche se ogni giorno cercavo di mantenere un atteggiamento positivo, non vi nascondono che ci sono stati anche molti momenti di sconforto. Vedere la mia mano destra immobile mi evocava ogni volta un senso di tristezza difficile da descrivere con le parole. L'incapacità di svolgere anche i compiti più semplici, che prima davo per scontati, pesava sul mio spirito. Nonostante questo ho perseverato, cercando la forza nei progressi compiuti. In cuor mio speravo, e sapevo, che se avessi avuto fede e forza ogni giorno avrebbe potuto portare dei nuovi miglioramenti.

Lasciare la struttura del ProVita è stata una sensazione agrodolce. Andarmene comportava salutare, ma non lasciare, la comunità solidale che era diventata per me come una seconda famiglia. D'altra parte ero ansioso di ricongiungermi con i miei cari e di reintegrarmi nel mio ambiente familiare.

Il giorno in cui mi sono rimesso in viaggio ho portato via con me i ricordi di ogni sfida che avevo superato, anche di quelle che all'inizio sembravano enormi montagne senza cima. Ho rubato al ProVita i souvenir delle amicizie strette con persone che, se non mi fosse successo tutto questo, non so se avrei mai avuto il privilegio di conoscere. Prima di andare via ho avuto il tempo di fare un giro per salutare il personale che si era preso cura di me in quei tre mesi.

Il 24 dicembre sono uscito dalla mia stanza per l'ultima volta così come ci ero entrato: con mio padre al mio fianco. Non so chi arriverà in quel luogo dopo di me e vorrei tanto potervi dire che non ci sarà nessuno, ma la vita non funziona così. Dunque, chiunque ci sarà, spero che riuscirà a sentire l'energia della forza e della speranza che ho lasciato in quella stanza. Mi auguro che saranno un rassicurante promemoria del fatto che si può sempre ripartire, non importa con quante condizioni avverse.

Quando salutai il personale infermieristico della Villa 7 e uscì dalla porta ebbi l'impressione di respirare di nuovo la libertà, come fuggire da una prigione. La giornata prometteva bene, il sole splendeva nel cielo azzurro pastello come da copione di ogni nuovo inizio. Mentre andavo via ho guardato forte quel cielo che sapeva di vita e ho riflettuto sulla mia fortuna: sono uscito dal ProVita con le mie gambe. Purtroppo, non va a finire per tutti così. Non sapete quanti bambini ci sono costretti a passare la loro intera esistenza in assistenza a lungo termine presso il ProVita. A loro va tutto il mio amore.

L'auto che mi aspettava per riportarmi a casa era nel parcheggio fuori la Villa 7. Sono salito in macchina felice. Ho varcato il cancello principale con la premura di guardarmi indietro un'ultima volta per salutare il ProVita. Spero di aver lasciato in quel luogo e a quelle persone almeno la metà di ciò che loro hanno donato a me. E' stato tutto immensamente prezioso e raro.

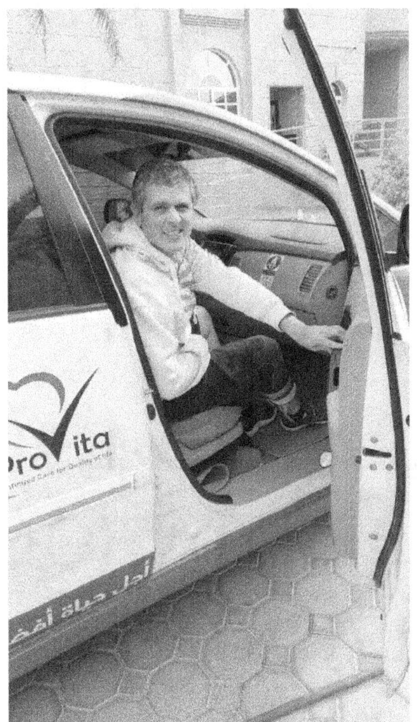

Figura 26- Ultimi secondi in ProVita.

LA STRADA VERSO IL RECUPERO: DALLA RIABILITAZIONE ALLA VITA REALE

In questa sezione passerò dal centro di riabilitazione alla vita di tutti i giorni. È la storia dei passi graduali che ho compiuto per recuperare un senso di normalità. Unisciti a me mentre racconto le sfide affrontate e i traguardi raggiunti sulla strada della ripresa.

CASA DOLCE CASA, FINALMENTE!!!

Quando sono rientrato per la prima volta nel mio appartamento dopo quei mesi difficili ho provato un misto di sensazioni diverse tra loro. Da una parte la familiarità del luogo in cui avevo vissuto negli ultimi sei anni, dall'altra un senso di ambiguità dopo il tempo trascorso in ProVita. Mi sentivo quasi un estraneo dentro casa mia.

Tuttavia, appena entrai, un'ondata di ricordi mi invase, trasportandomi indietro nel tempo.

Nel giro di pochi secondi ero diventato lo spettatore del film della mia vita ad Abu Dhabi. Ogni fotogramma che balenò davanti ai miei occhi racchiudeva un storia o un'esperienza diversa. Le pareti mi sussurravano racconti di risate e lacrime. I mobili, un tempo semplici oggetti, ora erano i testimoni del mio viaggio.

Ho camminato attraverso ogni stanza, ripercorrendo i passi di ciò che ero prima dell'ictus. La cucina, dove avevo preparato innumerevoli pasti e condiviso conversazioni con i miei cari. Il soggiorno, in cui mi riunivo con i miei amici per festeggiare e condividere momenti gioiosi. La camera da letto, dove avevo cercato conforto e sogni per il futuro.

La luce del mattino filtrava dalle finestre, proiettando

un calore che illuminava lo spazio. C'era un'atmosfera familiare: come fosse un gentile promemoria a ricordarmi che, nonostante i cambiamenti e il passare del tempo, quel posto era ancora mio. E mentro ero lì, avvolto dalla nostalgia, mi sono reso conto che il mio appartamento conteneva i capitoli della mia vita, una testimonianza dei momenti che mi avevano plasmato ad Abu Dhabi.

Il 24 dicembre, vigilia di Natale, siamo stati invitati a casa di Kevin e Jovi per il pranzo e per il nostro consueto 'Secret Santa' per festeggiare il mio ritorno. Questo evento annuale è diventato una tradizione cara, intrecciata nelle nostre vite negli ultimi anni. Tuttavia, per cena avevo programmato di essere a casa con i miei genitori e Lei. Il giorno di Natale, invece, avevamo invitato Andre e la sua famiglia, un caro amico di ProVita.

Dopo aver lasciato ProVita, la mia attenzione si è focalizzata su tre obiettivi fondamentali: continuare il recupero, riprendermi la vita e tornare al lavoro. Questi traguardi da raggiungere erano come fari a illuminare il cammino da compiere, li ho usati come basi da cui partire per andare avanti con determinazione. Ho abbracciato ogni opportunità per ritrovare forza e funzionalità e ho cercato di reintegrarmi nella mia routine quotidiana. Volevo riconnettermi con le mie attività passate e con i miei amici cari. Volevo ricostruire un rinnovato senso di normalità. Più di tutto, volevo riprendere il mio lavoro per tornare a contribuire ancora una volta con le mie capacità.

Avendo bisogno di un cambiamento, dunque ho deciso di trasferirmi in un nuovo appartamento. Così, nel febbraio 2023, mi sono spostato nella zona di Al Raha dalla mia vecchia casa ad Al Reef, il che mi ha fornito strutture e aree migliori per camminare in vista della mia riabilitazione. Nel tempo, questo cambiamento si è rivelato vantaggioso per me.

NATALE A CASA!!!

Era la vigilia di Natale, un giorno speciale pieno di emozione e gioia già di per sé. Tuttavia, quell'anno ancora di più c'erano motivi per festeggiare. Non è stato solo un giorno per commemorare le festività natalizie, fu anche il simbolo della seconda opportunità di vita che mi era stata data. Ero tornato.

Finalmente è arrivato il momento e ci siamo diretti a casa di Kevin e Jovi. Appena varcato la porta della cucina ci ha accolto una sinfonia di deliziosi aromi che si diffondevano nell'aria.

Entrando in casa tutti mi salutarono e mi chiesero come stessi. A tutti rispondevo con un monologo standard: stavo andando bene e miglioravo giorno dopo giorno. Le stesse parole le usai quando tornai a lavoro il mese successivo.

Eravamo di nuovo tutti riuniti. Risate e conversazioni allegre echeggiavano nel soggiorno. L'aria era felice: non solo avremmo avuto un pranzo delizioso, ma ci saremmo anche goduti la tradizione del Babbo Natale segreto. L'euforia danzava nei nostri occhi. Tutti abbiamo messo un regalo incartato sotto l'albero di Natale.

Sulla tavola c'era una grande festa, un capolavoro culinario: tacchino arrosto, prosciutto glassato e una serie di contorni deliziosi. Ogni piatto sprigionava l'amore che era stato messo nella sua preparazione. Il nostro pranzo è stato una celebrazione dello stare di nuovo insieme.

Poi è arrivato il momento clou del pomeriggio: lo scambio segreto di regali. A turno recitavamo i nomi scritti sulle confezioni. Ogni pacchetto conteneva un simbolo, scelto appositamente, come apprezzamento e amore, un riflesso del legame unico che condividevamo. La gratitudine riempiva la stanza mentre continuavamo a scartare. Abbiamo apprezzato i gesti sinceri dei nostri cari.

Al termine della giornata, il calore dell'amicizia e la gioia della stagione natalizia ci hanno avvolto. La celebrazione ha rafforzato le nostre amicizie. Tutti hanno festeggiato il mio ritorno con il cuore e le braccia aperte.

È stata una giornata di connessione, risate e amore.

I DONI DELL'ICTUS: UN BABBO NATALE PARTICOLARE

Così come Babbo Natale, anche l'ictus mi aveva portato dei doni inaspettati. Lasciando ProVita, ho portato via con me le conseguenze della mia malattia: essa aveva influito non solo sulla mia salute fisica, ma anche sul mio benessere mentale.

Poco dopo essere tornato a casa, un giorno ho preso una manciata di coraggio e ho capito che era arrivato il momento di scartare i regali che la malattia aveva lasciato dietro di sé.

Primo dono: debolezza e spasticità nella parte destra del corpo. Per farvi capire quanto può essere fastidiosa, la spasticità è anche dipendente dalla velocità dei movimenti. In poche parole, più cerco di allungare i muscoli coinvolti, più loro tendono a contrarsi e accorciarsi invece di allungarsi. È come il gioco della "molla magica."

Nel mio braccio si manifestava come tensione, rigidità e riflessi esagerati. Era come sopportare implacabili crampi muscolari senza tregua o indossare una manica compressiva costrittiva che non allentava mai la presa. Provate solo a immaginare l'impatto di queste sensazioni su attività come la scrittura. A volte mi sento come il Jeeg Robot d'acciaio con il suo maglio perforante, per rendere l'idea.

Al secondo dono ha contribuito anche il tempo trascorso in ospedale: diminuzione delle dimensioni dei muscoli di tutta la parte destra del mio corpo. La mia gamba e il mio braccio erano come sottili fili di fettuccine fatte a mano.

A causa delle prime settimane trascorse completamente a letto, si è verificato uno squilibrio nei muscoli dell'anca che ha causato la rotazione esterna della gamba destra, simile a quanto accade nella sindrome del piriforme. Infatti, quando sono in posizione supina, noto che il piede destro ruota verso l'esterno e lo stesso avviene al ginocchio quando cerco di portarlo verso il petto, contrariamente al movimento corretto del piede e del ginocchio sinistro quando sono nella stessa posizione. Questo spostamento del piede e del ginocchio destro è evidente quando cammino o faccio esercizi di fronte allo specchio. Durante la camminata, la mia andatura risulta simile a quella di un'anatra, per darvi un'immagine chiara.

Terzo dono: a causa della spasticità, il mio braccio destro rimaneva fisso in una posizione flessa, piegato o contratto senza che ne avessi il minimo controllo. Anche la mia mano destra era serrata, le dita erano in un costante stato di tensione, rendendo difficile aprirle o rilassarle. Immaginatele come le chele di un granchio, resistenti a lasciare la presa. Inoltre, i muscoli delle mie dita sporgevano dal mio avambraccio, esercitando una pressione e facendo sì che il mio polso rimanesse flesso.

Per prevenire la contrattura muscolare, ancora oggi devo costantemente liberare il pollice dall'interno della mano serrata.

Sfortunatamente, le estremità del nostro corpo sono le parti più difficili da rimettere in sesto perché sono le più distanti dai comandi del centro nervoso del cervello. In particolare, la mano è ancora più difficile del piede da riabilitare a causa della sua struttura complessa, che comprende numerose ossa, articolazioni, legamenti, muscoli e tendini.

Purtroppo, anche mentre dormo, la mia mano destra rimane chiusa a pugno, proprio come quelle dei neonati. Per loro è un riflesso normale che scompare con il passare delle settimane. Io, invece, dopo quasi due anni, sto ancora aspettando che la mia mano si apra.

A volte immagino di essere un neonato che scopre per la prima volta le funzioni della sua mano destra. I bambini esplorano i riflessi e le funzioni delle mani attraverso il tatto. Fateci caso, spesso afferrano una mano con le dita dell'altra, la tirano verso di sé e poi aprono e chiudono le dita.

Per alleviare la tensione della mia mano durante il sonno ho trovato due semplici rimedi, niente di trascendentale, ma che mi danno un po' di sollievo dall'incessante morsa della spasticità nelle mie dita. Il primo, che è anche il più semplice, consiste nell'utilizzare tutori rigidi per le dita che impediscono alle falangi di piegarsi su se stesse. Il secondo è più simile a una posizione di yoga. In pratica, mi giro sul fianco sinistro e allungo il braccio finché la mano destra non si trova sul bordo del letto. Giro la mano con il palmo verso l'alto e con la mano sinistra allungo le dita proprio come fa un neonato. In questa posizione Zen, l'angolazione del braccio e della mano destra è perfetta per allungare i muscoli della mano.

Questa contrazione ha compromesso la funzionalità della mia mano e ha limitato la mia capacità di svolgere le attività quotidiane. Per trovare sollievo dovevo allungare il braccio e le dita più volte durante la giornata. Questo stretching ripetitivo è diventato una routine necessaria, fornendomi un sollievo temporaneo dalla spasticità persistente. Persino quando sono tornato a lavoro, come leggerete, ci sono stati giorni in cui ho dedicato una parte significativa del mio tempo allo stretching delle dita.

Quarto dono: l'ictus mi ha regalato la sfida di dover imparare a vivere con una mano sola, la sinistra, poiché ha influenzato la funzione e la mobilità della mia mano dominante. Questo cambiamento mi ha costretto ad adattarmi e a trovare modi alternativi per svolgere compiti che prima davo per scontati. Sono dovuto diventare mancino, facendo affidamento sulla mia mano non dominante per ogni compito. Inoltre, mi sono dovuto adattare a vivere con una sola mano in un mondo dove quasi tutti gli oggetti sono progettati per essere utilizzati con due e prevalentemente con la destra. Sfido chiunque a provare a usare le forbici solo con la mano sinistra, senza potersi avvalere dell'altra mano come supporto. Oppure, provate a prendere una tazza da souvenir o da collezione con la mano sinistra: vi accorgerete che la scritta è rivolta verso di voi e non verso chi vi osserva. Due esempi banali, ma efficaci, per evidenziare quanto sia difficile, ma non impossibile, vivere con una sola mano, per di più la sinistra, nel mondo moderno.

La spasticità è un ostacolo ostinato. Con il botox e lo stretching svitiamo i suoi fili, ma col tempo stringe nuovamente la presa. Tira i nostri muscoli, rendendoli tesi come i cavi di un ponte. Tuttavia, noi perseveriamo ancora, sforzandoci e lottando, determinati a trovare la libertà dalla sua presa.

Le iniezioni di botox, le quali prevedono la somministrazione di tossina botulinica, hanno aiutato i miei muscoli a rilassarsi. Il loro effetto è quello di bloccare i segnali nervosi responsabili delle contrazioni muscolari. Purtroppo, gli effetti delle iniezioni di botox durano solo per un periodo di tre o quattro mesi. Quindi, ancora adesso devo ripeterle necessariamente per mantenere il sollievo temporaneo che forniscono per gestire la spasticità.

Quinto dono: nonostante gli sforzi per affrontarlo durante la mia permanenza in ProVita, la sublussazione della spalla persisteva. Dopo essere tornato a casa, ho chiesto aiuto a Etihad Medical, i quali hanno preso provvedimenti per intervenire. Tuttavia, la sublussazione aveva già avuto il suo effetto, limitando la gamma di movimento della mia spalla e del mio braccio. E ha fatto sì che il mio gomito oscillasse di lato durante i movimenti.

La mobilità limitata e la sublussazione della spalla hanno portato alla mia nuova postura: come quella di un uccello che spiega le ali, con il braccio che si estende verso l'esterno e lontano dal corpo. Inoltre, gli spasmi involontari del braccio destro mi impedivano il sonno. I medici mi consigliarono di prendere Gabapentin e Valeriana per aiutarmi a dormire, le quali però erano efficaci solo fino alle prime ore della mattina, verso le quattro l'incubo ricominciava. Fortunatamente, come prima dell'ictus, mi sveglio ancora alle quattro del mattino. Adesso, però, invece di andare a correre, utilizzo questo tempo per la riabilitazione in palestra o per dedicarmi alla scrittura. Oltre a ciò, il mio braccio fungeva da sveglia indesiderata, diventando rigido e inflessibile.

L'unico momento in cui le mie dita riuscivano a ritrovare la naturale posizione di distensione era quando mi sdraiavo con il braccio piegato all'altezza del gomito. In quel modo, la flessione del polso permetteva alle dita di allungarsi e distendersi. In questa posizione, la mia mano destra somigliava al formidabile piede di un coccodrillo. Dopo aver notato le mie dita di nuovo dritte, ho pensato che presto avrei ripreso il controllo sulla mia mano destra. Tuttavia, le mie speranze sono state deluse perché non è mai diventata una realtà. Finora.

Ho cercato di trovare un lato comico a tutta questa situazione quando ho pensato che il mio dito dritto assomigliasse al dito di ET. Un tocco di magia nella mia unicità. Ci sono voluti sei mesi per riuscire a girarmi sul lato destro mentre riposavo a letto.

Sesto dono: oltre alla spasticità che colpiva il mio braccio, ho avvertito anche spasticità alla gamba e al piede destro. Avevo un controllo limitato, quasi nullo, sulla caviglia e sul piede. Erano soggetti a movimenti involontari e rigidità. Questa mancanza di controllo poneva sfide alla deambulazione, all'equilibrio e alla coordinazione.

La mia gamba destra, come da un peso d'acciaio,

ostacola ogni mio movimento. Ad ogni passo, è come se una palla d'acciaio fosse perennemente legata alla mia caviglia. Mi sento prigioniero nel mio stesso corpo. Ogni spostamento era una sfida considerevole. La pesantezza che ho sperimentato ha aggiunto un ulteriore livello di difficoltà da superare.

Inoltre, ad ogni passo, il mio ginocchio destro si iperestendeva o si piegava, aggiungendo ostacoli alla mia camminata. I problemi persistevano anche quando stavo in piedi, rendendo difficile mantenere una postura stabile ed equilibrata. Muoversi in spazi chiusi era impegnativo. I miei passi erano come una danza da granchio, sgraziati e goffi, ma erano di nuovo miei.

Spesso mi muovevo in un modo simile all'andatura dei marinai ubriachi. Avevo una camminata incerta che ricordava l'oscillazione provocata dall'ebbrezza. Per spostarmi alla mia destra e all'indietro dovevo eseguire una graziosa mezza piroetta, quasi in punta di piedi, come una ballerina.

Settimo dono: fare la doccia, vestirsi, allacciarsi le scarpe e preparare il caffè sono compiti normali per la maggior parte delle persone, ma, per il me che ero diventato dopo l'ictus, rappresentavano grandi ostacoli. Ogni azione richiedeva concentrazione e attenzione intense. Temevo di inciampare, cadere o danneggiare qualcosa nel processo.

Tuttavia, avevo già scelto che la malattia non poteva vincere. Così ho sostituito la cintura con le bretelle e i pantaloni con elastico invece di cerniera e bottone. Addio alle camicie con i bottoni e benvenute polo con i colletti. Anche se sapevo che esisteva uno strumento speciale per maneggiare le camicie da abbottonare con una mano, ho trovato le polo più facili da indossare. Infine, ho sostituito i lacci delle scarpe con gli elastici con clip, perfetti per chi ha mobilità limitata delle mani.

Ottavo dono: non potevo guidare, nuotare, galleggiare in acqua, andare in bicicletta. Per tornare a fare il bagno, mi sono limitato ad acque poco profonde oppure mi sono affidato all'aiuto di un galleggiante. E benvenuta anche alla cyclette.

Nono dono: il mio braccio si è trasformato in ghiaccio se esposto a temperature fredde.

Dopo un ictus, è comune che i problemi sensoriali si possano manifestare in vari modi. Ad esempio, possono interrompere la normale percezione ed elaborazione delle sensazioni. Si può sperimentare un'eccessiva sensibilità al tatto per cui anche un contatto leggero può risultare doloroso o opprimente. Ancora, alcuni possono soffrire di una diminuzione della sensibilità. Mentre altri ancora possono avere una ridotta capacità di percepire il tatto, la pressione o i cambiamenti di temperatura.

Come vi dicevo, per quel che mi riguarda, la consapevolezza spaziale ha abbandonato il mio arto destro, lasciandolo estraneo nel mio stesso corpo. Si è scontrato, e ancora succede, con muri, porte e angoli mentre inciampavo nel mondo. Ogni passo è una lotta, come se avanzassi contro una corrente impetuosa. Il mio corpo è sbattuto contro gli angoli, dolorante e affaticato. I continui lividi sulle mie braccia sono il segno di questi incontri indesiderati.

Ogni rumore era uno sparo. Ogni tocco un'invasione inaspettata, che mi faceva venire i brividi lungo la schiena. Stordito, saltavo come il protagonista di un racconto agghiacciante. Il mio cuore batteva forte dal terrore e i miei sensi cospiravano contro di me, trasformando momenti banali in scene piene di suspense di un film horror. Desideravo l'equilibrio come un surfista alle prima armi con le onde. Quando la mia frequenza cardiaca aumentava o iniziavo a sentire lo stress, il mio braccio si irrigidiva e si fletteva verso l'interno. Funzionava come uno scudo per proteggermi dal mondo esterno.

Decimo dono: a causa della debolezza dei muscoli della parte destra del viso, mi mordevo involontariamente le labbra. I ripetuti casi di questo atto mi causavano dolore ogni volta. Inoltre, pensavo che i miei discorsi fossero confusi, rendendo difficile la comunicazione.

Undicisimo dono: Ho ricevuto due disturbi del linguaggio motorio, la disartria e l'aprassia del linguaggio, che possono influenzare la chiarezza e l'intelligibilita del parlato. Nel mio caso, il mio discorso tende ad essere veloce, e a volte mi capita di perdere le parole o di fare fatica a trovarle. Questo disordine nel linguaggio mi ha fatto perdere un po' di confidenza quando devo parlare in pubblico, soprattutto davanti a molte persone. Anche se spesso mi dicono che si capisce bene quando parlo, io ho il timore e la convinzione che non sia cosi. So che ci vorra' tempo e molti esercizi per superare questo timore. Devo concentrarmi per parlare piu' lentamente e cercare di usare frasi piu' concise e semplici. Inoltre, trovo difficolta' ad articolare in modo corretto alcuni suoni e combinazioni di lettere. Questo problema mi costringe a dover utilizzare parole diverse da quelle che ho sempre utilizzato o a fare piu' fatica per emettere quei suoni che sono diventati ostici dopo il mio ictus.

Dopo l'ictus, e dopo aver preso consapevolezza di ogni suo regalo, sono rimasto ottimista e positivo, anche se la depressione sembrava essere sempre dietro l'angolo. Bastava incappare nella curva sbagliata per trovarla di nuovo davanti a me, pronta a farmi a pezzi. Gli antidepressivi mi avevano protetto dalle sue grinfie. Tuttavia, una parte di me sapeva che avrei dovuto di nuovo affrontarla in battaglia, il prima possibile.

ULTIMI ACCERTAMENTI

Quando tornai a casa iniziò per me un nuovo flusso di visite mediche, le quali miravano ad aiutare la mia guarigione. Un viaggio che ha compreso vari aspetti cruciali della mia salute. La riabilitazione è diventata parte integrante per alleviare il dolore alla spalla e le iniezioni di botox erano una costante. Anche il cardiologo si è preso cura di me, esaminando meticolosamente la mia pressione sanguigna, i livelli di colesterolo e gli zuccheri nel sangue, al fine di prescrivere i farmaci giornalieri necessari per tenere sotto controllo le mie condizioni.

Alla ricerca di un ulteriore supporto terapeutico, ho intrapreso delle sessioni di fisioterapia presso l'Etihad Medical, dove Euyanna, la fisioterapista, mi ha prestato la sua grande esperienza. Il suo aiuto si è rivelato prezioso per alleviare la sublussazione della spalla. Tuttavia, il mio polso e le mie dita erano riluttanti a rispondere e a collaborare. E, ultimo ma non meno importante, la visita dal neurologo è diventata fondamentale. È stata l'occasione per chiarire i dubbi sulla dissezione delle arterie e sui coaguli di sangue, i responsabili del mio incidente. Il neurologo Dr. Shobhit Sinha mi ha consigliato di sottopormi ad una risonanza magnetica del collo e della testa, con e senza contrasto. Cinque mesi dopo aver avuto l'ictus, mi sono ritrovato di nuovo sottoposto ai raggi magnetici della macchina. L'agitazione tra tutte le persone coinvolte era palpabile. Nel frattempo, nei giorni precedenti la visita, le domande si erano moltiplicate nella mia mente, consumandomi i pensieri. Il coagulo di sangue era scomparso? La dissezione sarà stata riparata? Poteva succedere di nuovo?

Quel giorno, tuttavia, ho affrontato la situazione con incrollabile fiducia. L'operatore ha iniziato a iniettare il liquido di contrasto nel flusso sanguigno. Un sapore metallico mi ha inondato la bocca, come succhiare un lecca-lecca arrugginito. Stretto in quella macchina i ricordi della mattina in cui ero entrato al pronto soccorso tornavano alla svelta a farmi visita. In un attimo ho riprovato lo stesso senso di apprensione e disagio di diversi mesi prima. Come rivivere in loop quei momenti, erano dappertutto.

Pochi giorni dopo la scansione, mentre ero a lavoro, il medico mi ha chiamato per illustrare l'esito della risonanza. Quando ho visto comparire il numero sul display mi sono allontanato dall'ufficio e ho trovato un piccolo divano in disparte su cui sedermi e calmarmi, per poter accogliere le notizie a me destinate in tranquillità, qualsiasi potessero essere. Con mio immenso sollievo, l'arteria non mostrava segni di dissezione e il coagulo di sangue era scomparso. Un'ondata di pace mi travolse e la felicità corse nelle mie vene. Non ho perso tempo: volevo condividere l'incredibile notizia con i colleghi che mi erano stati accanto nei momenti peggiori. Era arrivato il giorno di festeggiare.

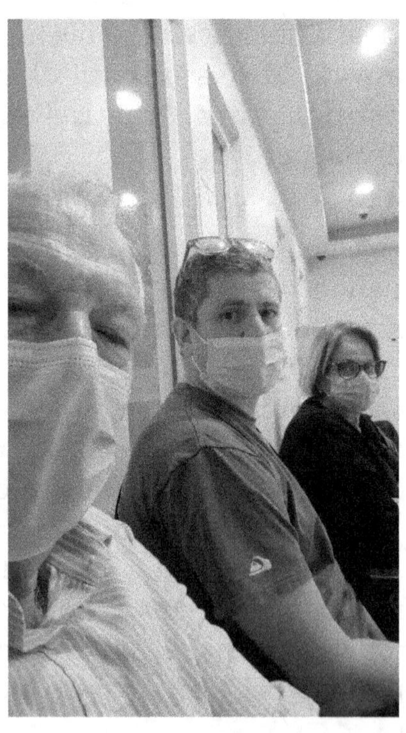

Figura 27- Cresce l'attesa nella sala d'attesa mentre Marco attende il suo turno per la risonanza magnetica.

TORNARE IN UFFICIO

Entrando di nuovo in ufficio ho sussurrato a me stesso: *"**Finalmente sono tornato**"*.

Prima di poter tornare a lavoro dovevo ottenere l'autorizzazione dall'Etihad Medical. Così, il 20 gennaio 2023, ho preso appuntamento con il dottor Jose Puno Villanueva, specialista in medicina del lavoro. Mancavano due giorni al mio quarantasettesimo compleanno. La visita è stata piacevole e cordiale. Il dottor Jose era amichevole. Si è preso il tempo per rivedere il mio caso e valutare il mio stato. Inoltre, mi ha fornito preziosi consigli sul rientro in ufficio, in particolare durante le evacuazioni di emergenza. Infine, mi ha detto di rimanere positivo perché i nostri sogni e le nostre convinzioni ci spingono verso i nostri obiettivi. Il medico mi ha rassicurato, lasciandomi un profondo senso di fiducia e facendomi da guida mentre mi preparavo a riprendere il mio percorso professionale. Avevamo concordato che lunedì 23 gennaio sarebbe stato il mio primo giorno di lavoro. A quel punto, erano passati esattamente 137 giorni da quando avevo avuto l'ictus.

Mi sono svegliato presto quella mattina, desideroso di non essere in ritardo. Ho preso una tazza di caffè, ho fatto la doccia e mi sono vestito. Volevo essere pronto per quando Mansoor, alle nove del mattino, mi sarebbe venuto a prendere. Prima di uscire di casa, mio padre mi ha scattato una foto e mia madre mi ha augurato buona fortuna.

Poi ho preso la borsa dell'ufficio, come al solito preparata la sera prima e mi sono incamminato. Ero pronto a conquistare il mondo un'altra volta, nonostante tutto.

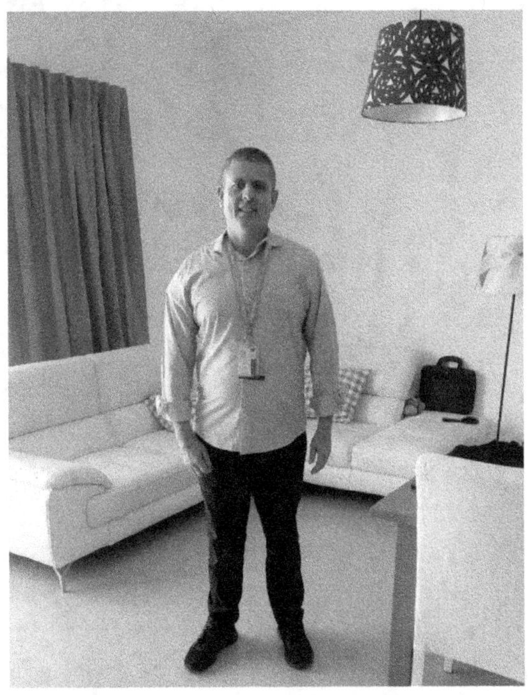

Figura 28- Marco è pronto per il suo primo giorno di ritorno in ufficio.

Dato che l'intero ufficio aspettava il mio arrivo per accogliermi con una festa, Mansoor ha dovuto ritardare il nostro arrivo. Ero l'ospite d'onore. Per l'occasione, l'ufficio era stato decorato con palloncini vivaci e striscioni colorati con caldi messaggi di benvenuto.

È stato un gesto sentito, simbolo del sostegno e dell'amore che mi circondavano.

Tornare dopo quattro lunghi mesi dal mio ictus è stata un'occasione significativa, che ha portato con sé un misto di emozioni. Ero ansioso di iniziare. Tuttavia, mi chiedevo se fossi veramente pronto per tutto ciò che mi attendeva.

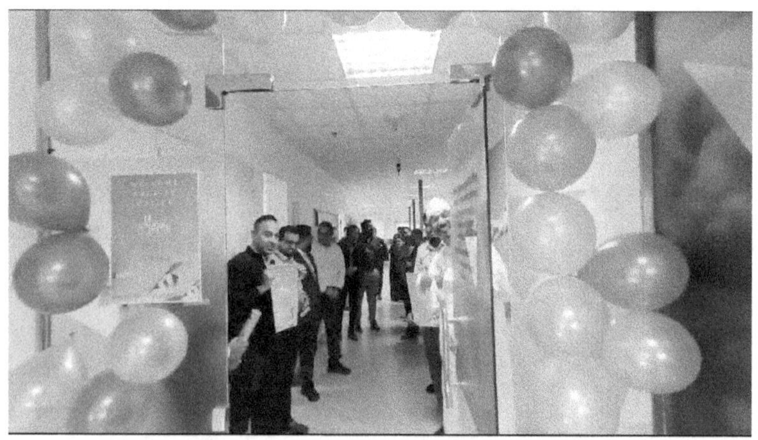

Figura 29- Marco entra in ufficio dopo un ictus

Mi sono fatto strada lentamente attraverso l'ufficio, accogliendo i sorrisi e i saluti dei miei colleghi. Erano mesi che aspettavano con impazienza il mio ritorno. I loro occhi brillavano di genuina felicità e i loro caldi abbracci mi hanno fatto sentire parte di qualcosa di più importante. Solo in quel momento ho realizzato il vero valore di un ambiente di lavoro favorevole e dei legami forgiati attraverso esperienze condivise, al punto da sembrare di nuovo il mio primo giorno ad Etihad.

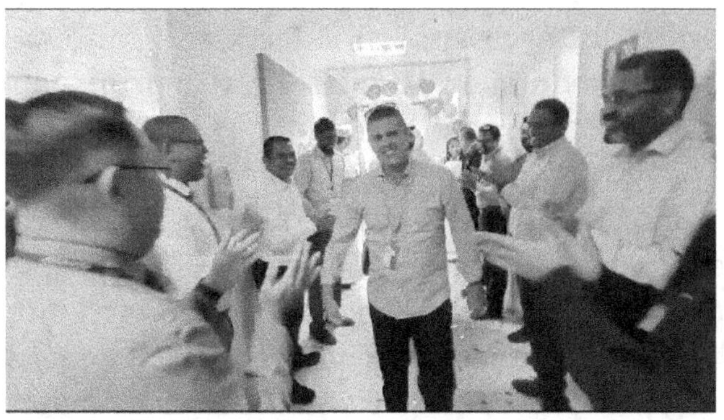

Figura 30- Caloroso benvenuto del collega.

Dato che la mia vecchia scrivania aveva poco spazio me ne hanno assegnata una nuova. Era in un angolo dell'ufficio, lontano dalla mia vecchia postazione e dal mio team. Tuttavia, questa nuova sistemazione era necessaria per avere più spazio per muovermi e sentirmi più a mio agio. Il mio team mi ha aiutato a sistemare la mia nuova scrivania, collegando il laptop alla rete per gli aggiornamenti. Abbiamo anche configurato il mio vecchio telefono dell'ufficio e aggiornato i miei schermi. Quando mi sono sistemato nel mio nuovo spazio di lavoro sono stato accolto da un'ondata di parole gentili e di incoraggiamento. Durante tutta la giornata i colleghi si sono rivolti a me con domande sincere sulla mia salute e sul mio benessere. Hanno ascoltato attentamente mentre condividevo con loro i frammenti del mio percorso di recupero, esprimendo un misto di empatia, forza e sostegno. Le conversazioni erano piene di risate, mentre ripercorrevamo ricordi condivisi e momenti spensierati.

Quando rimasi solo alla scrivania provai piacere per quel nuovo inizio, con la consapevolezza che le cose erano cambiate. Non ero più la stessa persona che aveva lasciato l'ufficio il 7 settembre 2022.

Ho capito la necessità di adattare il mio stile di lavoro per soddisfare i miei limiti, principalmente rappresentati dal solo uso della mano sinistra. Ero anche preoccupato per le mie imperfezioni nel linguaggio, in quanto faticavo a completare le frasi. Avevo sempre l'impressione che mi mancassero le ultime parole. La mia bocca non voleva muoversi correttamente mentre parlavo. Ho passato mezz'ora a fissare gli schermi, incerto su dove cominciare. Ero perso, proprio come un bambino nel suo primo giorno di scuola. Fortunatamente, la mia squadra era lì per farmi sentire a mio agio e per aiutarmi. Non hanno mai esitato nell'avvicinarsi per chiedermi se avessi bisogno di assistenza o supporto.

La giornata procedeva e l'ufficio vibrava al ritmo della produttività. Tutto in netto contrasto con il silenzio che mi aveva avvolto durante i mesi della riabilitazione. Ciò ha alimentato la mia determinazione nel rivendicare la mia vita professionale. Non importava quante sfide avessi dovuto affrontare, mi era stata data una seconda possibilità e io non l'avrei sprecata per niente al mondo.

Durante il primo giorno Masoud venne a trovarmi spesso e c'era un palpabile senso di imbarazzo quando ci incrociavamo in ufficio. Ne eravamo consapevoli entrambi. Negli ultimi quattro mesi era stato una presenza costante, venendo a farmi visita o chiamandomi quasi sempre. Dal giorno in cui sono entrato al pronto soccorso non si è mai allontanato da me. Durante il nostro incontro abbiamo approfondito la discussione sulla mia situazione lavorativa e sulla sistemazione del mio ufficio. Voleva assicurarsi che fossi pienamente preparato per riprendere il mio lavoro.

Durante la nostra conversazione mi ha anche informato su alcune politiche aziendali. Infine, mi ha suggerito di riprendere la mia posizione all'interno dell'ufficio. Prima dell'ictus, avevo la reputazione di essere una persona loquace e persuasiva. Le persone tendevano ad ascoltarmi e ad essere d'accordo con i miei punti di vista, riuscivo sempre a 'vendere le mie idee'. Ho sempre sottolineato, a chiunque mi ascoltasse, il concetto secondo il quale "Non conta quello che vendi, ma come lo vendi."

Masoud è stato il mio compagno inseparabile fin dalla prima volta in cui ho messo piede in ufficio. Abbiamo sempre avuto lunghe conversazioni e io ho cercato il suo aiuto molte volte. Da allora i suoi consigli sono stati determinanti nel dare forma al mio viaggio. Ha dimostrato di essere un fratello benevolo più che un semplice collega, un vero pilastro di forza per me.

Più tardi quel giorno, Rami, il mio capo, si avvicinò a me per darmi il suo benvenuto. Dopo aver scambiato i consueti saluti e domande, mi ha rassicurato sulla flessibilità di poter lasciare l'ufficio ogni volta in cui ne avessi avuto bisogno per visite mediche o altro. Con il passare dei mesi, Rami ha costantemente dimostrato la sua disponibilità e il suo sostegno verso le mie esigenze. Si è sempre assicurato di soddisfare ogni mia richiesta senza esitazione. Ha costantemente mantenuto una politica "a porte aperte" nella gestione dell'ufficio, rendendosi prontamente disponibile per parlare ogni volta che ne avevo bisogno.

Per i primi due giorni ho girato per l'ufficio salutando tutti, sia coloro che erano venuti a farmi visita in ospedale o nel centro di riabilitazione o chiunque avesse inviato messaggi durante la mia assenza. Molte persone mi hanno raccontato aneddoti sui loro parenti o amici che avevano avuto un ictus in passato. Le storie erano diverse, ma alla fine tutti mi ripetevano che, con il favore del tempo, la maggior parte dei malati si era ripresa con successo. Volevano infondere positività e incoraggiamento, incitandomi a non mollare. Quando mi chiedevano informazioni sul mio benessere e sui miei progressi la mia risposta, preconfezionata da tempo, era sempre la stessa. Ripetevo con sicurezza: "Nel complesso, sto bene", e poi esprimevo la mia gratitudine per essere vivo. Sottolineavo l'importanza di compiere un passo alla volta, assicurando loro che ero sulla strada della guarigione. Molte persone mi dicevano che avevo un aspetto migliore rispetto all'ultima volta che ci eravamo incontrati, che sia stato durante il mio periodo in ProVita o al di fuori di esso.

La maggior parte delle persone era curiosa rispetto ai limiti imposti dalla mia nuova condizione e di come li affrontavo. Ho sempre risposto in modo educato e formale, eppure, nel profondo, avrei voluto urlare: "Che cazzo, non vedi che la mia mano destra non si muove?!"

Durante il resto della settimana, mi sono concentrato sul capire i miei prossimi passi. Mentre ero via, Sudhir si era assunto le mie responsabilità. Insieme abbiamo esaminato le condizioni del lavoro d'ufficio. Abbiamo discusso dello stato di avanzamento dei progetti in corso e di quelli in cantiere. Tuttavia, dato che in tutto il tempo in cui fui via continuavo a leggere la mia email di lavoro, non ho avuto troppe sorprese.

Durante la prima settimana sono venuti a trovarmi alcuni membri del Dipartimento di Salute e Sicurezza di Etihad. Avevano ricevuto il rapporto dal team di medicina del lavoro e volevano assicurarsi che fossi soddisfatto della disposizione del mio ufficio. Poi, mi hanno chiesto come avrei gestito la scrittura con una mano sola. Ho spiegato che la maggior parte del mio lavoro era basato sul computer e che mi stavo abituando utilizzando solo la mano sinistra per digitare. Inoltre, gli ho fatto presente che, durante la mia permanenza al centro di riabilitazione, ho ricevuto un addestramento per riuscire a utilizzare la mia mano sinistra per vari compiti. Infine, ho espresso gratitudine per il supporto fornito dai miei compagni di squadra.

Pochi giorni dopo il mio rientro, Rami ha organizzato una festa ufficiale di benvenuto in mio onore. L'evento è servito anche per celebrare il decimo anniversario di lavoro di diversi membri dello staff, me compreso. Sono entrato in Etihad nel gennaio 2013 e quella settimana di reinserimento di gennaio 2023 mi ha ricordato l'inizio del mio percorso in azienda.

Sebbene tutti abbiano fornito il proprio sostegno e incoraggiamento, desidero fare un riconoscimento speciale a un gruppo selezionato di persone, le quali hanno svolto un ruolo cruciale nel farmi sentire a casa.

Un sentito ringraziamento a Nazaif, Rohan D., Kamal, Chamini, Nelum, Marjorie, Dilip, Majd, Eros, Jacob, Qassim e Mohamed AlFardan.

Da quando sono tornato in ufficio, nonostante le condizioni fossero diverse, loro non hanno mai cambiato modo di guardarmi, con amore e familiarità. Non mi hanno mai trattato come qualcosa di meno rispetto alla persona che sono sempre stata. Le loro parole gentili erano una costante fonte di incoraggiamento, sempre pronti a dare una mano quando necessario.

Rohan cercava di aiutarmi nell'aprire la mia mano serrata. Kamal e Jacobs con le loro battute e i loro incoraggiamenti hanno risollevato il mio spirito più volte di quante pensano. Nazaif con il suo continuo aiuto, sia che avessi bisogno di un passaggio in ufficio o di qualsiasi altra cosa, era sempre a mia disposizione. Marjorie, Chamini e Nelum con le loro preghiere. Mohammed e Qassim mi hanno trattato come se nulla fosse successo. Tutti hanno contribuito a creare un nuovo ambiente di normalità. Durante la mia assenza, Dilip si è fatto avanti come esperto di caffè in ufficio. Anche dopo il mio ritorno, ha continuato a prepararlo per tutti, permettendomi di degustare una delle migliori tazze di caffè offerte da una persona non italiana.

Majd (Zio Jedino) ed Eros (Pepperino), con la loro natura percettiva hanno elevato il mio spirito, adattandosi ai miei mutevoli stati d'animo. La loro presenza in ufficio è diventata fonte di conforto, riuscivano a navigare nella complessità delle mie emozioni. La loro capacità di comprendere e rispondere alle mie esigenze è stata un dono prezioso. Ringrazio per tutto il tempo che abbiamo passato a parlare del mio sonno e del mio riposo sorseggiando tè verde nel nostro tea club delle 15:00. Nella stessa occasione, ci divertivamo a deridere e a spettegolare su alcuni colleghi dell'ufficio. Abbiamo dato soprannomi ai personaggi più intriganti, favorendo un senso di umorismo condiviso. Avevamo creato la nostra fattoria degli animali orwelliana, da "Topo Gigio" a "Meluccia" e "Tintin". Tutto ciò ha aggiunto un tocco di leggerezza al nostro lavoro.

Tutti in ufficio hanno sempre creato un clima di accoglienza, supporto e appartenenza.

Conserverò per sempre quei momenti.

Vorrei estendere una menzione speciale al signor Saidulkhadri Bin Hamzah, ispettore senior per gli affari di sicurezza aerea presso l'Autorità generale per l'aviazione civile degli Emirati Arabi Uniti (GCAA). Prima del mio ictus, il nostro rapporto era professionale, caratterizzato dal rispetto reciproco e da un tocco di amicizia. Il signor Saidulkhadri è venuto spesso a farmi visita durante la mia permanenza in ProVita e ha mantenuto lo stesso livello di trattamento e rispetto nelle nostre interazioni lavorative, non permettendo alla mia condizione di alterare la percezione che lui aveva di me.

Da quando sono tornato al lavoro, il trio conosciuto come i "tre marmittoni" si è riunito e l'originale club della colazione ha nuovamente aperto le sue porte. Grazie a Dilip il caffè appena fatto non manca mai. Ashraf, Masoud e io ci troviamo fianco a fianco ogni giorno. Le nostre conversazioni ruotano attorno a questioni di lavoro, una in particolare proprio sul libro che, caro lettore, stai leggendo adesso. Abbiamo approfondito insieme il design della copertina, il processo di pubblicazione e le strategie di marketing. Non mi hanno mai trattato con pietà: per loro, nulla è cambiato con il mio ictus. Stanno giocando un ruolo significativo non solo nel mio continuo recupero ma anche nello spettro più ampio della mia vita.

Al di là dell'ambito professionale, le amicizie si sono

rafforzate. La colazione e le pause sono diventate un'occasione per riconnettersi, per condividere storie e risate. I legami che erano stati forgiati nel tempo erano diventati ancora più profondi durante la mia assenza.

Nei giorni e nelle settimane che seguirono, i miei compagni di squadra continuarono a essere i miei pilastri di forza. Mi hanno aiutato e hanno mostrato la loro comprensione ogni volta in cui ne avevo bisogno, concedendomi il tempo e lo spazio per rientrare nelle mie responsabilità. È stato uno miracolo collettivo, tutti hanno contribuito per garantire una transizione fluida e alleviare qualsiasi stress inutile.

Da parte mia, con determinazione, ho cercato di riconquistare la persona che ero prima, un corteggiamento molto impegnativo. In quelle occasioni ho realmente capito quanto fosse arduo il percorso da percorrere. Ho guardato in faccia le inevitabili sfide che mi attendevano in questo viaggio di recupero.

Ripensando a quel nuovo primo giorno di lavoro, ancora oggi sono sopraffatto dalla gratitudine. I palloncini e i calorosi auguri erano più che semplici decorazioni.

Tornare in ufficio dopo quattro mesi dall'ictus mi ha dato prova del potere della connessione umana, della compassione e del sostegno. Mi ha e ci ha ricordato che le battute d'arresto non sono insormontabili e che insieme si possono superare anche gli ostacoli più impegnativi. Non c'è Everest che non possa essere scalato se lo si vuole davvero.

Mentre continuo a ricostruire la mia vita porto a un millimetro dal cuore il ricordo di quel giorno, un faro di speranza e forza a illuminare tutta la strada ancora da compiere.

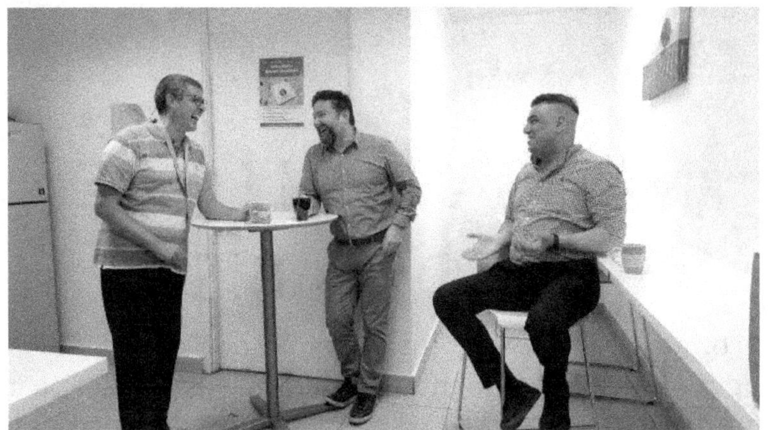

Figura 31 - 15:00 Tea Club in pieno svolgimento, Marco (a sinistra), Eros (al centro) e Majd (a destra).

NAVIGARE IN MARE APERTO: L'ABISSO

Secondo le ricerche mediche, fino al 40% dei sopravvissuti sperimentano sintomi di stress post-traumatico. Tra questi, molti alla fine ricevono una diagnosi di disturbo da stress post-traumatico (PTSD). Questo disturbo è associato a esiti negativi a lungo termine dell'ictus, come un aumento della disabilità e una minore aderenza ai trattamenti farmacologici. In modo simile, la depressione post-ictus (PSD) colpisce tra il 18% e il 33% dei sopravvissuti, anche se le stime effettive potrebbero essere superiori.

Dopo l'ictus, e durante il mio recupero, ho dovuto affrontare varie emozioni, in un primo momento difficili da comprendere e da gestire. In questo capitolo voglio fornirvi un resoconto sincero, crudo e onesto, di ogni battaglia compiuta durante uno dei periodi di maggiore tormento interiore della mia vita.

Subito dopo l'ictus, sia in ospedale che durante la mia degenza al ProVita, ho cercato di adottare una mentalità positiva, caratterizzata da una forte determinazione. Il pensiero di riacquistare le mie capacità come erano prima è stato per me una forza trainante. Tuttavia, l'angoscia e la paura hanno sempre albergato dentro di me, anche quando facevo finta che così non fosse.

Le avevo nascoste sotto la superficie, come la polvere sotto al tappeto. Oltre alla mia positività, anche gli antidepressivi all'inizio hanno contribuito a tenere a bada quei sentimenti minacciosi. In altre parole, li ho domati, così da poter dare a me stesso la possibilità di concentrarmi sulla mia guarigione e di mantenere sempre la speranza. Tuttavia, ancora non sapevo che l'angoscia stava solo aspettando il suo momento per entrare in scena. Diventava ogni giorno più forte, fino a quando non è stato più possibile contenerla.

Col passare del tempo, dopo aver lasciato ProVita, ho iniziato a sperimentare tristezza e preoccupazione. Erano come nuvole scure e cariche d'acqua che coprivano ogni giornata luminosa e bella. Mi sentivo come se stessi entrando nelle sabbie mobili: più cercavo di scappare, più sprofondavo. Sono diventato consapevole del mio disagio personale, ovvero lo stato di disagio emotivo o psicologico sperimentato da un individuo. Il disagio personale spesso si verifica a causa di specifici eventi. Sono le condizioni o le circostanze della vita che lo creano, come problemi interpersonali, problemi finanziari, stress legato al lavoro o un'esperienza catastrofica. Esso si manifesta in vari modi, tra cui malinconia, ansia, rabbia, impotenza o agitazione. I problemi emotivi possono anche essere accompagnati da sintomi fisici, come difficoltà nel sonno, cambiamenti nell'appetito o una frequenza cardiaca elevata, tutte sensazioni che ho sperimentato. Tuttavia, c'è una buona notizia, poiché il disagio personale è spesso transitorio e può attenuarsi dopo aver affrontato i fattori di stress o i problemi di cui sopra. Purtroppo, nei casi più complicati, quando il disagio personale dura per un periodo prolungato, influisce sul benessere quotidiano e sulla salute generale. A volte può progredire fino alla depressione.

Mentre un certo disagio emotivo è comune nella vita, la depressione comprende sintomi più cronici e gravi che si estendono oltre gli sbalzi d'umore transitori. Così, col passare del tempo, il disagio personale che ho vissuto ha cominciato a trasformarsi in qualcosa di più profondo e minaccioso. A un certo punto è diventato il peso senza il quale non pensavo di meritare di vivere. Non riuscivo a liberarmene. Solo in quel momento l'ictus manifestò, con tutta la sua potenza, il suo impatto più grande.

Ho iniziato a sentirmi sempre più agitato. Le mie mani tremavano, rendendo difficile trattenere gli oggetti. Le stanze non erano più tali: erano diventate la mia prigione. Avevo l'impressione che i soffitti si abbassassero sempre di più, al punto da sfiorarmi la testa e, se non fossi stato attento, mi avrebbero schiacciato da un momento all'altro. Gli angoli della stanza sembravano spade affilate pronte a trafiggermi. Ero un animale braccato, in trappola. Le preoccupazioni mi riempivano la testa, infinite le voci a sussurrarmi che la mia mano non si sarebbe più mossa. L'ansia mi rendeva difficile pensare e respirare, non potevo fuggire.

In seguito ho iniziato a sperimentare episodi di risate o pianti inaspettati e intensi. Questa condizione è chiamata affetto pseudobulbare (PBA) e può colpire persone con condizioni neurologiche o lesioni come l'ictus. A volte ridevo in modo incontrollabile in risposta a un commento o una situazione leggermente divertente. Spesso mi ritrovavo a scoppiare in lacrime per cose da poco. Non ero io a gestire le mie emozioni, ero sopraffatto dall'angoscia e dallo stress.

Il mio lavoro, che amavo, è diventato difficile. Non potevo più compiere le azioni quotidiane come facevo prima. I compiti più semplici erano ostacoli, alimentando la mia frustrazione e l'angoscia. Era tutto spaventoso, al punto da non vedere più un futuro. Allo stesso modo, anche la mia vita personale ne è stata influenzata. I rapporti con le persone a cui tenevo sono diventati complessi. Ho avuto problemi a parlare e temevo che nessuno sarebbe più riuscito a capirmi.

Non avrei mai immaginato che un giorno mi sarei trovato sul punto di percorrere la strada della depressione, ma quel momento era arrivato.

Contrariamente alle mie aspettative, la realtà si è rivelata diversa. Sei mesi dopo ho iniziato ad avvertire le sottili ma persistenti melodie della depressione. Questo non era un caso, poiché i primi sei mesi sono considerati uno spartiacque nella riabilitazione post-ictus. Infatti, proprio in quel lasso di tempo avvengono i miglioramenti più significativi e rapidi. Dopodiché, i progressi diventano più lenti e meno evidenti, il che può creare uno stato di disagio e in alcuni casi di rassegnazione.

Io avevo appena varcato questo immaginario varco temporale e mi sono ritrovato a pormi domande e a mettere in discussione la possibilità del mio recupero.

La depressione cominciò come una voce leggera, quasi impercettibile. La stessa che qualche mese dopo mi offuscò la mente e l'anima. Ciò mi fece sentire ancora più insicuro. Non potevo più godermi le giornate e le persone intorno a me. Era come la lenta tortura cinese dell'acqua, una goccia alla volta quel mare mi ha inghiottito.

Come Ulisse, sedotto dall'affascinante melodia delle sirene, mi sono trovato attratto dal richiamo della depressione. Nel caso in cui non lo sapeste, Ulisse è l'eroe del poema epico "L'Odissea". Nella storia viene raccontato che, mentre Ulisse e i suoi amici navigavano vicino a un'isola, udirono le note delle sirene. Nella mitologia queste creature erano caratterizzate dalle loro voci meravigliose, le quali tentavano i marinai desiderosi di avvicinarsi a loro. Tuttavia, se i marinai non stavano attenti e si avvicinavano troppo, rischiavano di far schiantare le loro navi in acque pericolose.

Nell'Odissea, per tenere i suoi compagni al sicuro, Ulisse ebbe un'idea intelligente: ordinò ai suoi amici di coprirsi le orecchie per non essere attratti dal quel canto mortifero. L'eroe però, essendo curioso per natura, voleva ascoltare la loro melodia. Così si fece legare all'albero della nave, in modo tale da non potersi muovere e da non cadere in tentazione mentre udiva il canto delle sirene. Una volta messo Ulisse al sicuro, mentre la nave si avvicinava all'isola, le note accattivanti delle sirene lo raggiunsero. Le loro incantevoli melodie riempivano l'aria e Ulisse era molto tentato di cedere, ma sapeva che se l'avesse fatto non sarebbe più tornato nella sua Itaca, dalla sua amata Penelope.

Ulisse alla fine ha resistito, io non sono stato così forte, almeno non in un primo momento.

Mi sono schiantato in mare, in acque rocciose e agitate e per diverso tempo non ci sono più stato. Tuttavia, come Ulisse anche io avevo persone da continuare ad amare e sogni ad aspettarmi. E' stato difficile sopravvivere alla stretta della depressione, ma poi mi sono rialzato e ho scelto di continuare a nuotare. Dovevo fare ritorno.

Tuttavia, come vi dicevo, durante il periodo della depressione ogni cosa è diventata più complessa di quanto già non lo fosse. Andare a lavoro equivaleva a scalare ogni giorno una grande montagna: immobile davanti a me per bloccarmi la strada e per negarmi il paesaggio. Avevo difficoltà a esprimere a parole i miei pensieri, soprattutto durante le riunioni online. Facevo fatica a completare le frasi senza mozzare le ultime parole. I miei muscoli facciali destri erano rigidi come quelli di un robot malfunzionante. Era frustrante.

Inoltre, non potevo più scrivere e-mail lunghe. Come vi dicevo, il solo uso della mano sinistra al computer rendeva la faccenda a dir poco complicata. Ero a disagio: seduto davanti allo schermo con le dita della mano destra che si piegavano come il coperchio di una lattina di tonno appena aperta. Strette, rigide e in tensione, non facevano altro che stringere. Non avevano più intenzione di partecipare al processo come facevano prima. Indifese, per me erano come cadaveri attaccati al mio corpo.

A quel punto ho iniziato a cercare altre attività con cui contribuire al mio gruppo di lavoro e all'ufficio. Dato che il mio punto di forza è sempre stato la programmazione ho deciso di riprendere da dove avevo interrotto prima dell'ictus. Tuttavia, il mio cervello era annebbiato. Ho lottato per scacciare quelle nuvole e per ritrovare l'ispirazione e la chiarezza su ciò che dovevo fare.

Fatto sta che non potevo più aiutare la mia squadra. È stato come passare da un viaggio in prima classe all'economica. Mi faceva sentire piccolo e insignificante. Negli ultimi dieci anni, prima della malattia, ero uno dei migliori nel mio lavoro. Le persone dipendevano da me, ero importante. Ora la situazione era cambiata e niente andava più come prima. Non avevo più autostima e sentirmi inutile in quel modo è stato un passaggio difficile da affrontare. Una parte di me, quella che credevo tra le più importanti, era perduta. Questa circostanza mi ha permesso di interrogarmi su me stesso in modo diverso.

Ho iniziato a chiedermi chi ero e in cosa potevo ancora contribuire.

Come vi avevo accennato, i primi giorni in cui feci ritorno a lavoro le persone condividevano con me solo storie dei sopravvissuti che si erano completamente ripresi. Tuttavia, un po' alla volta, quelle stesse persone hanno cominciato a raccontarmi anche di tutti coloro che non erano migliorati col tempo, nonostante gli sforzi e i progressi.
Sapere di queste esistenze mi ha fatto dubitare ancora di più della mia guarigione.

Così ho iniziato ad apprezzare altro, come stare in ufficio e guardarmi semplicemente intorno. Avevo occhi più acuti per osservare la natura umana. In particolare, mi piaceva guardare le persone nelle altre auto. Dato che ero diventato solo un passeggero, non c'era molto altro su cui potessi concentrarmi. Mi interrogavo su chi fossero, cosa stavano facendo, dove stessero andando o su quali sfide attraversassero le loro menti.

L'ictus mi aveva portato via anche la gioia della guida e di conseguenza dell'autonomia. Non potevo più permettermi di andare al lavoro e partire a qualunque ora volessi. Inoltre, prima lavoravo fino a dodici ore al giorno. Dopo la malattia ho dovuto adattare i miei orari alle persone che venivano a prendermi. Questo fattore mi ha buttato ancora più giù, mentre lo stress continuava ad accumularsi. Tutto si sommava giorno dopo giorno e io non potevo fare niente per fermare questa corsa forsennata. Almeno così credevo.

La situazione non era migliore nella mia vita personale. L'apparente assenza di progressi nel mio recupero mi scoraggiava. Non vedevo nessun miglioramento, perlomeno non comparabile a quelli dei primi mesi. Mi avevano informato in merito al fatto che la maggior parte del recupero dopo un ictus avviene durante i primi sei mesi, ma io speravo di essere l'eccezione alla regola. Purtroppo mi sbagliavo, perché, arrivato a quel punto, invece di fare passi avanti rimanevo sempre allo stesso livello. Nei giorni peggiori mi sembrava addirittura di indietreggiare nel cammino verso la ripresa. Era frustrante e il peso di questo sentimento si andava sommando alla complessità dell'arduo viaggio intrapreso.

C'erano giorni in cui mi fissavo allo specchio e tutto ciò che riuscivo a vedere erano i miei nuovi limiti e le sfortune che l'ictus mi aveva lasciato. Solo dopo ho capito che ciò che si vuole vedere, anche allo specchio, dipende da come si sceglie di guardarlo.

A tal proposito, Bebe Vio, la campionessa paralimpica, mondiale ed europea di scherma si e' espressa dicendo: "C'è differenza fra dire "disabile" e "persona con disabilità"? Sì, c'è una grossa differenza, perché nel primo caso si identifica la persona con la sua disabilità, nel secondo si mette l'attenzione sulla persona a prescindere dalla sua disabilità. Bisogna usare le parole precise se vogliamo che la gente la smetta di trattare chi ha una disabilità fisica o mentale solo come un poveretto da compatire e non una persona con una vita da vivere." In un secondo momento capì a pieno quanto avesse ragione: non ero solo il mio riflesso allo specchio o la mia disabilità.

Tuttavia, sulla scia della mia depressione, la mia immagine non mi piaceva.

Prima avevo un fisico in forma e tonico, di cui ero orgoglioso. Dopo quattro mesi di riabilitazione, invece, il mio riflesso allo specchio era paffuto e arrotondato. Cercavo di prendermi in giro e di attribuire questi cambiamenti a tutti i dolci portati dai miei amici e alla deliziosa pasta cucinata da mia madre. Sembrava che continuare a mangiare quelle prelibatezze avesse influito negativamente sul mio aspetto, ma io sapevo che non era solo questo. Inoltre, lo squilibrio fisico derivante dalla sublussazione della spalla sembrava ripido quanto le scale di Piazza di Spagna a Roma. Praticamente la mia spalla aveva deciso di diventare la principale attrazione turistica del mio corpo.

In alcuni frangenti avrei voluto avere il potere di cancellare il mio riflesso allo specchio, poiché era solo un costante promemoria della mia insoddisfazione e frustrazione. Mi sentivo impotente e inutile. La mia compagna doveva supportarmi in ogni azione e io non potevo neanche aiutarla con le faccende domestiche. Lei doveva preoccuparsi di farmi la doccia una volta alla settimana per assicurarsi che ogni centimetro del mio corpo fosse pulito. Come se non bastasse, la pelle del mio braccio sinistro stava iniziando a sviluppare reazioni allergiche perché non potevo pulirla a fondo.

Le sfide che ho dovuto affrontare con il trasloco e

la mia nuova condizione hanno influenzato anche i nostri momenti intimi. Non potevo abbracciarla con naturalezza come prima. Ho dovuto trovare un nuovo modo: tenevo goffamente il mio braccio destro con quello sinistro per creare un anello di connessione. Era diverso e ci è voluto un po' per abituarmi. Poi ho capito che c'era ancora una possibilità, seppur diversa, di condividere quei momenti di vicinanza nonostante i cambiamenti. Ho compreso che abbracciarla in modo goffo o impacciato non significava non riuscire comunque a trasmetterle tutto il mio amore.

In parte avevo la consapevolezza che questi problemi erano solo nella mia testa, non così reali come credevo. Tuttavia erano sentimenti e sensazioni più forti di me.

Seduto sul divano, guardavo i titoli dei miei libri sugli scaffali. Così come la mia immagine allo specchio, anche ognuno di loro mi ricordava i miei limiti e tutto ciò che avevo perso a causa dell'ictus. Un titolo tra tutti spiccava: Training Essentials for Ultrarunning. L'avevo acquistato qualche mese prima della corsa, con l'intenzione di leggerlo per allenarmi per la gara dei 100 km che mi aspettava. Quel testo rappresentava la mia ambizione, il mio obiettivo. Peccato che in quel momento ogni mio sogno si era frantumato in innumerevoli pezzi, uno per ogni metro che non potevo più correre.

Al supermercato ero l'acquirente più vigile che si potesse vedere, teso come se fossi in procinto di una sparatoria e non a fare la spesa. Manovravo con attenzione il carrello per evitare di scontrarmi con le altre persone e al tempo stesso cercavo di schivare gli altri, tutti in rapido movimento e più agili di me.

Nella mia mente tutti gli occhi erano fissi su di me, in particolare sulla mia mano immobile. La tenevo nascosta il più possibile. La fiducia in me stesso era sempre più vana, mentre ero combattuto anche sul come dovevo salutare sia gli amici che gli estranei. La consueta stretta di mano con la mano destra non era più un'opzione . Non ero sicuro di come procedere. Ho fatto ricorso all'offerta di un pugno con la mano sinistra, aderendo ai vecchi protocolli COVID-19, o all'estensione goffa del braccio destro. Il quale era sempre rigido mentre io accusavo lo stress di queste situazioni. Tante persone sembravano sorprese da ciò, quando me le ritrovavo davanti, mentre chi ormai mi conosceva bene si era abituato al mio nuovo modo di salutare.

Tutti questi fattori hanno avuto un profondo impatto su di me, facendomi sentire bloccato e scoraggiato nel processo di recupero. Quando ho notato che i miei progressi stavano rallentando ho ridotto l'intensità della mia routine di esercizi. Di conseguenza, ciò ha comportato anche la diminuzione della mia forza di volontà. Ho smesso di apprezzare chi ero e ciò che avevo nonostante tutto, concentrandomi solo sugli aspetti negativi.

Non parlavo più con gentilezza a me stesso, non mi raccontavo parole dolci d'amore o di vita. Le uniche storie che la mia mente narrava avevano come protagonisti l'oscurità e l'abisso.

Ogni giorno Lei si interessava del mio benessere, esprimendo la sua preoccupazione con parole del tipo: "Sembri triste e depresso. Non trovi più gioia nella vita." Aveva ragione. Non riuscivo più a vedere la felicità nella vita né a stabilire relazioni significative con chi avevo affianco. Tutto ciò che un tempo mi divertiva ora sembrava lontano e sconosciuto, ricordi poco nitidi di cui non riuscivo più a distinguere i contorni del treno in corsa della depressione. Avevo smesso di leggere e dunque di sperare. Non c'era più l'odore dell'inchiostro sulla carta, le mie dita che accarezzano la copertina. Se n'era andato tutto.

Anche cucinare era diventata una sfida e così, in breve tempo, avevo rinunciato anche a quello. In quel momento non riuscivo a concentrarmi sulle prime settimane successive al mio ritorno a casa, quando ero riuscito a preparare la pasta fresca e l'impasto della pizza, seppur con il solo utilizzo della mano sinistra.

Ogni sera andavo a dormire sognando che la mia mano destra tornasse come prima e ogni mattina mi svegliavo con lo stesso sapore amaro della delusione, perché non era mai così. Era devastante.

Gradualmente ho rinunciato anche a unirmi ai miei amici del club di corsa per delle passeggiate o delle gite. Inventavo ogni volta diverse scuse, fabbricandone di nuove per ogni occasione. Prima dell'ictus mi era sempre piaciuto passare del tempo con loro, che fosse per una corsa, una passeggiata, una colazione o una festa. Tuttavia, durante il periodo della depressione, avevo perso ogni piacere di divertirmi e ridere.

Ad un tratto, anche l'invidia iniziò ad insinuarsi in me, come un ospite sgradito. In particolare è venuta a farmi visita quando ho visto sui social le foto e le storie dei miei amici nelle gare di corsa. Io non c'ero. Desideravo essere tra loro, sulla linea di partenza. I loro post rappresentavano immagini vivide delle loro avventure: sentieri panoramici, cameratismo, risate condivise e trionfi. Avevamo programmato di viaggiare insieme, piantando le tende sotto le stelle. Eravamo una squadra di corridori, legati dalla passione condivisa del riuscire a superare i nostri limiti. Mentre guardavo quelle immagini un misto di gioia per i loro risultati e una sfumatura di tristezza mi ha travolto. Non potevo fare a meno di chiedermi come sarebbe stato tagliare quel traguardo. Correre per me era più di un hobby, era una parte della mia identità. Prima dell'ictus, era un'attività che mi procurava una gioia incommensurabile. Tuttavia, in quel momento, sembrava solo un lontano ricordo impossibile da raggiungere di nuovo.

Anche il viso di Lei si illuminava per l'eccitazione quando apriva la porta e usciva di casa con entusiasmo per la sua corsa mattutina. Ogni volta che la vedevo il desiderio di poter andare con lei si impossessava di me, volevo di nuovo riprovare quelle emozioni.

Sotto la mia finestra, una sinfonia di passi martellanti riempiva l'aria mentre le persone correvano lungo il canale. Solo pochi mesi fa ero uno di loro e invece ora ero dall'altra parte. Potevo solo guardare fuori. Mentre osservavo i loro passi disinvolti e la determinazione impressa sui loro volti, un misto di nostalgia e desiderio mi travolgeva. La vibrante energia dei corridori scorreva nelle mie vene, ricordandomi la libertà e l'euforia che provavo una volta. Tuttavia, ahimè, la mia gamba destra adesso aveva altri piani. La sua persistente tensione era diventata una compagna costante. Non voleva lasciarmi solo.

L'ictus non solo mi ha tolto la capacità fisica di correre, ma ha portato via anche la gioia e le esperienze ad esso associate. Il tempo trascorso con gli amici, l'emozione del campeggio, il cameratismo sulla linea di partenza e la condivisione di storie e di vita. Era tutto perduto.

Quando mi capitava di camminare per le strade su cui correvamo venivo sempre sommerso da un'ondata di emozioni. Non potevo fare a meno di sentire la marea del dolore profondo dei ricordi che viaggiavano nella mia mente. Sulla pelle sentivo ancora i momenti in cui i nostri muscoli si tendevano con il massimo sforzo, le gocce di sudore che scorrevano lungo i nostri corpi, accumulandosi fino nei calzini e nelle scarpe. Le impronte bagnate lasciate sull'asfalto scintillante fungevano da indicatori di direzione, guidando coloro che avrebbero seguito le nostre orme. Eppure, nonostante il disagio fisico provato, resisteva in me il desiderio di avere ancora uno scopo e una realizzazione più profonda che passasse attraverso i miei piedi. Mentre osservavo quelle strade un tempo familiari, non potevo scrollarmi di dosso la consapevolezza che quelle straordinarie sensazioni avrebbero potuto sfuggirmi per sempre, diventando echi lontani di un tempo che non avrei mai più vissuto pienamente.

Nonostante la mia consueta avversione per i rischi finanziari, durante quel periodo presi una decisione folle che, non solo non mi produsse i rendimenti desiderati, ma mi portò anche alla perdita di una parte dei risparmi di una vita. Feci un investimento finanziario azzardato e, senza rendermene conto, caddi in una truffa. Questa vicenda diventò un altro pezzo del puzzle che contribuì alla mia rabbia e al mio crescente senso di depressione.

Un giorno mi sono ritrovato a leggere un libro sull'ictus e ho imparato che le lesioni all'emisfero sinistro del cervello possono effettivamente avere un impatto sul pensiero analitico, poiché questo emisfero è tipicamente associato al ragionamento logico e all'analisi sequenziale. Così ero riuscito a trovare una giustificazione scientifica per la mia stupida decisione.

Nel periodo della depressione ho anche sofferto di insonnia. Ogni notte aprivo gli occhi verso le due o tre del mattino e non mi addormentavo più. La mia mente era inquieta e turbata, mi sentivo agitato e a disagio. Di conseguenza, al mattino ero stanco e mi irritavo con una certa facilità. Invece di provare un senso di rinnovamento, notavo che il mio umore era ancora peggiore rispetto a quando mi coricavo la sera. I miei occhi si arrossarono, rispecchiando l'intensità delle mie emozioni, come i diamanti di tipo IIB che brillano se esposti alla luce ultravioletta. A lavoro la stanchezza pesava molto su di me, rendendo difficile mantenere attenzione e concentrazione.

Come potrete immaginare, esiste una correlazione tra avere problemi a dormire e sentirsi depressi. Funziona come in una catena di montaggio: se si fatica a trascorrere notti riposanti per un lungo periodo, ciò può intensificare il sentimento di tristezza e diminuire la capacità di mantenere un atteggiamento positivo, fattore che aumenta in pari proporzione il pensiero negativo. Inoltre, tutto questo ha un impatto sul funzionamento del cervello. Quando subentra la stanchezza, si sperimenta una diminuzione dei livelli di energia, si ha un sentire cupo e non si riesce a mantenere la concentrazione e la motivazione.

Il fascino irresistibile della depressione era travolgente. Per assurdo sembrava essere l'unica via d'uscita dagli ostacoli e dalle difficoltà. Perlomeno, nell'abisso della mia tristezza, avevo la certezza del sollievo dall'agonia duratura, sia fisica che emotiva. Era la mia zona di comfort. Come Ulisse, sentivo un forte desiderio di arrendermi al dolce dolore promesso dalla depressione.

I miei genitori sono stati al mio fianco fin dal loro arrivo ad Abu Dhabi. Sono stati, e sono tutt'ora, una delle mie principali fonti di sostegno. Un pomeriggio, proprio come molti altri, eravamo impegnati in una videochiamata online. Era passato circa un mese dal loro ritorno in Italia quando ho avuto il coraggio di raccontargli i miei sentimenti.

In lacrime, ho detto loro: "Mamma, papà, ogni giorno diventa sempre più difficile per me. Faccio fatica a rimanere positivo e a mantenere la concentrazione sul recupero."

A quelle parole si susseguì un momento di silenzio, nel frattempo immagino che i miei genitori stessero elaborando ciò che avevo detto. Alla fine fu mia madre a parlare per prima, trasmettendo empatia nella sua voce: "Tesoro, lo capiamo. Siamo qui per supportarti." Fece una pausa, poi aggiunse in tono confortante: "Ricorda, fin dal primo giorno dopo l'ictus, hai dimostrato una forza e una determinazione incredibili. Non puoi lasciare che questi sentimenti ti consumino. Ci deve essere una via d'uscita."

"Hai ragione". risposi "Non lascerò che i pensieri negativi prendano il sopravvento. Farò del mio meglio per ritrovare la mia positività e rimettermi in carreggiata con il mio recupero".

La mattina seguente a quella conversazione mi

arrivò un messaggio da parte di mia sorella. Era evidentemente a conoscenza della recente confessione in merito alle mie difficoltà. Nel messaggio Marzia esprimeva le sue preoccupazioni sulla mia salute mentale ed emotiva, riconoscendo e non sottovalutando le sfide che stavo affrontando. Poi anche lei mi ha ha ricordato la forza di volontà che mi aveva contraddistinto nel superare ogni ostacolo. Io le ho risposto dicendole che era stato difficile per me far fronte alle circostanze post-ictus. Da quel giorno mia sorella mi ha mandato messaggi ogni giorno, voleva controllare come stessi e come stavo reagendo e offrire parole di sostegno.

Una mattina, mentre camminavo lungo il canale e i raggi del sole danzavano sulla superficie dell'acqua proiettando una calda luce, mi ritrovai perso nell'introspezione. I miei pensieri andavano alla deriva, cercando il senso della complessità del mio mondo interiore, ammesso che un senso ci fosse. Il peso delle mie emozioni gravava su di me. In quell'istante ho capito che era giunto il momento di affrontare le verità evitate fin troppo a lungo. Così, un'intuizione cominciò a prendere piede. All'inizio era solo un sussurro, ma col passare dei minuti diventava sempre più forte e chiara. Potevo quasi vederla.

"Mi sento giù e scoraggiato. Ho troppi rimpianti!!!" Alla fine l'ho detto ad alta voce e le parole rimasero sospese nell'aria, un misto di vulnerabilità e sollievo. Se mi fossi sforzato ancora un'pò, forse sarei riuscito a catturare quel vento.

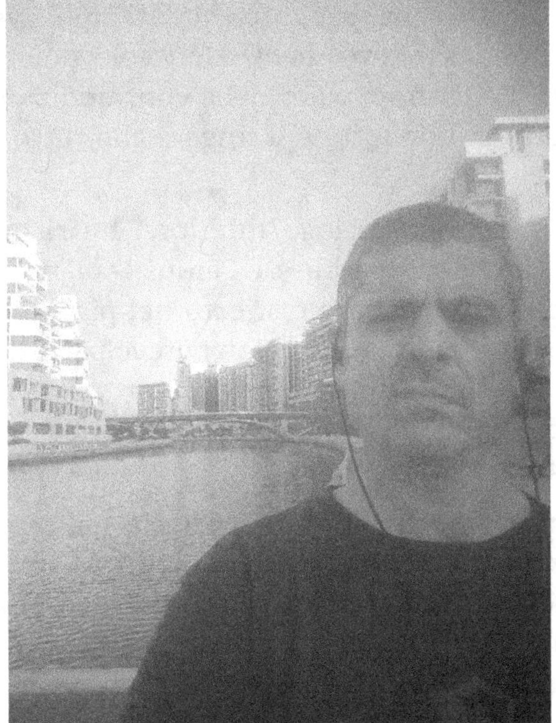

Figura 32- Passeggiate contemplative lungo il Canale: momenti di riflessione.

Osservando il flusso ritmico dell'acqua mi sono convinto che anche io avrei potuto riprendere il cammino. I fiumi non smettono di scorrere neanche quando traboccano, perchè c'è sempre un corso da seguire.

Le parole di Albert Camus riecheggiavano nella mia mente: "Devo uccidermi o prendere un caffè?" Una domanda piuttosto inquietante. Nel profondo, sapevo che reagire era fondamentale, prima che fosse troppo tardi. Le parole dei miei cari, i miei genitori, mia sorella e Lei, emersero. La loro genuina preoccupazione si fondeva con le riflessioni esistenziali di Camus. Mi sono reso conto che, per tutto quel tempo, avevo solo finto che andasse tutto bene. Non volevo accettare il contrario. Ero intrappolato nelle contraddizioni, tra il riconoscere la mia lotta e il fingere che tutto andasse bene così.

Nel corso del mio dialogo interiore, ho riconosciuto il significato delle parole di Camus: era un invito a scegliere la vita. Cercare conforto nei piaceri semplici che ancora mi aspettavano. Non potevo permettermi di soccombere alla depressione dopo tutto ciò che avevo superato dopo l'ictus. Ero vivo e non potevo cedere al peso delle mie emozioni.

"Devo prendere un caffè", sussurrai a me stesso. Una silenziosa dichiarazione di sfida contro la morsa della depressione. Così ho riconosciuto l'oscurità dentro di me, ma ho anche abbracciato il barlume di speranza che ancora ardeva. Era una fiamma fragile, spenta, ma per la quale valeva la pena lottare. Non ero più in fase di negazione. Ho fatto un respiro profondo e mi sono detto ancora una volta: "Mi sento giù e scoraggiato. Sono troppo negativo, pieno di rimpianti e preoccupazioni per il mio futuro. Sto per avere un crollo. Non posso continuare così!! Ho bisogno di cambiare la mia vita. Ho bisogno di lottare e ricominciare da capo!!!" Quel giorno, per la prima volta dopo tanto tempo, sono stato onesto con me stesso, ed è stato tutto diverso. È stato il mio primo vero passo verso il recupero della mia vita e di me stesso.

Sapevo che non avrei potuto affrontare questa battaglia da solo: avevo bisogno del sostegno dei miei cari, della guida di professionisti e della resilienza dentro di me.

Il canale, con le sue acque tranquille, sembrava

mormorare parole di incoraggiamento anche mentre mi allontanavo. Portavo dentro di me lo spirito della domanda di Camus, trasformata in una clamorosa affermazione di vita. Prendevo il mio caffè, assaporando ogni sorso per ricordarmi che in mezzo all'oscurità c'era ancora una luce da trovare.

Ad ogni passo provavo un misto di tensione e determinazione insieme. Non potevo più ignorare i segnali. I miei pensieri sono andati al mito greco di Sisifo, il quale fu condannato per l'eternità a trascinare un enorme masso lungo un ripido sentiero di collina solo per vederlo cadere di nuovo e ricominciare da capo.

Mi sono reso conto che stavo facendo la stessa cosa con i miei fardelli e le mie difficoltà. La mia enorme pietra metaforica. Era giunto il momento di riconoscere il peso gravante su di me e di liberarmene. Così ho fatto una promessa a me stesso: non avrei più sofferto in silenzio. Volevo avvicinarmi ai miei cari, il loro supporto era sempre stato lì per me. Si erano accorti delle mie difficoltà e mi avevano teso più volte la mano, dovevo solo afferrarla. Era tempo di aprirmi a loro, di condividere la profondità delle mie emozioni e le mie battaglie interiori.

Inoltre, sapevo che era anche arrivato il momento di cercare l'aiuto di un professionista. Era vitale. Una persona qualificata poteva offrirmi una guida diversa, strumenti e terapie per affrontare il viaggio impegnativo che mi aspettava.

Nella sezione successiva condividerò i momenti di trasformazione e le esperienze cruciali che hanno plasmato il mio percorso verso la guarigione.

Oltre ai miei genitori, Lei e mia sorella hanno avuto un ruolo essenziale nella mia ripresa. Tuttavia, avvicinarmi a loro in modo diverso per parlare del mio disagio personale è stata una sfida notevole. Temevo che non avrebbero compreso la complessità delle mie lotte o il peso emotivo che portavo dentro. Ancora non sapevo quanto mi sbagliassi.

Non si vince da soli.

UNA FIACCOLA NEL BUIO

Un giorno uno degli ex amministratori di Etihad Airways mi disse: "Fallire ti permette di valutare la situazione, quindi di orientare il tuo approccio e andare avanti."

Era un consiglio d'affari, tuttavia, da quando me l'ha detto, questo mantra è rimasto impresso nella mia mente. Così ho deciso di applicarlo anche a tutto ciò che riguardava la mia vita dopo l'ictus.

In questa sezione, caro lettore, voglio renderti partecipe e testimone del mio viaggio di trionfo, mentre riemergo più forte di prima dalle profondità della mia crisi personale. Così come la fenice, anche io sono risorto dalle ceneri dell'ansia, della preoccupazione, dello stress, dei rimpianti e della negatività.

La vita è come le montagne russe: per quante volte sarai in cima all'ottovolante, tante altre ti ritroverai a testa in giù, demoralizzato e perduto. Io ero lì, in uno dei punti più bassi della mia esistenza, immobilizzato nella depressione.

JK Rowling scriveva che "il fondo è diventato la solida base su cui ho ricostruito la mia vita" e ho deciso che anche questa teoria poteva diventare anche mia. Potevo ricostruire dalle macerie una casa che, per quanto non mi piacesse più, avrei dovuto abitare per sempre: me stesso. Meritavo una seconda possibilità.

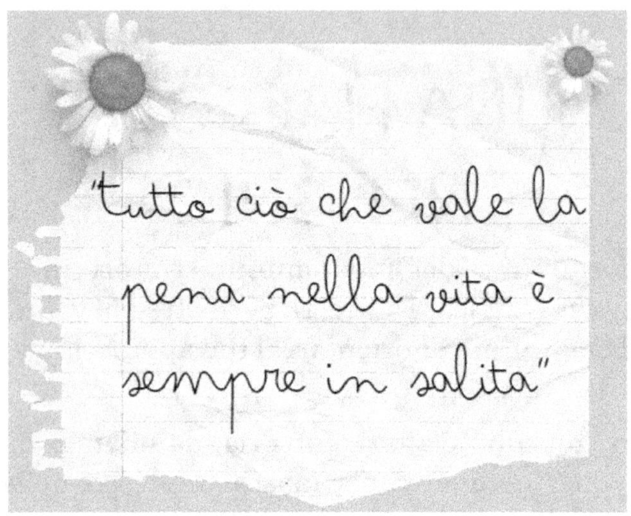

Proprio come il leggendario dio greco Dioniso, ho vissuto momenti in cui mi sembrava di dover ricominciare tutto da capo e non mi restava altro che trovare la forza dentro di me. Nel caso in cui non lo sapeste, Dioniso, nella mitologia, rappresenta l'idea dei mutamenti e dei nuovi inizi. Così ho deciso di fare come lui e di affrontare ogni sfida per diventare più forte e non soccombere. Ho iniziato a credere nel potere del cambiamento e nelle numerose possibilità che offre: apprezzare la gioia e la felicità della vita, qualsiasi essa sia.

Paradossalmente, è stato solo quando ho raggiunto l'apice della disperazione che ho scoperto una forza interiore nascosta che non credevo neanche potesse esistere. Tuttavia, come vi ho già detto, oltre al mio impegno, il sostegno e l'amore dei miei cari hanno svolto un ruolo prezioso. C'erano per me quando ne avevo bisogno e in quel momento mi serviva più che mai.

Richard Branson diceva: "il mio atteggiamento è sempre stato, se cadi a faccia in giù, almeno vai avanti. Tutto quello che devi fare è rialzarti e riprovare."

Non so se lo sapete, ma il temperamento di cui parla Branson è tipico dei surfisti. Fateci caso: cadono, prendono schiaffi dalle onde, bevono acqua eppure insistono all'infinito, fino a trovare l'equilibrio perfetto per non perdersi più.

Per tanto tempo anche io sono stato sommerso dalle onde, la marea implacabile degli effetti dell'ictus. Fino a quando non è arrivato il mio momento per riprovare a salire sulla tavola. Non è stato semplice, non ve lo nascondo, ma la volontà di rialzirmi stavolta era più forte di ogni corrente avversa. Volevo andare avanti, c'era ancora troppo oceano ad aspettarmi e io volevo navigarlo tutto.

DI NUOVO SULLA LINEA DI PARTENZA

Il 20 marzo 2023 mi sono svegliato presto, prima del suono della sveglia, e ho notato subito una certa rigidità al braccio destro. L'appuntamento per il lavoro era alle otto del mattino. Ho provato a prendere l'orologio per controllare l'ora, ma la mia mano destra non si è mossa. Ho riprovato ed era ancora bloccata. Ogni mattina controllavo se il sogno di muovere di nuovo la mia mano destra si fosse avverato. Non accadeva mai, quindi, anche quella mattina, ho imprecato sottovoce e ho usato la mano sinistra. Erano le 5:12.

Mi sono seduto sul bordo del letto e ho fatto un respiro profondo. Da quando sono tornato a casa dopo l'ictus ho acquisito un mio rituale mattutino per alzarmi dal letto, il quale mi ha permesso di capire a pieno il significato del termine "rock 'n' roll": oscillare (rock) e rotolare (roll). Vi spiego meglio: per prima cosa mi dondolavo avanti e indietro, passando lentamente alla posizione seduta; poi, con un rapido rotolamento verso sinistra, mi trovavo sul bordo del letto. Ciò poiché è consigliato scendere dal letto dalla parte più forte e dunque, nel mio caso, la sinistra. Anche se non è il modo più ortodosso per alzarsi dal letto, la tecnica del rock and roll si è rivelata una valida alternativa, vista la mia situazione.

Un'altra breve notte. Il serpente spastico sempre avvolto attorno al mio braccio, cercando di stritolare i miei muscoli. Il mio pugno chiuso lottava per conquistare per una pausa da quella contrattura perenne. Infine, ho fatto oscillare le gambe oltre il bordo del letto, così che i piedi toccassero il pavimento mentre mi alzavo. Ad ogni passo la mia andatura assumeva uno stile zoppicante. Mi sono diretto verso il bagno, superando gli ostacoli sul mio cammino.

Mi sono spruzzato dell'acqua fredda sul viso e ho cercato di svegliarmi, poi sono andato in cucina e ho preparato un caffè, il miglior antidoto per attivarsi al mattino. Migliaia di pensieri viaggiavano nella mia mente. Stavano ballando o erano impegnati in una feroce battaglia? Di sicuro erano massi pesanti sul mio cuore e sulla mia mente, come Atlante condannato da Zeus a sostenere le sfere celesti sulle sue spalle per l'eternità. Dopo gli esercizi mattutini, sono andato a lavorare. Come quasi ogni giorno negli ultimi mesi, ho aperto il mio diario e ho scritto l'ennesima lettera a me destinata. Ho aperto il mio cuore a me stesso, non potevo più continuare così.

"Caro Marco,

I pensieri negativi sono parte di tutti noi. Ma quando parli loro ad alta voce, dai loro vita. È allora che diventano realtà. La tua realtà oscura.

È tempo di decidere, di assumersi la responsabilità e di andare avanti. Non accadrà per magia. Alzati e afferma: "Non mi sconfiggerà. Non importa quanto sia difficile.

Non importa quanto mi senta deluso e giù. Vincerò. Sto andando avanti con la mia vita."

È un invito all'azione contro lo stress e la negatività. Lasciati alle spalle il peso dell'ansia. Abbraccia un nuovo inizio, un nuovo capitolo in cui recuperi la tua felicità e la pace interiore. Altrimenti la vita sembra diventare solo una ripetizione della stessa vecchia routine e anche alzarsi dal letto per iniziare la giornata sembrerà una cosa da poco, come se quello che stai facendo non abbia molta importanza.

L'ictus ti ha portato via molte cose, è vero. Parte della tua identità se n'è andata via con lui. Tuttavia, non è stata solo colpa sua. Ti sei permesso di prendere le distanze dalla tua vita passata. È tempo di rivendicare ciò che hai amato e ricostruire le connessioni che ti hanno portato felicità e realizzazione. Ridefinisci il tuo percorso e riscopri le gioie che un tempo riempivano le tue giornate.

Hai l'amore e il sostegno di molte persone. Sei forte. Puoi superare questo momento difficile. Credi in te stesso e fai il primo passo verso un futuro migliore. Ricorda, è la tua vita e tu hai il potere di modellarla. I cambiamenti partono da te. Nessuno può agire per te, solo tu ne hai il potere.

Il tuo sé futuro ti ringrazierà quando saprà che hai fatto del tuo meglio per rendere felice il suo presente.

Con determinazione e resilienza,

Marco"

Non avevo più scuse. Avevo fallito nel mio percorso di recupero emotivo e psicologico. Avevo lasciato che l'ansia, le preoccupazioni e i rimpianti riempissero la mia mente e la mia anima. E si sa, finchè non metti ordine dentro di te e non liberi spazio non ci potrà mai essere posto per qualcosa di diverso. Mi sentivo come un impasto per la pizza lasciato a riposare troppo a lungo: rifiutavo di lievitare. Ero piatto, come un palloncino sgonfio, privo del solito entusiasmo.

C'era però una ragione profonda a motivarmi: non volevo deludere tutte le persone che stavano facendo il tifo per me.

Era arrivato il momento di varcare il segnale di partenza della mia nuova gara. Sì, dovevo correre da solo, ma ogni pochi metri c'era qualcuno al bordo della strada pronto a incoraggiarmi.

Ho proseguito verso un nuovo inizio, pronto ad abbracciare le sfide future. Non è stato un processo immediato, ma una trasformazione graduale. Ogni giorno facevo dei passi in avanti, ma questo viaggio è ancora in corso e mi chiedo se finirà mai. Probabilmente no, è la vita. Tuttavia, sono determinato a trarne il massimo per diventare più consapevole durante il tragitto.

Lungo il mio cammino ho incontrato non solo vittorie, ma anche battute d'arresto e momenti di preoccupazione. Tuttavia, ho perseverato e sono rimasto focalizzato in ciò che avevo iniziato.

"Lo stress mi sta divorando vivo. Mi sento ansioso. I rimpianti mi stanno annebbiando la mente. Ho paura per il futuro. Non vedo la luce alla fine del tunnel. Cosa devo fare per scrollarmi di dosso tutto questo?" ho confessato alla mia compagna quella stessa sera.

Mentre dicevo queste parole, le mie emozioni più profonde prendevano vita dalla valle di lacrime che nel frattempo bagnava il mio viso. Così Lei mi ha esortato ad adottare una mentalità positiva e ad abbracciare l'amor proprio. Poi, mi ha suggerito di riscoprire il potere della fede. Negli anni che abbiamo condiviso insieme, ci aveva già provato molte volte. Trovare nuova gioia in attività come leggere, scrivere e riconoscere il potenziale per attività future.

Mi ha detto: "Smettila di preoccuparti di come andrà a finire tutto. Riponi la tua fiducia in Dio. Sposterà le montagne e cambierà la situazione a tuo favore. Andrà tutto bene, credici! Lascia andare ieri. Lascia che oggi sia un nuovo inizio e sii il meglio che puoi, e arriverai dove Dio vuole che tu sia!!"

In seguito ho contattato anche mia sorella, discutendo insieme a lei delle sfide che ho dovuto affrontare. La sua anima empatica mi ha fornito conforto e molta connessione emotiva durante questo momento difficile, il che non è scontato. Marzia mi ha ricordato le sue parole quando ero in terapia intensiva: "La mia preoccupazione principale era per il tuo cervello. Ora sappiamo che funziona. Quindi, usalo. Il resto seguirà. Niente è impossibile se lo vuoi."

Con Masoud ho esplorato potenziali metodi per adattarmi alla mia situazione lavorativa post-ictus. I suoi suggerimenti e le sue intuizioni mi hanno fornito preziose prospettive. Abbiamo esaminato come plasmare il mio lavoro e i miei compiti nelle circostanze del mio recupero. Masoud mi ha ricordato che ero un senior manager. Dunque, dovevo guidare la mia squadra e non più svolgere i compiti di ingegnere. Ho dovuto abbreviare le mie e-mail, niente più testi lunghi e complessi per far fronte all'uso della mia sola mano sinistra. Inoltre, ho dovuto imparare a delegare alcuni compiti e ad affidare al team tutti i miei progetti. Il mio ruolo era fornire alla mia squadra le risorse necessarie per implementare i progetti e prendere decisioni quando richiesto.

L'Etihad Medical mi ha dato la possibilità di ridurre di due ore il mio orario di lavoro giornaliero. Tuttavia, io ho deciso di farlo comunque a tempo pieno. Preferivo stare in ufficio piuttosto che a casa a non fare nulla. Al lavoro, la mia mente era occupata, meno opportunità per preoccuparmi del mio presente e del mio futuro. Con un po ' di tempo e rinnovata grinta, sono tornato alla programmazione. Ho avviato alcuni nuovi progetti per aiutare la mia squadra e ho cercato di abbracciare nuovi campi e applicazioni. Ero di nuovo un elemento prezioso. Il mio team non ha mai mancato di supportarmi. Mi aiutavano accettando i miei limiti senza permettermi di identificarmi in essi. Una sensazione di calore e umanità si diffondeva in me ogni volta in cui i miei compagni di squadra mi chiamavano "capo". Ciò mi faceva sorridere e mi riempiva di felicità e gratitudine. I loro soprannomi mi hanno fatto sentire apprezzato e rispettato, come un leader importante nella nostra equipe. Hanno riconosciuto la mia presenza e hanno fatto affidamento sulla mia guida. Ciò mi ha dato molta fiducia e mi ha ricordato il forte legame che condividiamo. Hanno fatto di tutto per coinvolgermi e ridurre ogni possibile fonte di stress per me.

Da parte mia, ho cambiato il modo in cui fino a prima approcciavo al lavoro. Niente più dodici ore in ufficio al giorno. Niente più lavoro durante i fine settimana.

La mia salute fisica e mentale venivano prima di tutto. Forse avevo bisogno dell'ictus per capire che erano loro i fattori più importanti dell'equazione della mia vita.

Mi sono ricongiunto alla mia squadra della corsa e ho ripreso le attività che prima facevamo insieme, anche se ora potevo solo camminare. Andavo sia sabato al Birdcage ad Al Wathba che domenica a Yas Island. Mentre camminavo a Birdcage, un sentimento di felicità mi ha riempito. Salendo su per le colline, i miei polpacci iniziarono a farmi male di nuovo. Avevo provato lo stesso dolore molte volte nei due anni precedenti, ma non mi era mai sembrato così bello. Durante la discesa sono stato più attento, poiché temevo di cadere. Ricordavo ciò che mi aveva detto Metha: "salire è più facile perché la gravità ti aiuta, ma scendere significa lottare contro di essa." Il contrario della vita.

Durante la discesa ho provato un misto di eccitazione e nervosismo. Tuttavia, ogni passo avanzato è stato una vittoria sulle mie paure e un simbolo della mia determinazione. Il dolore ai polpacci e la paura di cadere mi hanno ricordato le sfide che avevo superato e quanto ero diventato forte. Camminare a Birdcage con la mia squadra di corsa significava molto più che fare esercizio. E' stato il modo in cui mi sono dato di nuovo una pacca sulla spalla, dimostrando a me stesso che potevo affrontare ogni sfida e fare qualsiasi cosa se avessi creduto nelle mie possibilità.

Ho riconosciuto sulla mia pelle l'importanza del supporto psicologico continuo e ancora oggi ne traggo benefici. Le ore preziose investite sulla mia salute mentale erano il mio spazio sicuro per elaborare le mie emozioni, entrare in contatto con nuove intuizioni e sviluppare ulteriormente strategie di adattamento.

La terapia si concentra sulla comprensione dei "perché" dietro i nostri pensieri, sentimenti e comportamenti. Sciogliere alcuni punti interrogativi, e al tempo stesso pormi tante altre domande, mi ha aiutato a guarire dalle ferite del passato e ad acquisire nuovi strumenti per affrontare la vita.

Ho ravvivato la fiamma del mio amore per la lettura e il sapere, immergendomi nei libri e nella conoscenza. L'apprendimento continuo catalizza la crescita personale e professionale. Ci mantiene adattabili, innovativi e aperti a nuove idee. Sono tornato a vecchi amori intramontabili come lo stoicismo, la mitologia greca, i classici e gli studi sociali, ma ho avuto anche nuovi colpi di fulmine per libri sui sopravvissuti all'ictus e lo sviluppo personale. Ho studiato la vita e l'insegnamento di Napoleon Hill sulla mente positiva e sulla "filosofia del successo". Lei, all'inizio della mia riabilitazione, mi ha fatto conoscere la sua famosa citazione: "Tutto ciò che la mente può concepire e credere, può realizzarlo."

Con il mio collega e amico Nazaif ci siamo avventurati alla ricerca di nuove opportunità di business. Dallo sviluppo di applicazioni software alla progettazione di nuovi prodotti per persone con disabilità come me. Sebbene esistano prodotti simili sul mercato, sono piuttosto costosi e non facili da trovare. Nel momento in cui scrivo queste parole, cari lettori, ci troviamo ancora nella fase di studio del nostro progetto. Ma avrò premura di tenervi aggiornati.

Alla fine, "tutto è comprensibile", come scriveva Marie Forleo nel suo bestseller dal titolo "A tutto c'è una soluzione." Leggere il suo libro mi ha ricordato che, nonostante le sfide che stavo affrontando, possedevo la forza interiore e le capacità per superare qualsiasi ostacolo e trasformarmi nella persona che ero destinata a diventare.

Ho ascoltato podcast sull'ictus e sulla crescita personale. Ad esempio: "The Mindset Mentor" di Rob Dial; "The Daily Stoic" di Ryan Holiday; "Recovery After Stroke" di Bill Gasiamis; "The School of Greatness" di Lewis Howes; e "The Mindvalley Show" di Vishen Lakhiani. Questi podcast sono forme di coaching personale, si concentrano sul "come" raggiungere gli obiettivi e apportare cambiamenti positivi nella nostra vita.

Inoltre, sono tornato a studiare. Ho seguito alcuni corsi base sull'Intelligenza Artificiale e le sue applicazioni. Ho ampliato le mie conoscenze sulla programmazione e ho cercato nuove aree in cui apprendere. Ho seguito corsi di scrittura, in particolare di memorie, e ho imparato a conoscere l'editoria e il marketing di libri.

Proprio come un cuoco esperto, ho imparato l'arte del dividere ogni problema, in qualsiasi ambito, in più parti, come se fossero bocconi più facili da masticare. In questo modo potevo arrivare al cuore delle difficoltà e trovare le soluzioni migliori. Ne sceglievo uno ad uno e li affrontavo separatamente: i piccoli "mostri" sono più facili da fronteggiare.

Questo metodo mi ha permesso, e mi permette, di affrontare ogni sfida in modo più efficiente, anche quelle più complesse.

Ho cambiato la mia prospettiva sulla vita, ho abbracciato il potere del pensiero positivo, trasformando il mio modo di osservare e migliorando il mio umore. Mentre intraprendevo il viaggio di rinascita dalle ceneri, ognuno di questi momenti cruciali ha gettato le basi per la mia trasformazione trionfante. Sono stati i catalizzatori che mi hanno spinto in avanti, infondendo speranza, resilienza e un rinnovato senso di scopo nella mia esistenza dopo l'ictus.

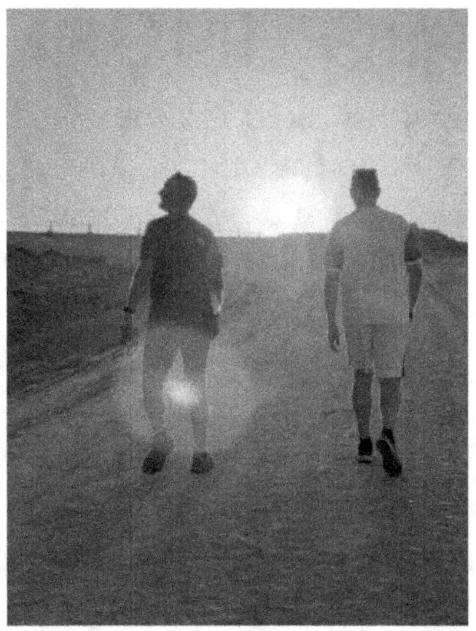

Figura 33- Marco cammina a Birdcage con Kevin

CAMBIARE IL MIO PENSIERO E IL MIO UMORE

La mentalità gioca un ruolo significativo nel processo di recupero. Dopo il mio tracollo, ho adottato una visione positiva e ho lasciato andare frustrazioni e rimpianti. L'ictus non guidava più la mia vita, ho ripreso io il timone.

"Non è bello pensare che domani sia un nuovo giorno senza ancora errori?" recita la citazione di LM Montgomery, la quale cattura l'essenza della speranza e il potenziale per un nuovo inizio continuo. Non ci si pensa mai, ma l'ottimismo e il pensiero positivo hanno un grande potere nella vita e un profondo impatto sul benessere quotidiano.

Non si tratta di negare o ignorare le sfide e le difficoltà della vita, ma di coltivare una nuova mentalità: il famoso bicchiere mezzo pieno. Spesso non si può avere il controllo su ciò che ci succederà, ma si può sempre scegliere da quale punto di vista guardarla.

Seguendo questo filo, dunque, l'ictus non è stato colpa mia, non avrei potuto controllarlo neanche se lo avessi voluto, ma ho deciso di guarire, abbracciando la responsabilità della nuova vita che mi è stata data.

Diversa? Sicuramente.

L'avrei scelta? Non vi prendo in giro, no.

Ciò mi giustifica a sprecarla o a trattarla come qualcosa di seconda mano? Dipende da quale angolazione si osserva la questione e io ormai ho fatto la mia scelta: merito ancora continui giorni di felicità.

A quel punto, stava solo a me agire di conseguenza. Come se fossi un computer, ho eliminato ogni virus, mi sono riavviato e ho cambiato il mio sistema operativo.

Sono stato parte integrante della mia crescita personale e ho trasformato il mio pensiero e il mio umore. Ho imparato ad affrontare la fase post-ictus con resilienza e positività. Mi sono riprogrammato per trovare gioia nelle nuove esperienze. Cercare gli aspetti positivi della mia vita post-malattia era un qualcosa di totalmente estraneo alla mia concezione. Prima non ero una persona ottimista, poi sono dovuto diventare un "ottimista pragmatico". Ciò comporta pensare che le situazioni generalmente andranno per il meglio, ma con pragmatismo: praticità nell'approccio al raggiungimento degli obiettivi.

Il rimpianto è un'emozione negativa che dipende dal pensiero controfattuale, spiega il dottor Roese. Ciò significa produrre scenari immaginari per convincersi che le cose potrebbero andare meglio. "Ci sono persone che dicono: 'Vivo la mia vita senza rimpianti', ma, se analizziamo un po' la situazione, riconosceremo che praticamente tutti li hanno", ha dichiarato Neal Roese, PhD., psicologo sociale, alla rivista SELF.

Anche il non riuscire a chiedersi scusa è emotivamente e

fisicamente dannoso. Così mi sono perdonato e mi sono stretto forte, anche se con un braccio solo. Ho lasciato andare i rimpianti secondo i quali avrei potuto fare qualcosa per prevenire l'ictus, cazzate.

Ho studiato i concetti di lotta alla negatività, rilascio e accettazione. Il maestro Zen Thich Nhat Hanh insegna che la consapevolezza, la rabbia, la tristezza e i rimpianti possono essere porte verso la pace e la bellezza. Quando percepiamo le cose chiaramente, i sentimenti negativi non possono impossessarsi di noi.

Ho iniziato a scrivere il mio "diario del dolore": a lui affido tutte le mie emozioni e i miei pensieri. Scriverli mi ha permesso di portare un po' di chiarezza nella mia storia personale. Gli esperti raccomandano questa pratica per la gestione emotiva e dell'ansia, per la pratica della cura di sé e l'aumento della consapevolezza. Come la paura, il passato e il futuro sono prodotti della nostra mente. Nessuna quantità di senso di colpa può plasmare il passato e nessuna quantità di ansia può intervenire nel futuro. In altre parole, non potevo cambiare il passato, ma potevo modificare il mio presente e influenzare in positivo il mio futuro.

I pensieri sono ombre attraverso le quali il mondo che si vede può apparire alterato. Questo perché l'essere umano è incline a "distorsioni cognitive". Dunque, anche se leggere le emozioni scritte potrebbe sembrare drammatico, in realtà, quando si osserva che quei stessi pensieri hanno già abitato la nostra mente, si comprende quanto possano essere o meno reali in un determinato momento. E' un po ' come la storia dei mostri sotto al letto: la paura passa solo quando facciamo capolino con la testa e ci rendiamo conto che non c'era niente di tanto spaventoso al di fuori della nostra immaginazione. E lo so che non è facile trovare il coraggio per guardare in faccia il timore, ma è necessario.

La vita sta dall'altra parte della paura.

La mia mente vagava continuamente, ripensando al passato o pianificando il futuro. Attraverso la pratica della consapevolezza, ho notato quando la mia mente fuggisse. La consapevolezza, nel caso in cui non lo sapeste, è un tipo di meditazione. Ci si concentra sull'essere consapevoli di ciò che si percepisce e si sente in un determinato istante, senza interpretazione o giudizio. E' come osservarsi in uno spettacolo di teatro: l'unico biglietto venduto è a te stesso da te stesso e il tuo unico spettatore è gentile, si gode la scena senza intervenire, non applaude ma non fischia nemmeno.

Io ho scelto di praticare la 'camminata meditativa', concentrando tutto me stesso su quell'azione. Ero consapevole delle sensazioni dello stare in piedi e dei movimenti sottili che mantenevano il mio equilibrio. Ho adottato metodi di respirazione, praticando l'immaginazione guidata per rilassare il corpo e la mente.

Mi sono abbracciato, rispettato e coccolato con parole gentili. Avevo bisogno di acquisire nuovamente fiducia in me stesso e quindi di accettare ogni mio aspetto, senza eccezioni. Anche le parti di me più negative o indesiderabili sono diventate motivo di cura. La mia mano destra, per quanto all'inizio l'ho odiata, poi l'ho accettata: ancora adesso non si muove, probabilmente non lo farà mai di nuovo e va bene così. Forse il mio corpo vuole comunicarmi qualcosa che ancora non riesco a comprendere.

**L'ictus potrebbe avermi cambiato, ma
non gli faccio decidere chi sono io.
Sto imparando ad amare il mio nuovo io,
le imperfezioni e tutto il resto.
L'amor proprio e l'accettazione di questo
"nuovo me" sono la base per una
guarigione sana e di successo.
Sono fiducioso che, con il tempo e
l'amore per me stesso, riuscirò a vivere
una vita piena e appagante.**

Come in risposta a un lungo richiamo, anche la mia mano sinistra ha accettato la sfida e ha iniziato a lavorare di più per affinare i suoi movimenti e le sue abilità. È diventata più forte e più intelligente grazie al gioco con le freccette, il quale mi ha aiutato a migliorare la coordinazione e il controllo.

Ho smesso di paragonarmi agli altri e, ancora più importante, a chi ero prima dell'ictus. Ho smesso di lamentarmi per tutto ciò che ho perso. Erano aspetti importanti della mia vita, è normale, ma avevo una nuova possibilità da sfruttare. Ho iniziato a concentrarmi su tutto ciò che ancora ho. Ossigeno da respirare, disabilità minori che, per quanto spero ogni giorno siano temporanee, se così non sarà andrà bene lo stesso, funzioni cognitive intatte e un cervello funzionante. L'accettazione di me stesso mi ha aiutato a controllare le mie emozioni e a perdonarmi.

L'accettazione e il perdono vanno di pari passo. Ciò mi ha portato all'auto compassione, la quale, secondo le parole della ricercatrice Kristin Neff, è più utile per la nostra salute mentale ed emotiva rispetto all'autostima. Autocompassione è donarsi, "la stessa gentilezza e cura che daresti ad un buon amico." Mi ha reso più gentile con me stesso quando ho fallito e più resistente alle battute d'arresto, soprattutto quando i miei tentativi di fare jogging continuavano ad andare a vuoto, uno dopo l'altro. Sono diventato più autentico, senza preoccuparmi dei giudizi degli altri. Ero libero di essere tutto ciò che volevo, perché avevo finalmente compreso che l'accettazione di ogni mia sfaccettatura non era arrendersi o un atteggiamento passivo. Tutto il contrario, era prendersi cura.

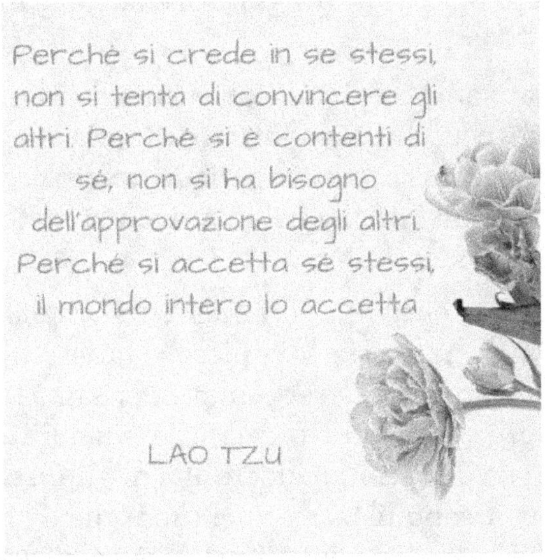

Ho pensato che, se avessi creduto in me stesso, non avrei sentito più il bisogno di convincere gli altri del mio valore. Amare ciò che si è, quella parte che coincide esattamente con sé stessi, permette di non cercare approvazione esterna. Solo quando mi sono accolto da solo il mondo ha iniziato ad accettarmi e a riconoscermi per ciò che ero. È un viaggio impegnativo, ma liberatorio. L'accettazione mi ha permesso di modellare il modo in cui interagisco con gli altri e il modo in cui gli altri mi percepiscono.

Ho fissato obiettivi chiari e definiti che mi hanno reso responsabile. Potevo misurarli e mi davano una visione a lungo termine e una motivazione a breve termine. Non puoi fare ciò che non quantifichi. Non puoi migliorare qualcosa che non controlli.

In breve tempo sono stato orgoglioso del raggiungimento dei miei obiettivi. Ogni settimana allungavo la distanza percorribile a piedi, fino a raggiungere 8,5 km in un giorno, che con i mesi sono diventati 10 km.

Ho celebrato anche i più piccoli risultati durante il mio processo di recupero. Ho adottato la teoria dei guadagni marginali (o, come a volte chiamata, "micro eccellenza") di Sir Dave Brailsford, il quale ha rivoluzionato lo sport grazie alle sue idee.

Brailsford sostiene: se si ottenesse un miglioramento dell'1% in una serie di piccole aree, i benefici cumulativi sarebbero straordinari. Pensate che questo stesso approccio ha trasformato la squadra ciclistica britannica da un team mediocre alla migliore al mondo, portandola a conquistare sedici medaglie d'oro in due Olimpiadi e sette vittorie al Tour de France in otto anni tra il 2008 e il 2016.

Coltivavo gratitudine per ogni piccolo progresso, non importa quanto insignificante. Ho trovato la motivazione in ogni passo in avanti, in ogni passeggiata e ogni scala superata con successo. I movimenti aggiuntivi della spalla e del braccio diventavano medaglie appuntate al petto. Ero un uccellino e per la prima volta aprivo timidamente le ali, prima o poi avrei preso un volo sicuro verso il cielo e lontano dal nido.

Ogni piccola vittoria è stata un contributo significativo alla mia trasformazione nel tempo. Ho migliorato il mio stile di camminata. Il mio ginocchio è tornato quasi in linea e dritto. Niente più oscillazioni esterne eccessive, tranne quando la mia gamba è più stanca. Ma va bene, anche i migliori soldati hanno bisogno di riposo. Il mio braccio ha iniziato gradualmente a rilassarsi e ad assumere una posizione meno rigida, ora è semi-piegato. Anche la spasticità ha ridotto la sua presa sui miei muscoli.

Ho adottato una mentalità diversa: le sfide non erano ostacoli, ma opportunità di crescita personale e di apprendimento. Sei circondato da problemi solo se li consideri tali.

Dal proverbio latino "Mater artium necessitas", che si traduce in italiano come "La necessità è la madre delle abilità" ed in senso traslato "In caso di necessità si riescono a fare cose inaspettate", i miei limiti e le mie capacità erano i fattori trainanti.

Col tempo ho iniziato a usare degli strumenti progettati per aiutare le persone con disabilità e ho adattato oggetti comuni per facilitare la mia vita quotidiana, come una piccola morsa da banco che compensava la perdita dell'uso della mano destra. Insieme a mio padre, ispirandoci alle spazzole pulitrici per mucche, abbiamo creato un utensile simile per aiutarmi a lavare la parte sinistra del mio corpo, la quale non è facilmente raggiungibile usando solo la mano sinistra.

Ho appreso nuove tecniche per fare la doccia, vestirmi e per tornare a cucinare. Mescolare il risotto non era più un problema e la forte presa della mia mano destra, simile a quella di un coccodrillo, era perfetta per aprire bottiglie e dentifricio. Altro che un limite. Infine, dopo diversi tentativi, ho perfezionato i procedimenti per l'impasto della pizza e la pasta fresca con una sola mano. Di sicuro non mi annoiavo mai.

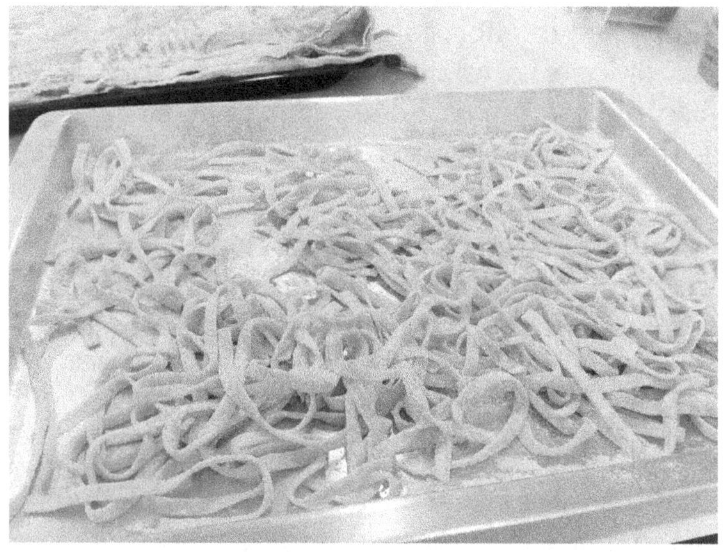

Figura 34- Preparare delicate fettuccine italiane: un trionfo dell'abilità con una sola mano.

Ho capito che le battute d'arresto facevano parte del viaggio e, invece di farmi buttare giù, ho cercato di capire cosa volessero insegnarmi. Se alle interrogazioni continui a prendere voti insufficienti, forse non è solo colpa dell'insegnante, probabilmente stai sbagliando qualcosa anche tu. E io ho ripassato tante lezioni da quel momento in poi.

Ho perfezionato la tecnica che JD mi aveva insegnato mesi prima per entrare e uscire dall'auto fino a che non ho smesso di colpire il telaio dell'auto con la gamba destra. Ho cambiato la sequenza per contrastare la limitata estensione del ginocchio e della gamba.

La vita è sofferenza. È una delle nobili verità insegnate dal Buddha. Vivere non è sempre facile o giusto, è un percorso allestito di momenti di sofferenza e difficoltà. L'ho provato sulla mia pelle, come tutti, e ve lo posso confermare: tristezza, dolore e delusione sono stati i protagonisti principali delle mie giornate per diverso tempo. Li ringrazio tanto, ad oggi, perché senza di loro non saprei cogliere la felicità di domani.

Di tanto in tanto, una voce interiore mi ricordava la mia disabilità e la possibilità che fosse permanente. Sarebbe stato molto più semplice darle ascolto, come lo è non buttarsi dall'aereo per paura di morire, ma, se l'avessi assecondata, non avrei mai saputo se il paracadute si sarebbe aperto o meno. Ecco perchè l'ho messa a tacere e oggi volteggio, mentre credo che Dio abbia uno scopo per me. Sono fiducioso del fatto che mi ha dato ciò a me destinato. Questo pensiero mi ha dato la forza di andare avanti.

Le conseguenze dell'ictus hanno deciso di restare. La mia mano serrata e le dita dei miei piedi arricciate, per le quali stare in piedi è una vera e propria avventura, me lo ricordano ogni giorno. Posso ancora sentire la tensione dei muscoli delle gambe e delle braccia fino al cervello. Poiché il mio piede era rivolto verso l'esterno, non potevo indossare scarpe aperte o infradito per camminare, ma solo chiuse. La spasticità era, è e sarà una compagna per tutta la vita. Non siamo andati sempre d'accordo io e lei, lo ammetto, ma, dato che il divorzio non era possibile, alla fine ci siamo adattati in questa convivenza forzata. Non ci stiamo ancora molto simpatici, ma abbiamo imparato a rispettarci.

Paradossalmente, è stata proprio la spasticità, e non solo, a rendermi più forte. Ogni volta in cui avevo un pensiero negativo, lo sostituivo con uno positivo. Ho parlato a me stesso al presente. Ho riconosciuto i pensieri intrusivi e distruttivi, non ho provato a farli sparire. Al contrario, li ho affrontati. Li ho risolti per quanto ho potuto. Non li ho spazzati sotto al tappeto. Non ho nascosto la testa sotto la sabbia.

Secondo il professor Steve Peters, si può dividere la mente in tre parti principali: l'umano, lo scimpanzé e il computer. L'umano è il lato razionale, logico e analitico: prende decisioni informate secondo il pensiero critico e considera gli effetti delle azioni.

Lo scimpanzé è il lato emotivo e impulsivo.

Il computer, invece, è il sistema di archiviazione ed elaborazione della mente: memorizza ricordi, esperienze e comportamenti appresi.

Per vivere una vita più felice e di maggior successo, dobbiamo gestire il nostro scimpanzé, domarlo per sviluppare strategie e tecniche vincenti. Vogliamo che l'umano sia al comando.

Così, anche io ho preso coscienza del mio scimpanzé e dei suoi schemi ripetitivi, i quali mi rendevano uno schiavo al suo servizio. Quando l'ho messo a fuoco, gli ho gridato "stop" e gli ho detto come comportarsi.

Ho riconosciuto che la guarigione emotiva richiede tempo, sforzi e sacrifici, molto più di quanto io sia riuscito a farvi percepire da queste pagine. Curare le ferite non è solo applicare qualche cerotto mentre si aspetta che la pelle cicatrizzi, è entrarci dentro. E sì, fa ancora più male. Tuttavia, per risorgere, è necessario riemergere dall'altra parte del nostro dolore.

Ho chiesto aiuto quando necessario. Parlavo regolarmente con la mia famiglia, soprattutto con mia sorella, Lei e lo psicologo.

Dopo aver cambiato prospettiva, ho sperimentato la trasformazione e la crescita personale. Ho abbracciato i nuovi inizi, apprezzato le piccole vittorie, cambiato la mia prospettiva sulle sfide e ho coltivato l'auto compassione. Con una mente aperta e la volontà di abbracciare il cambiamento, ho creato una vita post-ictus piena di speranza e ottimismo.

TROVARE LA MORALE NEL RECUPERO DALL'ICTUS

La morale di una favola è la lezione o il messaggio che la storia cerca di insegnare. È un'idea o un valore importante che si può imparare. La morale aiuta a capire cosa è giusto o sbagliato, come comportarsi o cosa credere. È come una guida o un promemoria su come si dovrebbe agire o pensare in determinate situazioni. In altre parole, l'insegnamento di un racconto può essere diverso per ogni storia, e spetta a noi pensare a quale potrebbe essere e a come si potrebbe applicare alla nostra vita.

Il recupero dall'ictus di ogni persona ha una sua morale. Tuttavia, ci sono alcuni potenziali principi morali, o una combinazione di essi, universali che si traggono dal viaggio di recupero da un ictus:

1. **Resilienza e forza**: la morale enfatizza la tenacia e la forza interiore che si scoprono affrontando le sfide e gli ostacoli che derivano dal recupero.

2. **Apprezzamento per la vita**: un ritrovato

apprezzamento per la vita e per le cose che avrebbero potuto essere date per scontate prima, come la buona salute, le relazioni e le attività quotidiane.

3. **Adattabilità e perseveranza**: l'importanza di adattarsi a una nuova normalità e di perseverare attraverso le difficoltà fisiche ed emotive del recupero.

4. **Supporto e connessione:** il sostegno da parte dei propri cari, degli operatori sanitari e dei gruppi di supporto, evidenziando il potere della connessione umana durante i momenti difficili.

5. **Crescita personale e priorità:** l'opportunità di crescita personale e una rivalutazione delle priorità, portando a una maggiore attenzione alla cura di sé, alla realizzazione personale e al perseguimento di obiettivi significativi.

È importante notare che ogni esperienza e interpretazione di qualsiasi persona dopo un ictus e del suo recupero saranno uniche e varie, quindi la morale che ne deriverà potrebbe essere diversa.

La mia morale dopo l'ictus è diventata "Resilienza e forza". Un elastico si allunga, ma ritorna alla sua forma originale. La forza interiore mi ha aiutato ad affrontare le sfide e ad imparare da loro. Uscire più forte dall'altra parte delle ferite. A volte ero triste, frustrato e spaventato, come vi ho raccontato, ma ho trovato il coraggio per andare avanti e adattarmi alle nuove situazioni. Infine, la speranza mi ha insegnato l'importanza di abbracciare il cambiamento, cercando percorsi alternativi.

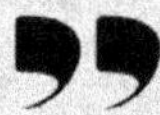

Alla fine, sono arrivato a capire che il mio ictus, una volta considerato come il mio più sconfinato dolore e acerrimo nemico, si è trasformato in uno dei miei più grandi punti di forza. Funziona esattamente come per gli attacchi di panico e, se ne avete mai avuti, sapete bene ciò di cui parlo. L'ansia, la quale li genera, si calma solo quando si comprende che non è una nemica, anzi, vuole comunicarci qualcosa di migliore per la nostra vita. Sul come lo comunica potremmo discuterne, certamente, ma lei vorrebbe solo che la ascoltassimo. La stessa cosa vale per me: solo quando ho capito ciò che il mio corpo voleva dirmi ho saputo vivere di nuovo in armonia con lui, nonostante tutto. Mi ricordo chi sono ogni giorno, perché gli altri lo faranno sempre, ma non mi tratto più con disprezzo: sono il migliore amico di me stesso.

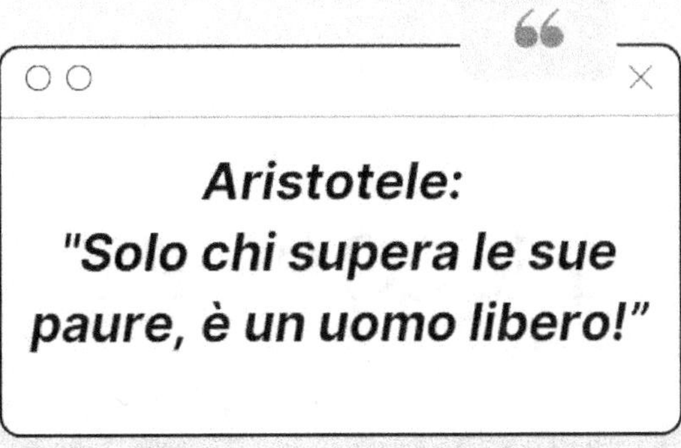

Inoltre, ho compreso che si può scoprire un significato e avere uno scopo anche di fronte alle avversità. Le sfide della vita possono essere catalizzatori di trasformazione. In ogni circostanza difficile vi è un'opportunità di crescita e realizzazione.

"Sono cresciuto come un albero di bambù" è una frase spesso usata come metafora per trasmettere l'idea di crescita personale e resilienza. Il bambù è noto per la sua veloce crescita e la sua notevole forza, le quali lo rendono un potente simbolo in molte culture. Questa pianta può resistere a forti venti e anche a tempeste intense, flettendosi con forza anziché resistendo. Dunque, proprio come un albero di bambù può crescere rapidamente e raggiungere altezze impressionanti, la metafora suggerisce che gli esseri umani hanno il potenziale per un'evoluzione e un miglioramento continui.

In altre parole, il bambù ci incoraggia a essere adattabili, flessibili e aperti al cambiamento mentre affrontiamo le sfide e le opportunità che si presentano sul nostro cammino.

RISCOPRIRE LA FEDE

"Signore Gesù, mi sono pentito dei miei peccati. Vieni nel mio cuore. Ti farò mio Signore e Salvatore." Questo è il passaggio finale di ogni video di Joel Osteen, il quale, insieme a sua moglie, è un pastore della chiesa più grande degli Stati Uniti, la Lakewood Church a Houston, in Texas. Osteen proferisce un messaggio di "speranza, guarigione e perdono". Il suo insegnamento è radicato nel pentecostalismo.

La guarigione fisica e il benessere furono forniti dell'espiazione di Cristo: "Gesù venne affinché potessimo avere una vita più abbondante. È venuto per portare le nostre debolezze, la nostra malattia, il nostro dolore, così che possiamo camminare in totale libertà, pace, potere e scopo".

Per Joel, il successo è un segno del favore e delle benedizioni di Dio. Avere fede e pensare positivo sono fattori che possono attrarre prosperità e abbondanza nella nostra vita. Non a caso, molte persone lo considerano più come un'ispirazione all'allenamento della vita, piuttosto che come un araldo del Vangelo.

Non solo non mi dava fastidio, anzi condividevo pienamente il suo discorso su come le persone possono migliorare la loro vita, raggiungere il successo o trovare la felicità. La sua logica era impeccabile e le sue parole mi spingevano a riflettere su come potevo applicare i suoi insegnamenti anche nella mia esistenza.

E tu, caro lettore, cosa ne pensi di questo approccio? Ti sentiresti a tuo agio seguendo questi consigli?

Sono nato in Italia, un paese con tradizioni cattoliche. Sono cresciuto a Castel Gandolfo, un piccolo borgo alle porte di Roma, il quale per secoli è stato il ritiro estivo dei papi. Da piccolo ho frequentato una scuola cattolica per l'istruzione primaria. Tuttavia, quando sono entrato nell'adolescenza, la mia passione per i libri e la politica ha messo in ombra il cattolicesimo che aveva plasmato la mia infanzia.

Due degli autori che hanno piu' influenzato il mio pensiero politico sono stati Karl Marx e Max Weber. I loro scritti e le loro teorie hanno plasmato il modo in cui vedevo la società e le sue strutture. In particolare, il Manifesto del Partito Comunista di Marx mi ha introdotto alle analisi critiche del capitalismo e dei suoi effetti sugli individui e sulla comunità.

Una delle sue affermazioni più famose sulla religione recita "La religione è l'oppio dei popoli". Marx credeva che la religione fosse un balsamo lenitivo per alleviare il dolore dello sfruttamento e della disuguaglianza vissuti dalla classe operaia. Inoltre, sosteneva che questa consentisse un sistema ingiusto, suggerendo false speranze e possibilità di una vita migliore. Max Weber, invece, credeva che la religione fosse una forza di cambiamento sociale. Sosteneva che il protestantesimo giocasse un ruolo cruciale nel plasmare i valori e i comportamenti delle persone. Secondo Weber, il protestantesimo enfatizza il duro lavoro, la disciplina, la parsimonia e la ricerca del successo individuale. Pertanto, ha creato un quadro culturale e religioso che ha incoraggiato l'accumulo di ricchezza. In altre parole ha favorito il capitalismo. Weber ha esplorato anche il concetto di "disincanto" nelle società moderne. Le credenze e le pratiche religiose tradizionali hanno perso il loro significato e la loro influenza. Ha dunque osservato uno spostamento verso la razionalizzazione in vari aspetti della vita, inclusa la religione.

Poi, l'interesse dell'inizio del XX secolo per la religione e la salute mentale fu suscitato dalla visione di Freud, il quale descrisse la religione e i suoi rituali come una nevrosi collettiva.

Reba Riley, autrice di Post-Traumatic Church Syndrome, ha scritto: "A volte dobbiamo perderci per ritrovarci. La sindrome post-traumatica della Chiesa può essere la mia storia di cambiamento fisico e spirituale, ma è anche la storia di tutti coloro che sono stati testimoni del modo in cui Dio può trasformare la fragilità in bellezza."

Prima dell'ictus ero agnostico. Credevo che l'esistenza di Dio o la verità ultima fossero sconosciute o inconoscibili. Tuttavia, non ho mai né affermato né negato l'esistenza di un potere superiore. Ho sempre riconosciuto i limiti della conoscenza umana e ho scelto di abbracciare una posizione di incertezza ed esplorazione, piuttosto che sottoscrivere qualsiasi credo religioso o negarlo completamente.

Diversi mesi dopo l'incidente, come vi ho raccontato, ero stanco, perso nel labirinto dei miei pensieri. Non c'era alcuna via d'uscita apparente da quell'incubo. Stavo annegando nelle sabbie mobili della negatività.

Ero smarrito come un bambino piccolo che cerca la sua mamma. Nel mio caso, quel bambino indossava una maglietta con la scritta "Rimpianti, ansia e stress". Dovevo assolutamente recarmi al servizio clienti per recuperare me stesso.

Stavo cercando aiuto per cambiare il mio modo di pensare e le mie convinzioni su me stesso e su ciò che mi circondava.

La mia compagna mi ha aiutato a riconnettermi con la fede, ormai persa, della mia infanzia, incoraggiandomi a scoprirla di nuovo. Mi ha ricordato che ero ancora un amato figlio di Dio, ancora di più durante le mie difficoltà. Mi ha spronato a pregare.

Ho iniziato a farlo la mattina presto. Quando tutti gli altri dormivano ancora, trovavo conforto in quei momenti tranquilli. Ho pregato in silenzio. Ho espresso i miei pensieri e ho trovato conforto in un potere superiore. Ho pregato per la mia salute, affinché la mia mano destra si muovesse e guarisse. Ho sperato per correre ancora una volta, con più forza di prima. Ho cercato una nuova felicità e ricchezza. Non per ultimo, ho parlato con Dio per avere la forza e l'ispirazione per completare questo libro.

È stato durante quei momenti che ho sentito un senso di pace e di rinnovata forza per affrontare le sfide future. Ed è stato proprio con Lei che ho iniziato a guardare i video di Joel Osteen. I suoi insegnamenti hanno fatto parte della mia routine mattutina ogni giorno.

Le sue parole erano potenti e mi hanno aiutato a cambiare il modo in cui pensavo alle situazioni. I suoi messaggi mi hanno ispirato e mi hanno dato speranza nei momenti difficili. Il viaggio per arrivare dall'altra parte mi ha reso più forte e resistente. Ho iniziato a vedere il mondo in un modo diverso, concentrandomi sul positivo.

Ho imparato la gratitudine necessaria per apprezzare le piccole gioie arrivate. La vita era di nuovo bella e aveva in serbo per me qualcosa di straordinario. Ho iniziato a credere in me stesso e ad andare avanti, qualunque cosa accadesse. La fede mi ha portato conforto e forza. Ho perdonato il mio passato, accettato i miei errori e chi ero. Ho lasciato cadere i rimpianti. Ho smesso di guardare indietro, c'era qualcosa di migliore che mi aspettava. Ho aperto il mio cuore a un futuro migliore. Ho cambiato mentalità. Ero nuovo, diverso dal Marco di un mese prima. Dopo quarantasette anni, ero finalmente fedele a me stesso. Ci è voluto del tempo, ma non è stato troppo tardi.

Forse avrei dovuto capirlo prima, questo sì. Avrei dovuto comprenderlo da quando ho letto dell'entrata di Dante nell'Empireo, il luogo di pura luce dove risiede Dio. Era così chiaro: l'amore di Dio è al centro dell'universo, mette in moto tutto il resto.

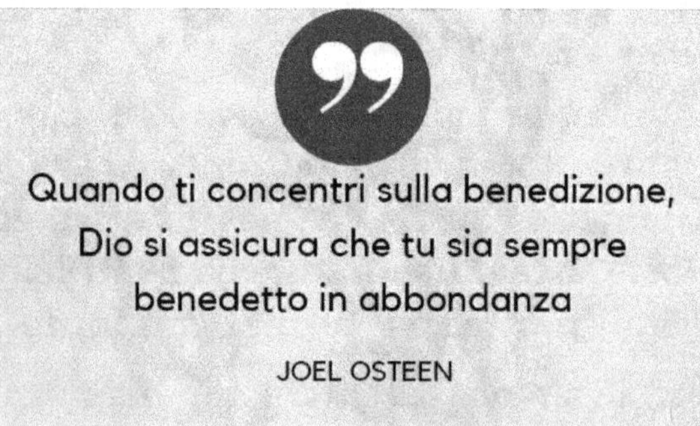

Questa citazione è perfettamente in accordo con le mie riflessioni personali sul viaggio della vita. Dopo tanto tempo ho capito che spostando la mia attenzione dalla ricerca di benedizioni per me stesso all'essere una fonte di benedizioni per gli altri, avviene una bellissima trasformazione. Abbracciando una mentalità di gentilezza, compassione e altruismo, ho sperimentato il profondo impatto di restituire qualcosa a coloro che mi circondano. Che sia attraverso una mano tesa in caso d'aiuto, un orecchio in ascolto o un semplice atto di gentilezza, essere una benedizione per gli altri mi ha portato un senso di realizzazione e uno scopo come nient'altro prima nella mia vita.

Nel percorso intrapreso per donarmi al prossimo sono stato testimone della sincronicità divina che si manifesta: l'universo risponde allo stesso modo con un'abbondanza di benedizioni riversate su di me. È un profondo promemoria del fatto che la vera realizzazione sta nell'essere un canale di positività e amore. Nella reciprocità ho trovato gioia e ricchezza spirituale oltre misura.

È moralmente sbagliato desiderare e perseguire una vita felice e prospera? (questo potrebbe essere un buon titolo per un altro libro.)

Non la penso così. Lascio che ognuno decida per conto suo.

Alcuni potrebbero sostenere che perseguire la felicità e la prosperità in modo responsabile ed etico sia un'aspirazione umana, naturale e legittima. Molte persone aspirano ad avere una vita appagante e prospera che includa sia l'abbondanza materiale che un senso di benessere. La ricerca della felicità e la ricerca della prosperità non si escludono a vicenda. Credo che entrambi possano avere un impatto positivo su se stessi e sugli altri, portando a una vita più significativa.

D'altro canto, alcuni potrebbero mettere in guardia contro l'eccessivo attaccamento alla ricchezza materiale e le potenziali conseguenze negative che può comportare. Gli stessi potrebbero infatti enfatizzare l'importanza della crescita spirituale, della gioia interiore e del benessere di tutti gli esseri rispetto al guadagno personale. Secondo gli insegnamenti buddisti, la vera felicità e liberazione derivano dal lasciare andare gli attaccamenti, i desideri e le voglie. Incoraggiare dunque le persone a trovare la felicità nella semplicità, nella contentezza nel momento presente e nella compassione per tutti gli esseri.

Perché non cercarli tutti in modo equilibrato? Va bene desiderare sia la felicità che la prosperità nella vita. Molte persone sognano di avere una vita bella, di successo, con molti soldi e di sentirsi allo stesso tempo felici dentro. Volere essere felici e essere benestanti non è un problema, dal mio punto di vista.

Ma è anche importante ricordare l'equilibrio. Non dovremmo preoccuparci solo del denaro e della materialità, si rischia di dimenticare altri valori importanti come l'amicizia, l'apprendimento e la gentilezza con il prossimo. Si tratta di trovare un buon punto di incontro tra l'essere economicamente saldi e il sentirsi bene dentro.

Un'antica leggenda cinese, tramite la storia del pescatore e dell'uomo d'affari, tocca il tema della felicità e della prosperità. Provo a riassumere brevemente.

C'era un pescatore che viveva in riva al mare. Era felice della sua vita semplice, trascorsa pescando, passando del tempo con la sua famiglia e godendosi la bellezza della natura. Un giorno, andò a trovarlo un ricco uomo d'affari, il quale chiese al pescatore perché non lavorasse di più per catturare più pesci e diventare ricco. Il pescatore ci pensò, ma alla fine decise di restare fedele alla sua vita pacifica. Si rese infatti conto che la vera felicità e prosperità non derivavano dall'avere molti soldi o possedimenti. Al contrario, la gioia veniva dall'apprezzare le cose che contavano veramente, come trascorrere del tempo con i propri cari e godersi la bellezza del mondo intorno.

> *"Il Successo è ottenere ciò che desideri; la Felicità è desiderare quello che ottieni"*
>
> **DALE CARNEGIE**

Cos'è più prezioso per te, la felicità o il successo?

La felicità ha un valore intrinseco. Il successo e il denaro, invece, hanno valore estrinseco. La felicità è un obiettivo a cui aspirano molte persone. D'altra parte, tante altre hanno anche il forte desiderio di avere successo e prosperità nella vita. Queste credono che grazie al successo diventeranno automaticamente più felici. Il denaro non può comprare la felicità, ma può fornire l'accesso alle cose che apprezziamo nella vita, come il tempo libero e la tranquillità.

Diversi studi sociali hanno dimostrato che le persone povere, le quali hanno accesso a flussi di denaro regolari, sviluppano un senso di soddisfazione molto più elevato riguardo alla propria salute e alla propria vita. Altri studi e sondaggi suggeriscono che il denaro può aiutare a comprare la felicità, se utilizzato per soddisfare i bisogni di base. Tuttavia, una volta soddisfatti questi, la felicità che una persona può ottenere dal denaro può diventare stagnante. Si vuole sempre di più.

Inoltre, mentre la felicità è un sentimento correlato a una migliore salute e benessere, l'ossessione di essere felici può essere una formula per l'insoddisfazione. Esistono prove secondo le quali la ricerca maniacale della felicità è collegata a un maggiore rischio di depressione. Secondo me è improbabile che il denaro compri la felicità, ma può aiutarti a raggiungerla, in una certa misura. Acquistare un jet privato "era il mio obiettivo di tutti i tempi", ha detto il milionario Mark Cuban a Magazine Money nel 2017, "perché la risorsa che apprezzo di più è il tempo, e questo mi ha fatto guadagnare tempo."

Volete un mio consiglio? Cercate situazioni e contesti che vi aiutino a sentirvi realizzati, tutti il resto passa in secondo piano. Sarete sorpresi di scoprire la felicità attraverso mezzi che non siano il denaro, come passare del tempo con le persone a voi care o pensare alle emozioni pure della vita. Scegliere se concentrarsi maggiormente sulla felicità, sulla prosperità o su entrambi è qualcosa di personale. Alcune persone potrebbero pensare che essere sereni e contenti sia più importante che avere molti soldi, mentre altri potrebbero trovare gioia nel raggiungere i propri obiettivi finanziari. La cosa importante è capire ciò che ti rende felice e di successo nel modo che ritieni più giusto per te.

Ho sempre creduto che ogni religione abbia qualcosa di buono da cui imparare. Ho esplorato con i miei amici musulmani e induisti l'importanza della salute e della ricchezza. Entrambe le religioni danno valore alla buona salute, il tesoro prezioso che ci permette di avere una vita appagante. Abbiamo discusso l'idea di equilibrio e moderazione, comprendendo che non dobbiamo desiderare la ricchezza a scapito della nostra salute. Abbiamo inoltre convenuto che prendersi cura di noi stessi e degli altri è importante. La vera ricchezza va oltre i possedimenti materiali e comprende la contentezza interiore e il benessere spirituale. Durante quelle conversazioni, ho sottolineato ai miei amici che i cattolici credono nel potere della preghiera. Affidano a Dio la loro salute e i loro bisogni materiali. Pregano per la guarigione fisica, la forza e il benessere. Cercano la guida e la grazia di Dio in questioni legate alla salute e alla ricchezza. Anche i cattolici sono chiamati a confidare nella provvidenza di Dio. Egli provvederà ai loro bisogni secondo la Sua saggezza e il Suo amore.

Le nostre chiacchierate in merito sono state significative. Ci hanno aiutato ad apprezzare la saggezza delle nostre diverse fedi. Le nostre parole hanno evidenziato i valori e gli insegnamenti condivisi nell'Islam, nell'Induismo e nel Cattolicesimo riguardo alla battaglia tra salute e ricchezza, mostrando anche le prospettive uniche all'interno di ciascuna fede.

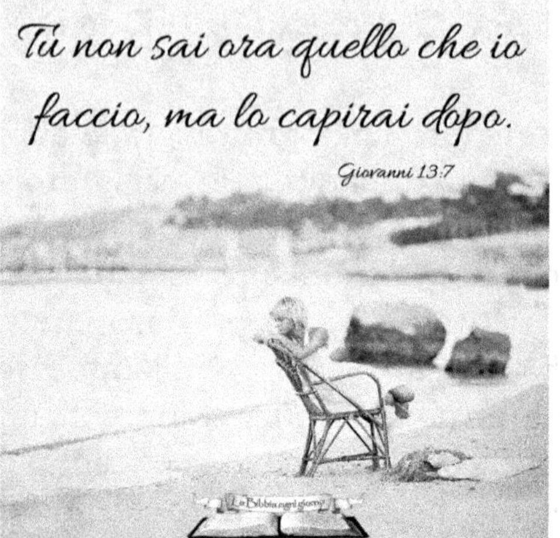

Tu non sai ora quello che io faccio, ma lo capirai dopo.

LO PSICOLOGO

In un istante, all'alba di un caldo giorno di settembre, la mia vita ha fatto un brutto testacoda scuotendo le fondamenta della mia esistenza. Mi sono ritrovato alle prese con diversi limiti fisici e un misto di emozioni difficili. La strada verso la guarigione sembrava tutta in salita e sapevo che cercare una guida professionale sarebbe stato vitale per riprendere in mano il timone dei miei giorni. Così, ho iniziato un percorso di trasformazione tramite la terapia. Le prime sedute le ho fatte di persona quando ancora ero al ProVita. Dopo essere tornato a casa ho continuato lo stesso percorso, ma online.

La prima volta che mi sono seduto davanti allo schermo del computer ero nervoso, ma pieno di speranza. Il primo incontro ha portato in me un rinnovato senso di sollievo. Lo psicologo mi ha accolto con empatia e comprensione, creando uno spazio sicuro in cui esprimere le mie paure, frustrazioni e incertezze.

Un ictus non è semplicemente un disturbo fisico: ha un impatto anche sul benessere emotivo. Attraverso le conversazioni online, ho dato voce al caos di sensazioni dentro di me. Ho condiviso ogni mia paura: il timore di non riprendermi mai completamente, le mie frustrazioni per le limitazioni fisiche, il senso di perdita che mi avvolgeva e molto altro.

Lo psicologo mi ha aiutato, prima di tutto, a dare concretezza a queste emozioni. Mi ha rassicurato, e rincuorato, dicendomi che era normale provare tutto questo dopo un evento così sconvolgente.

Successivamente abbiamo esplorato gli aspetti della mia identità che sono rimasti intatti nonostante le lesioni subite, fisiche e non solo. I punti di forza che possedevo ancora e le nuove opportunità di crescita sul mio cammino. Le ore passate in terapia mi hanno spronato a riformulare la mia percezione e a coltivare un nuovo senso di resilienza.

Il dolore e la perdita sono diventati compagni di viaggio fedeli dopo ciò che mi è accaduto. Ho pianto la vita che una volta conoscevo. Le attività a cui non potevo più partecipare e le relazioni messe a dura prova dal peso della mia condizione.

Poi, ho imparato a navigare tra le fasi del dolore. Mi sono concesso di elaborare le emozioni legate ad ogni stato del mio percorso.

Nel 1969 la psichiatra svizzera Elisabeth Kübler Ross, pubblicava il libro "**On death and dying**", uscito in Italia con il titolo "**La morte e il morire**", considerato un classico della psicologia contemporanea. Il libro ebbe molto successo non soltanto per le sue teorie sulla gestione emotiva della fine della vita e delle malattie personali, ma soprattutto per il modello proposto per l'elaborazione del lutto in generale.

Sebbene il modello a cinque fasi del dolore - la negazione, la rabbia, la contrattazione, la depressione e l'accettazione - sia il più diffuso, personalmente ho trovato più utile il modello a sette fasi, il quale offre una guida più completa per la guarigione:

1. **Shock e incredulità:** La prima reazione all'ictus può essere uno stato di shock e incredulità, caratterizzato da stordimento, intorpidimento e difficoltà a realizzare la gravità della situazione.

2. **Negazione:** La persona può rifiutare di accettare la realtà dell'ictus e le sue conseguenze, negando la gravità della propria condizione o minimizzando i sintomi.

3. **Rabbia:** La rabbia può manifestarsi verso se stessi, verso i propri cari, verso i medici o verso la vita in generale. È importante esprimere questa rabbia in modo sano per evitare che degeneri in comportamenti distruttivi.

4. **Contrattazione:** Un tentativo di patteggiare con se stessi o con un potere superiore per riacquistare le capacità perse o per evitare ulteriori complicazioni.

5. **Depressione:** Un profondo senso di tristezza, solitudine e disperazione può sopraggiungere, accompagnato da sentimenti di impotenza e frustrazione per le limitazioni imposte.

6. **Ricerca e struggimento:** La persona inizia ad affrontare la realtà della propria condizione e cerca di darle un senso, confrontandosi con le nuove sfide e cercando di adattarsi alla propria nuova normalità.

7. **Accettazione e Felicita':** Gradualmente, la persona accetta le conseguenze e inizia ad andare avanti con la propria vita, concentrandosi sul recupero delle funzioni residue e sul miglioramento della propria qualità di vita.

E' importante sottolineare che queste fasi non sono

lineari e rigide, ma piuttosto un processo dinamico in cui la persona può muoversi avanti e indietro, sperimentandole in un ordine diverso o saltandone alcune. Inoltre, il tempo necessario per il recupero varia da individuo a individuo, dipendendo dalla gravità dell'evento e dalle caratteristiche personali.

La terapia è diventata la mia ancora di salvezza. Il mio dolore non era più solo mio, perchè dall'altra parte c'era una persona a darmi indicazioni su come onorare le mie perdite, abbracciando al tempo stesso le possibilità che mi si prospettavano.

L'ictus ha avuto un effetto negativo anche sulle mie relazioni, mettendo a dura prova i legami con i miei cari. Anche in questo caso, lo psicologo mi ha fornito gli strumenti per avere una comunicazione aperta e per sperimentare una maggiore comprensione all'interno della mia rete di supporto. Abbiamo discusso molto delle modalità in cui esprimere i miei bisogni, stabilire i limiti e cercare il supporto di cui avevo bisogno. In breve tempo, ho ricostruito quasi tutte le mie relazioni, in modo diverso e più autentico.

La terapia mi ha fornito meccanismi per affrontare le sfide. Abbiamo esplorato le tecniche di gestione dello stress, le pratiche di consapevolezza e le strategie adattive per superare gli ostacoli fisici ed emotivi che ho incontrato. Questi strumenti sono diventati preziosi soprattutto quando ho dovuto affrontare battute d'arresto. Mi hanno permesso di vincere le battaglie e mantenere una visione positiva della mia guarigione.

Inoltre, lo psicologo mi ha consigliato di mettere nero su bianco le mie emozioni ed esperienze. Ho scritto dell'impatto dell'ictus, anche in questo libro. Ho scritto una lettera a Gabriele, mio figlio. Ho dato voce al mio io più profondo senza paura di mettermi a nudo.

La terapia mi ha permesso di recuperare il legame con mio figlio. Ho capito molte dinamiche sulla nostra relazione, favorendo la comprensione e l'empatia. Ho abbracciato il mio ruolo di genitore con una comunicazione aperta. Man mano che il nostro rapporto sbocciava, ho assistito all'impatto positivo della nostra rinnovata connessione. I nostri momenti felici, le conversazioni sincere e il sostegno reciproco sono diventati gli elementi costitutivi di un legame forte e resiliente, il quale senza dubbio resisterà alla prova del tempo. Durante questo periodo, ho capito quanto Gabriele sia importante per me e quanto io sia incredibilmente orgoglioso del giovane adulto che è diventato.

La guida professionale è stata trasformativa. Mi ha permesso di orientarmi nel complesso panorama emotivo del recupero. Ho esplorato la mia identità.

In altre parole, la terapia è stata un tassello fondamentale e imprescindibile del mio viaggio. Mi ha guidato verso l'accettazione, la resilienza e la rinnovata speranza. Il potere di quelle conversazioni virtuali ha trasceso ogni limite fisico. Mi ha permesso di accedere al supporto di cui avevo bisogno comodamente da casa mia.

Sono molto grato per il ruolo svolto dall'orientamento professionale nel ricostruire la mia vita dopo l'ictus.

ABBRACCIARE L'IMPENSABILE: UNA VITA RINNOVATA

Il mio viaggio alla scoperta di me stesso è iniziato nel deserto.

Sono passati dieci mesi da quel giorno e altri diciotto dall'ultima volta che sono stato al mare. Oggi, mi trovo di nuovo sulla spiaggia di Abu Dhabi, con i piedi immersi nella sabbia. Le onde ruggiscono e le correnti d'acqua mi spingono e tirano, come a voler simulare il movimento di uno yo-yo. Per mantenere la stabilità, affondo i piedi nella riva morbida e bagnata. Le onde cercano incessantemente di abbattermi a ogni richiamo. Le spumeggianti creste bianche disegnano motivi sulla riva, ricordando i dipinti surrealisti di Salvador Dalì. Posso percepire centinaia di forme diverse, ognuna con il proprio significato. Resto lì, assorbendo tutto. Ogni passo che faccio nell'acqua serve a ricordarmi la potenza dell'ictus. Ho bisogno di essere presente, sollevando il piede destro per mantenere l'equilibrio, poiché l'acqua, aiutata dalla sabbia bagnata, cerca di farmi inciampare.

Dopo l'incidente, ogni volta che sono in spiaggia, mi sento più un tricheco o un orso polare che una persona. Ma va bene così, posso assumere infinite forme se lo voglio.

Marco Aurelio scrisse: "L'arte di vivere è più simile alla lotta che alla danza."
Io dico: "Condividere una vita con un ictus può essere ancora più difficile."

L'8 settembre 2022 mi è successo qualcosa di terribile e questo è inutile negarlo. Il mio male prende il nome di ictus. Mi ha fatto soffrire, fisicamente ed ancora di più emotivamente. È stato come aprire il vaso di Pandora pieno di problemi e difficoltà con cui dovevo fare i conti. La malattia ha trasformato la mia agilità in un mio corpo debole e mal ridotto. Ho dovuto chiedere assistenza medica e lavorare duro per stare meglio. Mi ha fatto sentire spaventato e insicuro riguardo a tutto ciò che c'era nella mia vita.

Tuttavia, mi ha fatto riflettere sulla mia esistenza e su ciò che conta davvero per me. Più di tutto, è stato il momento in cui mi sono fermato, ho guardato dentro di me e ho affrontato le mie paure e i miei sentimenti. Non potevo più scappare.

La mia condizione mi ha messo davanti a molte sfide, mi ha anche aiutato a crescere e a conoscermi meglio. Mi sono presentato di nuovo. Ho capito che sono forte e posso gestire ogni difficoltà. Aprire questo vaso di Pandora è stato difficile, ma mi ha insegnato a prendermi cura sia del mio corpo che delle mie emozioni. Mi ha ricordato di chiedere aiuto quando ne ho bisogno. Mi ha spinto ad affrontare i miei sentimenti anziché ignorarli. Mi ha reso più forte e mi ha aiutato ad apprezzare la tenacia presente in ognuno di noi. Ho trovato sostegno dalle persone che si prendevano cura di me, le stesse che mi hanno aiutato a superare i momenti di sconforto e a sentirmi meglio.

Il mio rapporto con Lei è diventato più puro, permettendomi di guardare la vita da una prospettiva diversa. Mi ha fatto riscoprire la fede. Mi ha introdotto a un nuovo modo di pensare. Mi ha fatto credere in me stesso. Potevo ottenere tutto ciò che volevo, dovevo solo impegnarmi e andare avanti, ogni giorno, passo dopo passo.

Non a caso si dice che "Roma non è stata costruita in un giorno." Nel mio viaggio di recupero, ho abbracciato l'arte della pazienza con tutto il cuore.

Ho capito che la guarigione richiede tempo e che i miglioramenti non sono sempre immediati. Che a volte ci sembra di tornare indietro solo per andare avanti in modo diverso. Come un fiore che sboccia, il mio corpo e la mia mente hanno bisogno di nutrimento e cure per evolversi e diventare più resilienti.

Prima ero incredibilmente impaziente, cercavo sempre risultati immediati. Tuttavia, sulla scia dell'evento che mi ha cambiato la vita, la pazienza è diventata la mia più grande alleata, guidandomi attraverso gli alti e i bassi del processo di recupero.

Costantemente ricordo a me stesso che "la pazienza è la chiave che apre le porte alle più grandi conquiste della vita" e mi aggrappo a questa saggezza con fede incrollabile. Ogni giorno la coltivo come la più preziosa delle virtù, sapendo che è la base per raggiungere nuove vette e superare gli ostacoli. Grazie a lei trovo forza, speranza e un senso di pace, sapendo che con il tempo e la perseveranza sarò testimone del mio recupero e della mia crescita personale.

Che tu ci creda o no, caro lettore, la pazienza è una virtù che può essere coltivata nel tempo, non sempre ci si nasce. E' una dote che non tutti sanno gestire o apprendere. Richiede uno sforzo cosciente e la volontà di abbracciare il processo di crescita.

L'ictus mi ha insegnato che la pazienza è "sacra", ma è anche un'arte che si sviluppa nel tempo. Attraverso le sfide e gli ostacoli che ho affrontato durante il mio recupero, sono arrivato a capire che la vita stessa può essere un potente insegnante, impartendo la forza necessaria per coltivare la calma. Come un artista che affina la propria arte, ho imparato ad abbracciare il viaggio della pazienza, permettendole di modellarmi in un individuo resiliente e risoluto.

La mia condizione per me ha rappresentato anche l'opportunità per avvicinarmi ai miei genitori e a mia sorella e per chiudere alcune vecchie ferite emotive. In passato abbiamo avuto delle incomprensioni e per diversi anni abbiamo perso ogni contatto. Riflettendo ho capito che la vita è breve, un concetto banale ma non scontato.

La frase latina "Memento mori" significa "ricorda che devi morire", a sottolineare la nostra caducità in questo mondo, i nostri errori e fallimenti e l'inevitabile trasformazione della vita in nulla. Gli stoici usavano il 'memento mori' per stabilire priorità e fornire significato. Per me queste parole hanno assunto un profondo significato personale. Mi hanno fatto capire che avevo perso tempo prezioso con la mia famiglia, l'unica cosa che non possiamo comprare.

Il tempo scorre come un fiume inarrestabile, trasportando con sé i momenti della nostra vita, grandi e piccoli, gioiosi e dolorosi. Come l'acqua si perde tra le rocce, ogni istante passato non può essere recuperato, non può essere vissuto due volte. Come diceva il poeta latino Orazio: "Carpe diem", cogli l'attimo. Non lasciare che la tua vita scivoli via inutilmente, immersa nella noia o nella procrastinazione. Ricordiamo le parole di Seneca: "Non è breve la vita, ma noi la rendiamo tale." La brevità non risiede nella sua durata, ma nel modo in cui la viviamo. Ogni giorno, ogni ora, ogni minuto è un'opportunità per vivere, per amare, per imparare, per crescere.

Il filosofo Henry David Thoreau affermava: "La vita è un viaggio, non una destinazione". Non importa quanto a lungo viviamo, l'importante è come lo facciamo. Non lasciarti ingannare dall'illusione del tempo infinito. Ogni giorno è un dono prezioso, un'occasione per vivere al massimo. Non sprecarla. Ricorda, i momenti perduti non si riacquistano. Vivi ogni istante con pienezza, passione e amore. Fai della tua vita un'opera d'arte, un capolavoro da condividere con il mondo. E quando il fiume del tempo avrà finito il suo corso, potrai guardare indietro con la soddisfazione di aver vissuto una vita piena, ricca di significato e di gioia.

Dopo l'ictus, i miei genitori hanno trascorso sei mesi al mio fianco. I tre mesi in cui sono stato al ProVita e i primi tre mesi a casa. Sono tornati in Italia all'inizio di marzo 2023. Sono partiti quando ero pronto a continuare il mio viaggio in autonomia con Lei. Il loro amore, la loro cura e la loro dedizione hanno giocato un ruolo fondamentale nel mio recupero e nel passaggio alla mia vita da solo.

Nel tempo passato insieme ci siamo fatti tante risate. Erano con me ad ogni sessione di riabilitazione. Celebravano ogni vittoria e mi sostenevano quando affrontavo momenti difficili. C'erano sempre: la spalla su cui piangere e le braccia aperte ad accogliere i miei tormenti. Il loro sostegno emotivo mi ha dato la forza di affrontare a testa alta i miei problemi di salute. Sono stati il luogo sicuro in cui potevo esprimere le mie paure, frustrazioni e speranze. Molto della mia mentalità positiva lo devo a loro.

Da quando hanno lasciato Abu Dhabi, hanno continuato a sostenermi con incoraggiamento, attraverso chiamate e videochiamate. Continuano a festeggiare ogni miglioramento, anche il più piccolo. Inoltre, mio padre si assicura che prenoti tutti gli appuntamenti medici e che abbia abbastanza scorta per i miei farmaci giornalieri.

Nel mio soggiorno ho una foto che ci ritrae in uno dei momenti più felici della mia infanzia, ci siamo tutti e quattro: io, mia mamma, mio papà e mia sorella. Ogni volta che la guardo sono grato di averli nella mia vita. Mi sono preso del tempo per riflettere sui nostri rapporti e ho trovato il coraggio di esprimere i miei sentimenti alla mia famiglia, dicendo: "Vi voglio bene!!!". E lo farò sempre. L'ictus mi ha aiutato a riavvicinarmi ai miei genitori e a mia sorella e non sprecherò questa opportunità. Tutto sommato, alla fine mi ha dato molto più di ciò che mi ha tolto.

Come vi dicevo, grazie a lui ho ripreso anche i rapporti con mia sorella. In tutto questo tempo abbiamo stretto un legame più forte che mai. Anche con lei conservo una foto preziosa esposta nel mio salotto. L'immagine ci cattura in un momento di pura gioia nei giorni della nostra infanzia in spiaggia. Ci piaceva immergerci nelle rive sabbiose, costruendo castelli di sabbia mentre combattevamo coraggiosamente contro le onde che minacciavano di erodere le nostre creazioni.

Negli ultimi mesi, io e mia sorella abbiamo avuto innumerevoli conversazioni a cuore aperto. Abbiamo discusso del mio viaggio e delle sfide che ho dovuto affrontare. Marzia ha sempre sottolineato l'importanza di dare priorità al mio benessere fisico e mentale più di ogni altra cosa. Mi ha ricordato quanto fossi fortunato a essere sopravvissuto e mi ha esortato a concentrarmi esclusivamente sugli aspetti della vita che contano.

Mia sorella ha avuto e ha ancora un profondo impatto sul mio viaggio verso la guarigione. La sua compassione e saggezza mi hanno guidato verso una rinnovata determinazione. Ha portato speranza e mi ha ricordato il valore incommensurabile dell'amore e della famiglia nei momenti di avversità.

Un suo messaggio che porterò per sempre nel cuore recita: "Io sono veramente contenta di ciò che sei ora, anche se avrei preferito che non succedesse in questo modo. Io sono sempre qui, per qualsiasi cosa."

Come ti scrissi anche quel giorno, grazie per esserci sempre per me, cara sorella.

◆ ◆ ◆

Scrivere questo libro è stata un'esperienza catartica.

Aristotele ha creato la parola catarsi - dal greco "katharsis"che significa "purificare o eliminare" - per descrivere il rilascio della tensione emotiva sperimentata dal pubblico durante la visione delle tragedie.

Oggi, la parola "catarsi" è usata in riferimento a qualsiasi esperienza di liberazione emotiva o di purificazione provocata da un'opera d'arte.

Questo libro è stato un viaggio attraverso la mia vita, come se la guardassi per la prima volta da fuori. Mi ha aiutato a lasciare andare le mie emozioni e a trovare la guarigione. Condividere i miei ricordi e le mie esperienze su carta mi ha fatto sentire meglio. È stato un approdo sicuro per esprimere i miei pensieri e sentimenti dopo incessanti giorni di tempeste. Scrivere la mia storia mi ha aiutato a capire meglio me stesso e ad accettare chi ero e chi sono diventato in seguito. È stato un modo per scoprire i miei punti di forza e imparare dalle mie sfide. Nel processo mi sono trasformato in modo positivo.

Condividendo le mie memorie, una delle mie intenzioni principali era entrare in contatto con persone che potrebbero aver vissuto esperienze simili. Terminare "Miracolo nel deserto" è stato un grande momento per me. Mi ha aiutato a trovare pace con il mio passato e ad abbracciare chi sono oggi. E' stata una seconda terapia, mi ha portato a crescere e diventare una persona più forte. È stata quasi un'esplorazione mistica e spirituale.

L'autore André Aciman sostiene che le persone scrivono memorie perché vogliono creare un'altra versione della loro vita. Io ho fiducia nel fatto che la mia storia porti speranza, poiché dimostra che i miracoli possono accadere ovunque.

Qualcuno mi ha scritto: "La tua storia è importante da condividere. Prego che altri leggano il tuo libro, seguano i tuoi video e siano aperti al tuo messaggio."

Qualcun altro ha detto: "Si vive solo una volta, ma se lo fai bene, una volta è sufficiente." Io ho avuto la fortuna di vivere due volte, prima dell'ictus e il giorno in cui è arrivato, quando sono rinato nel mio stesso corpo, vagavo, scorrevo (Saṃsāra) dal vecchio Marco al nuovo Marco.

In seguito, mi sono trovato di fronte a una dura realtà. Tutto ciò che una volta mi definiva, come le capacità fisiche e l'autonomia, era andato improvvisamente e irrimediabilmente perduto. La persona che ero una volta non c'era più, inghiottita dal vuoto dell'incertezza. Tuttavia, tra le mie stesse rovine, ho scoperto una straordinaria opportunità di rinascita e reinvenzione. In effetti, il processo di scoperta di me non è stato privo di prove e tribolazioni. C'erano giorni in cui il dubbio e la frustrazione minacciavano di travolgermi, in cui il peso dei miei limiti sembrava soffocante. Ho imparato che essere pazienti nei momenti frustranti può trasformare la vita in un gioco e farla sembrare meno un lavoro.

Sono pieno di gratitudine per la trasformazione miracolosa avvenuta in seguito al mio ictus. Il deserto della disperazione e dell'incertezza, che inizialmente sembrava insormontabile, è diventato lo sfondo sul quale si è svolto il mio viaggio alla scoperta di me stesso. Questo capitolo finale segna una pietra miliare significativa, una testimonianza del potere dello spirito umano e della capacità di crescita anche nelle circostanze più difficili.

Ho scoperto di apprezzare le gioie più semplici della vita: il calore del sole sulla pelle, il suono delle risate, il tocco gentile di una persona cara, i bei momenti condivisi con gli amici.

Ho scoperto che la felicità non deve essere legata alle trappole esterne del successo, ma piuttosto derivare dall'interno, da una profonda fonte di gratitudine e accettazione.

Il malcontento può essere pericoloso. La chiave per trovare contentezza è accettare noi stessi e ciò che abbiamo. In questo modo, possiamo aprire la strada verso la pace interiore, dove ci sentiamo veramente in pace con noi stessi e con le nostre circostanze. Si tratta di apprezzare il momento presente e trovare la felicità in ciò che già possediamo. La vera gioia inizia dentro di noi e ci conduce verso un percorso verso pace e felicità durature.

Il dialogo interiore ha un potere incredibile. Quando diciamo a noi stessi parole positive eleviamo il nostro spirito, aumentiamo la nostra fiducia e modelliamo la nostra mentalità. Le affermazioni sono i piccoli discorsi di incoraggiamento fatti a noi stessi per coltivare la fiducia e la motivazione. Parlo sempre al presente con me stesso. Continuo a ripetere affermazioni come "Sono uno scrittore", "Sono un corridore", "Sono un miliardario", "Sono degno" o "Posso superare le sfide."

Per migliorare ulteriormente l'impatto di queste parole, le ho usate alternandole come password del mio laptop di lavoro. Per motivi di sicurezza, devo cambiare le credenziali del portatile ogni pochi mesi e dopo l'ictus, durante ogni aggiornamento, alterno queste frasi positive. Questa pratica non solo rafforza i mantra, ma mantiene anche la mia mente impegnata nel viaggio di recupero. Scrivere queste brevi affermazioni più volte al giorno ne consolida il significato e funge da continua fonte di incoraggiamento.

"Trovo difficile dipendere da motivazioni esterne. La soluzione migliore è trovare la motivazione dentro di te." Questa è una frase che ho letto su uno dei gruppi di supporto dei sopravvissuti all'ictus. Affidarsi a motivazioni esterne può essere difficile, perché queste cambiano e potrebbero non corrispondere ai nostri obiettivi. Invece, la più forte fonte di motivazione è dentro di noi, poiché deriva dai nostri desideri, valori e sogni più profondi, spingendoci a raggiungere i nostri obiettivi. Quando usiamo questa motivazione interiore, troviamo uno scopo al di là delle influenze esterne. Alimentati dal nostro stesso fuoco, affrontiamo gli ostacoli con determinazione, rimaniamo impegnati nei momenti difficili e continuiamo ad andare avanti. Abbracciare l'automotivazione non solo ci dà il potere di assumerci la responsabilità della nostra vita, ma favorisce anche un profondo senso di appagamento mentre assistiamo alla nostra crescita e ai nostri risultati.

Nel perseguimento dei nostri obiettivi, l'introspezione può essere la chiave per sbloccare il nostro pieno potenziale e realizzare le straordinarie possibilità che si celano dentro di noi. Inizia oggi stesso, caro lettore, il tuo viaggio interiore alla scoperta delle infinite opportunità che hai.

Oltre all'insegnamento del pastore Joel Osteen, ho trovato piacere e sostegno nelle parole di Napoleon

Hill, un rinomato autore e oratore motivazionale. È considerato il pioniere del genere dell'auto-aiuto. Attraverso il suo lavoro senza tempo, "Pensa e arricchisci te stesso", Hill ha racchiuso una filosofia che continua a ispirare generazioni. Sottolinea il potere del pensiero positivo, della perseveranza e dello sviluppo di una mentalità orientata al successo.

Molte delle sue citazioni hanno lasciato il segno dentro di me, come:

- **"Tutto ciò che la mente può concepire e credere, può realizzarlo."** Questa frase racchiude la convinzione fondamentale di Napoleon Hill nel potere del pensiero positivo e nella sua influenza sul nostro potenziale di successo.

- **"Il punto di partenza di ogni realizzazione è il desiderio."** Hill sottolinea che un desiderio ardente è la forza trainante dietro la realizzazione. È la base su cui sono costruiti tutti i risultati.

- **"La forza e la crescita arrivano solo attraverso lo sforzo e la lotta continui."** Hill ha riconosciuto che la crescita e lo sviluppo personale avvengono quando ci spingiamo oltre le nostre zone di comfort e perseveriamo nelle avversità.

- **"Non aspettare. Il momento non sarà mai quello giusto."** Hill incoraggia le persone ad agire e a cogliere le opportunità senza indugio, sottolineando l'importanza di superare la procrastinazione.

- **"Imposta la tua mente su un obiettivo preciso e osserva quanto velocemente il mondo si fa da parte** *per lasciarti passare."* Questa citazione evidenzia il potere della chiarezza e della concentrazione, suggerendo che quando fissiamo le nostre menti su obiettivi specifici, l'universo si allinea per supportare i nostri sforzi.

Io continuo ancora a sognare in grande. L'obiettivo di competere e completare una corsa in montagna di 100 km è ancora intatto. Il pensiero di tagliare quel traguardo mi riempie di determinazione ed eccitazione. Ogni giorno dedico tempo ed impegno all'allenamento e al rafforzamento delle mie gambe. Lavoro duro per renderle più forti. Sono un corridore e prima o poi gareggerò in una corsa di 100 km. Sono ancora sulla buona strada per raggiungere uno dei miei obiettivi riabilitativi: correre di nuovo entro due anni!

Tuttavia, poiché non è possibile passare da zero a cento in un secondo, mi sono posto dei traguardi intermedi, più ragionevoli e realizzabili. Il primo passo è percorrere qualche metro, poi aumentare lentamente la distanza fino a passare dal jogging alla corsa. A quel punto, svilupperò anche la forza e la distanza. Questi sono i miei obiettivi realizzabili, non mi resta che impegnarmi e lavorare per raggiungerli.

Non tutti, non sempre e non con facilità, ma alla fine molti dei miei sogni li ho realizzati nuovamente. Vi ricordate quando vi ho parlato del mio desiderio di partecipare alla maratona ADNOC Abu Dhabi? Sembrava impossibile, a tratti ho creduto che lo fosse davvero, ma poi ci sono andato. Il solo iscrivermi alla maratona mi sembrava un passo più lungo della gamba, non solo metaforicamente. Invece, a metà dicembre

2023, ero lì.

Facevo parte della sessione dei 10 km. La mia intenzione era quella di camminare e possibilmente fare jogging, se le mie forze lo avessero consentito. Altrimenti avrei camminato con determinazione, pensavo.

Per tagliare questo traguardo ho abbracciato un regime quotidiano di esercizi. Andavo all'aria aperta per una passeggiata ogni volta che il tempo lo permetteva, oppure mi recavo in palestra per sessioni sul tapis roulant, integrate da allenamenti sulle macchine ellittiche, leg press e leg curl. Inoltre, e questo succede ancora oggi, ogni giorno faccio le scale, come esercizio riabilitativo, sia a casa che sul posto di lavoro. Infine, quando proprio di andare in palestra non ne voglio sapere, uso la cyclette di casa o mi godo tonificanti nuotate nella piscina sul tetto del mio palazzo.

Per l'occasione della maratona, mi ero fatto fare una maglietta personalizzata con la scritta "Marco Giovannoli, sopravvissuto a un ictus" sul davanti e "Poiché sono qui... Ho già vinto questa gara!" sul retro. Alcuni miei amici stretti degli Abu Dhabi Striders hanno formato il team "Marco Gio" per supportarmi nella mia avventura lungo le strade di Abu Dhabi. Sono riuscito a completare la gara anche grazie al loro supporto e agli incoraggiamenti di perfetti sconosciuti incontrati lungo il percorso. Una prova del fatto che l'empatia e il rispetto sopravvivono ancora nel mondo odierno, seppur sempre più difficili da trovare.

Visto che la mia tecnica di corsa era lungi dall'essere fluida e accettabile, ho alternato tra camminata e jogging. Camminavo per 800 metri e facevo jogging per 100 o 200 metri per ogni chilometro lungo tutto il percorso, fino alla fine dei 10 km. Il mio obiettivo iniziale era di completare i 10 km in due ore o meno. Alla fine, il risultato cronometrico segnava cinque minuti in più rispetto a quanto mi ero prefissato, ma me lo tengo ben stretto. E' la medaglia d'onore appuntata sul petto dei soldati. Negli anni a seguire ci sarà tempo per migliorarlo. Ad ogni modo, la mia idea di alternare camminata a jogging si è rivelata un successo. Al punto che per alcuni tratti sono anche riuscito a fare jogging per qualche metro in più rispetto a quelli prefissati, specialmente nell'ultimo km dove sono riuscito a correre per circa 300 metri e a tagliare il traguardo.

Devo dire che non è stato facile. Mentalmente ho dovuto ricordare, per due ore, di alzare di più il ginocchio destro per evitare di inciampare ad ogni passo. Mentre all'inizio ero teso e soprattutto preoccupato che non ce l'avrei fatta a completare la gara, il momento in cui ho tagliato il traguardo è stata una liberazione: avevo raggiunto l'obiettivo di riuscire a fare jogging per la fine del 2023. L'immagine di quella medaglia al collo resterà sempre con me. Non e' stato facile, ma alla fine ci sono riuscito.

Adesso, è tempo di rimettermi al lavoro per poter riuscire a correre per la fine del 2024 o 2025. Inoltre mi sono posto l'obiettivo ambizioso di correre una maratona ed una corsa di montagna entro i prossimi cinque anni.Che ne pensate? Ci riuscirò? Io sono fiducioso.

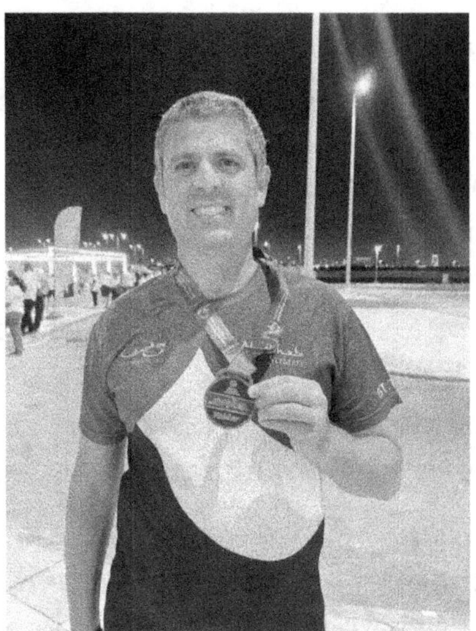

*Figura 35- Marco dopo aver completato l'evento
"Walk for Inclusion" ad Abu Dhabi.*

Le parole di JD, "la pratica rende perfetti", risuonano spesso nella mia testa, come se le stessi ascoltando per la prima volta. Non sapevo che questa citazione fosse originariamente attribuita a Bruce Lee, il quale aggiunge: "Dopo un lungo periodo di pratica, il nostro lavoro diventerà naturale, abile, rapido e costante."

Durante gli allenamenti i miei pensieri subiscono ancora oggi dei cortocircuiti. I dubbi si insinuano e comincio a chiedermi se riuscirò mai a raggiungere un livello di recupero soddisfacente. Quando ciò accade mi sforzo di uscire da quella mentalità, permettendomi di entrare in uno stato più tranquillo. Sono diventato l'addestratore del puledro più ribelle al mondo, ma continuo a trattarmi con dolcezza, ricordando a me stesso che ho fatto progressi importanti dal giorno in cui ho lasciato l'ospedale.

Il mio obiettivo è mantenere una durata equilibrata per ogni sessione di allenamento, considerando i miei attuali limiti post-ictus. La mia resistenza non è più quella di una volta e ho riscontrato problemi di affaticamento neurologico, che tende a manifestarsi dopo circa un'ora di esercizio continuo. Per gestire questo problema, di tanto in tanto divido le mie sessioni con brevi pause di riposo, permettendomi di estendere la durata complessiva dell'allenamento e assicurandomi di non impegnare troppe energie.

Grazie alla meravigliosa memoria che i muscoli conservano, sono arrivato a capire che il mio obiettivo iniziale doveva essere riqualificare sia la mia mente che il mio corpo per ritrovare il movimento, gettando le basi prima di incorporare un allenamento più incentrato sulla forza. Ho sperimentato questo concetto in prima persona quando ho iniziato a cucinare con la mano sinistra. Una volta era semplicemente di supporto alla destra, ora invece è lei al posto di guida. Ha intrapreso un viaggio, iniziando con la padronanza delle basi prima di passare ai livelli più avanzati di cucina. Immaginatela come i bambini quando imparano l'alfabeto prima di passare alla costruzione di parole e frasi nel processo di scrittura. Mi ha davvero sorpreso.

Trovare ispirazione e incoraggiamento da parte di altri sopravvissuti nei gruppi di supporto online si è rivelato un punto di svolta nel mio percorso di recupero. Le loro storie di resilienza e trionfo, dopo due o cinque anni dall'accaduto, mi hanno riempito di speranza e determinazione. Stringendo forte nel cuore le loro testimonianze ho immaginato il percorso da compiere per rivendicare il mio amore per la corsa. Sebbene una corsa di 100 km potesse essere un obiettivo ambizioso, mi sono reso conto che qualsiasi distanza percorsa correndo sarebbe stata un risultato straordinario.

Quando sono arrivato al ProVita per la prima volta, Kevin e Jovi mi regalarono un libro intitolato Epic Runs of the World. Ogni volta che lo guardo sullo scaffale del soggiorno, un'ondata di motivazione mi travolge, costringendomi ad allenarmi più duramente. So che il loro non era un semplice dono: volevano fornire una fonte di ispirazione. Lo stesso titolo riporta alla mia memoria i ricordi più cari delle avventure che una volta condividevamo insieme: scalare ripide colline e montagne negli Emirati Arabi Uniti. Questo regalo alimenta ancora oggi la mia determinazione. Sono fiducioso che un giorno intraprenderemo di nuovo viaggi così emozionanti. Credo nella promessa di correre ancora una volta, mano nella mano, abbracciando la gioia delle esperienze condivise.

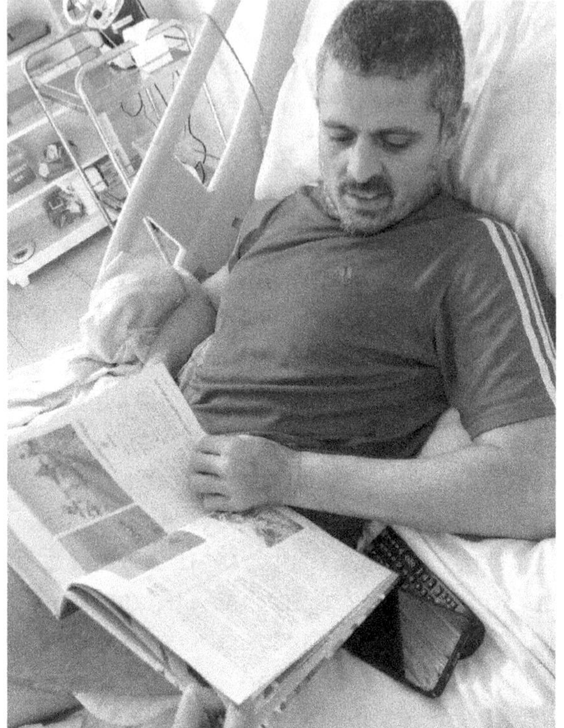

*Figura 36- Marco sfogliando le pagine del libro
"EPIC RUNS of the WORLD".*

***

Ogni giorno prego che il burattinaio torni a lavoro e ripari i fili rotti riprendendo il controllo della mia gamba e della mia mano. C'è una parte di me che desidera usare entrambe le mani e correre liberamente, ancora una volta. Ogni sera parlo con la mia mano destra chiedendole: "Quando torni da me?" Quando lo faccio, Lei mi dice: "Arriverà a suo tempo."

La dottoressa Taylor JB. Nel suo libro, "My Stroke of Insight: A Brain Scientist's Personal Journey" (2009), che in italiano prende il titolo di "La scoperta del giardino della mente". Cosa ho imparato dal mio ictus cerebrale". (2017), scrive che ci sono voluti cinque lunghi anni per essere in grado di saltare da una roccia all'altra senza guardare dove stavano atterrando i suoi piedi. So che c'è ancora speranza per me.

Dopo l'ictus, e solo grazie a lui, ho iniziato a sognare di diventare uno scrittore di successo. Mi piace pensare che il libro che stai leggendo, caro lettore, abbia il potenziale per riuscire a portarmi lontano. Dopo ogni parola che scrivo, immagino che la mia storia tocchi il cuore dei lettori di tutto il mondo.

Sono convinto del fatto che il mio viaggio di scrittura proseguirà ben oltre "Miracolo nel deserto." Infatti, uno dei miei futuri sforzi letterari sarà senza dubbio ispirato dalla mia prima gara ufficiale e le altre a seguire, quando e dove avranno luogo.

Tuttavia, se le circostanze dovessero andare diversamente, ho in mente un solido piano B che mi condurrà in un'altra avventura letteraria altrettanto accattivante. Un libro di ricette. Inoltre, nutro una certa curiosità in merito alla possibilità di approfondire la ricerca sulla spasticità e sul recupero, riconoscendo il potenziale di più libri in quest'area. L'idea di intrecciare conoscenze, esperienze personali e intuizioni in queste opere letterarie mi entusiasma e sono ansioso di condividere informazioni preziose con altri in viaggi simili. Man mano che le pagine dei miei libri futuri si apriranno, ognuna sarà una testimonianza della mia forza e dedizione alla crescita,

Questi sogni alimentano la mia motivazione e mi spingono a continuare ad andare avanti, indipendentemente dagli ostacoli che potrei dover affrontare. Sono convinto che con dedizione, perseveranza e un po' di fortuna, posso trasformare queste immagini in realtà.

Il mio viaggio alla scoperta di me stesso continua. Ogni giorno. Una narrazione in continua evoluzione che abbraccia l'ignoto, celebra le piccole vittorie e coltiva la fiducia nel potenziale illimitato interiore. Il deserto, un tempo simbolo di devastazione, è oggi testimonianza della forza dello spirito umano, dove nascono i miracoli.

Tutto è temporaneo, anche la vita. Soprattutto la vita. La chiave per un'esistenza felice è vivere nel presente, concentrandosi sul qui e ora. Man mano che si sviluppa questa attitudine si diventa più sereni. Vale la pena intraprendere questo percorso, fidatevi di me.

Oggi posso confermarlo: la vita, anche dopo un ictus, è ancora bella. Proprio come affermava prima di me l'immenso Roberto Benigni nel suo potente film "La vita è bella."

Nel mezzo di uno degli squarci di storia più cupi, nell'abisso dei campi di concentramento un padre si sforza di costruire attimi di gioia e amore per la sua famiglia. Allo stesso modo, di fronte alle sfide, possiamo trovare bellezza e speranza. Si tratta di apprezzare i piaceri semplici, trovare forza nella nostra debolezza e abbracciare i momenti preziosi che rendono la vita degna di essere vissuta. Nonostante le difficoltà, c'è bellezza nelle connessioni che creiamo, nella tenacia che scopriamo dentro di noi e nella resistenza che ci permette di andare avanti. La vita, con tutti i suoi alti e bassi, non è altro che un bellissimo viaggio in attesa di essere abbracciato.

Oggi, mentre scrivo le ultime parole di questo libro,

sono onorato della trasformazione che ho subito, in peggio e in meglio. La mia condizione , un tempo percepita come un crudele scherzo del destino, è diventata il catalizzatore della mia profonda crescita personale. Rimango in piedi, non nonostante i miei limiti, ma grazie ad essi. Le mie imperfezioni sono diventate i colori con cui dipingo il quadro della mia resilienza. Posso affermare ad alta voce e con fierezza che non è la mia malattia a definire la mia identità. Sono io a decidere chi sono e chi voglio essere.

Ho scoperto la potente arma dell'autoironia, l'unica terapia efficace contro lo sconforto. Non bisogna prendersi troppo sul serio. Ridendo dei miei stessi problemi ho reso la mia vita più piacevole e divertente. Proprio come Charlie Chaplin, il quale trasformava le sue tragedie personali in film comici che facevano ridere il mondo. Attraverso il suo umorismo irriverente, è stato in grado di esorcizzare i suoi drammi personali fondendo elementi sia del dramma che della commedia. La sua capacità di trovare l'umorismo in situazioni difficili gli ha permesso di entrare in contatto con il pubblico e portare gioia nelle loro vite.

Quando sono in piscina mi immagino come una tartaruga morsa da uno squalo le cui pinne destre sono state tagliate. Abbracciare la prospettiva della leggerezza, che come sosteneva Calvino non è superficialità, aggiunge un tocco di umorismo ad ogni mia esperienza, ricordandomi di godermi il viaggio e di apprezzare l'unicità di ogni momento.

Quando Lei mi aiuta a fare la doccia la mia mente mi riporta ai documentari sugli elefanti che ho visto in televisione. Queste magnifiche creature possono essere lavate e strofinate teneramente in vari santuari degli elefanti nell'Asia orientale. Proprio come loro vengono accuditi con delicata precisione, il sostegno e le cure della mia compagna durante la doccia evocano la stessa compassione e attenzione nei miei riguardi.

Allo stesso modo, Lei e io dopo l'incidente abbiamo allestito il nostro spettacolo comico. Si chiama "Ictus? No problem, c'è da ridere!!" È il momento di alcuni esilaranti equivoci e divertenti contrattempi che possono verificarsi, ad esempio, mentre cerco di indossare le magliette usando i denti per aiutare la mano sinistra o quando per infilarmi i calzini assumo le sembianze di un contorsionista. Tra le scene più esilaranti c'è senz'altro quella in cui mi cimento nell'impresa di imburrare i toast o quando, in piedi, mi ritrovo improvvisamente a fare l'equilibrista su una sola gamba, la sinistra, come un airone, per via di un cedimento improvviso della destra. Con la gamba destra che spesso tradisce ogni mia mossa, mi ritrovo a danzare un goffo minuetto.

Ma ehi, la risata è la migliore medicina, giusto?

Quindi, andiamo avanti e trasformiamo lo scoccare del pomeriggio in un'ora comica piena di risate e sorrisi. Chissà quale ilarità ci attende allo scoccare dell'ora! Abbracciare l'umorismo in questi momenti alleggerisce il carico e mi ricorda di prendere la vita con un sorriso. Tutto sommato, sono fiero e felice di me stesso e di chi sono diventato. Sono orgoglioso del mio riflesso nello specchio, non lo vedo più come una minaccia. Ho raggiunto la pace interiore domando i demoni della depressione. Come il titolo del libro di Richard David Carson "Taming Your Gremlin" che in italiano significa

"Domando il tuo demone".

Celebro tutto ciò che entra nella mia vita, pratico la gratitudine. Oprah Winfrey una volta disse: "Più celebri la tua vita, più c'è da festeggiare nella vita".

La mentalità positiva è tutto, influenza le esperienze e i risultati di questo lungo viaggio. Pensate che, secondo alcuni studi, il 99% del nostro corpo pare sia costituito da spazio vuoto, evidenziando l'immensità del potenziale dentro di noi. I nostri pensieri e le nostre convinzioni decidono come vediamo il mondo.

Coltivando una mentalità positiva e orientata alla crescita, possiamo sbloccare tutto il nostro potenziale e superare le sfide. I nostri pensieri manifestano obiettivi e aspirazioni. Abbracciare una mentalità aperta alle possibilità e all'abbondanza ci consente di attingere alle opportunità illimitate che ci circondano. Proprio come lo spazio vuoto all'interno dei nostri corpi racchiude un potenziale immenso, le nostre menti hanno il potere di modellare la realtà. Gli effetti di un ictus alterano il susseguirsi della vita e non di poco, al punto da avere la sensazione che la strada da percorrere sia solo scoraggiante e incerta. Tuttavia, all'interno di questo panorama apparentemente senza stelle si trova l'incrollabile capacità di crescita e trasformazione, anche di fronte alle avversità. Gli astri sono fissi nel cielo, vederli o meno è una scelta nostra.

Un ictus può rappresentare un punto di svolta, a seconda delle prospettive. E' il momento in cui si sconvolge ogni ritmo. I cambiamenti da affrontare che comporta sono molteplici e in questo libro ve ne ho dato più di un assaggio.

Tuttavia, è fondamentale ricordare che non è mai troppo tardi per far sì che quei cambiamenti diventino positivi nella nostra vita, anche dopo aver vissuto eventi che fanno da spartiacque a ogni condizione. Con coraggio e determinazione possiamo intraprendere un nuovo capitolo, concentrandoci sul diventare la versione migliore di noi stessi, un passo alla volta. Tutti abbiamo capacità di crescita e trasformazione, indipendentemente dalla nostra età o dalle circostanze. Vale la pena trovare quel coraggio.

Il recupero dopo un evento come quello che è capitato a me richiede uno sforzo sia fisico che emotivo. Necessita di perseveranza per ri-apprendere le abilità che una volta erano una seconda natura e la forza per affrontare il costo emotivo. È un percorso legato all'auto-compassione, poiché il progresso potrebbe non essere sempre lineare e potrebbero verificarsi battute d'arresto. Ma ogni piccola vittoria e ogni trionfo diventa una potente affermazione della nostra forza interiore e della nostra tenacia.

Come cantava Sinatra nel 1945, "Non camminerai mai da solo". Allo stesso modo, come sopravvissuti all'ictus, non saremo mai veramente soli. Sebbene alcuni di noi possano aver subito l'ostracismo da parte di amici o, in casi estremi, anche di familiari, dobbiamo ricordare che esiste una fiorente comunità di sopravvissuti e combattenti, sempre pronta a offrire aiuto e sostegno. Non ci giudicheranno mai, piuttosto ci abbracceranno e ci accetteranno per quello che siamo. Nella loro comprensione e compassione, scopriamo un gruppo di individui uniti da esperienze condivise e insieme viaggiamo verso la guarigione, la forza e la speranza. Personalmente ho trovato immenso sostegno, ispirazione e incoraggiamento all'interno di questi gruppi di supporto. Mi hanno fornito uno spazio sicuro in cui potevo esprimermi liberamente, chiedere consigli, porre domande e sentirmi pienamente accettato.

Entrare a far parte dei gruppi di supporto ha innescato in me un profondo desiderio di aiutare il prossimo, in particolare altre persone che si trovano nella mia stessa condizione. In questo senso, la malattia ha tolto il freno a mano alla mia generosità, è partita in quinta senza voler sentir ragioni. Mi ha fatto scoprire lati di me stesso e del mondo che non avrei mai esplorato se non avessi vissuto questa esperienza. Si dice "non tutto il male viene per nuocere" e non sapete quanto sia vero.

Inoltre, grazie a questi gruppi di supporto ho avuto la possibilità di conoscere persone meravigliose che fanno dell'aiuto sociale il loro scopo di vita, sia a livello personale che professionale. È proprio grazie a loro che sono stato invitato a condividere la mia esperienza di disabile sul posto di lavoro in occasione di eventi come il COP 28 UAE.

Mi impegno a essere il miglior "Stroke Buddy" possibile, rispondendo ad ogni domanda e offrendo consigli o parole di conforto e incoraggiamento a tutti coloro che ne hanno bisogno nel loro percorso. Inoltre, sostengo con forza le cause per l'integrazione delle persone disabili nel mondo del lavoro.

Forte della mia esperienza personale come persona con disabilità che viaggia in aereo, sto lavorando per migliorare le politiche della compagnia aerea per cui lavoro in merito ai servizi disponibili per persone con disabilità visibili e non.

Il mio prossimo obiettivo è partecipare al Congresso Mondiale sull'Ictus (WSC) che si terrà ad Abu Dhabi a Ottrobe 2024. Sto cercando di essere invitato come ospite per condividere la mia esperienza. Tuttavia, se questo non fosse possibile, sarei comunque entusiasta di partecipare come volontario. Sarebbe un'occasione per conoscere nuove persone che operano in questo campo e per vivere un'esperienza che avrà sicuramente un impatto importante sulla mia vita.

P.S. Mentre stavo terminando la stesura della terza revisione di questo libro, mi è stata confermata la mia partecipazione al congresso come relatore per una sessione riguardante l'importanza della salute mentale nel recupero da un ictus. È un onore per me poter rappresentare la comunità dei sopravvissuti attraverso la mia esperienza e il lavoro che sto cercando di portare avanti tramite la mia partecipazione presso associazioni locali.

Come sopravvissuto negli Emirati Arabi Uniti ho due sogni: il primo, istituire un'Associazione per i Sopravvissuti all'Ictus ufficiale e, il secondo, creare un programma di riabilitazione alla guida per consentire alle persone con limitazioni fisiche di tornare di nuovo in macchina, come nella maggior parte dei paesi del mondo.

Visto che ho deciso di restare almeno altri dieci anni in questo paese, ho parecchio tempo a disposizione per lavorare e trasformare questi obiettivi in realtà.

Nel processo di recupero, il sopravvissuto deve riscoprire l'essenza della speranza: la profonda convinzione che un futuro migliore sia possibile, non importa quanto buio possa sembrare il presente. Con passi determinati e piccoli risultati, l'oscurità comincia a ritirarsi e l'alba torna sempre a infondere l'anima di luce calda ma tenue. I primi raggi del sole di una nuova vita.

Con il passare dei giorni, il sopravvissuto imparerà ad abbracciare la propria ritrovata resilienza, testimoniando la profonda trasformazione che emerge dall'interno. Il coraggio di affrontare le sfide a testa alta e l'impegno investito in ogni traguardo diventano le basi della crescita.

Come cantano i Pink Floyd nella loro canzone Fearless, "scalerò la collina a modo mio". Il percorso verso la guarigione è unico per ognuno, modellato dalle esperienze personali, dalle aspirazioni e dai punti di forza. Diventa una testimonianza dell'illimitato potenziale di rinnovamento e adattamento dello spirito umano.

E così, mentre il viaggio dei sopravvissuti all'ictus continua, essi diventano fonte di ispirazione non solo per se stessi ma anche per coloro che li circondano. La loro incrollabile determinazione di fronte alle avversità tocca il cuore degli altri, una reazione a catena di speranza e incoraggiamento.

Voglio sottolineare l'importanza e la fortuna di avere un ambiente solidale e comprensivo. Senza i miei cari, forse non avrei trovato la forza per la mia trasformazione. Sono stati i miei catalizzatori, accendendo la trasformazione dentro di me e spingendomi verso il cambiamento. Quando le persone mi dicono: "Sei un'ispirazione!" mi emoziono. Posso sentire il loro amore e sostegno. Sono la benzina necessaria al il mio motore per andare avanti. Ogni giorno.

È difficile, è ancora dannatamente difficile vivere ogni giorno con gli effetti della mia battuta d'arresto, ma ho imparato ad adattarmi. Uso la mano sinistra per tutto. Ho trovato modi per gestire la spasticità. Vivo una vita piena e produttiva e ne sono grato. Per via del vecchio detto riabilitativo "usalo o perdilo", sto facendo di tutto per non trascurare la parte destra del mio corpo, soprattutto la mano. Lo faccio il più possibile: dall'afferrare la bottiglia del latte mentre la apro con il lato sinistro, mentre tengo in mano le cialde del caffè per cercare di aprire la confezione. Cerco anche di infilare le forbici nella mano destra, ma la spasticità non me lo permette, ancora. Quando non posso usare la mano destra, cerco di utilizzare qualsiasi parte del mio corpo o qualsiasi oggetto per darmi supporto.

Sono ancora un ingegnere e trovare soluzioni ai problemi irrisolvibili per i più è una parte quotidiana del mio lavoro. Non vedo perchè per l'ictus sarebbe dovuto essere diverso.

La vita dopo un evento simile è come aver sottoscritto, non di propria volontà, un abbonamento annuale al parco divertimenti. Un giorno sei sulle montagne russe e neanche ventiquattro ore dopo ti godi un giro rilassante nel "Lazy River", il canale a corrente per bambini. Purtroppo non sono mai io a decidere quale giro fare, ma posso solo scegliere come affrontare la prossima corsa. E' tutta una questione di attitudine e prospettiva alla vita, alle sue difficoltà.

Ci sono milioni di persone che vivono con limitazioni fisiche provocate dall'ictus e sono la dimostrazione che si può avere una vita piena e felice nonostante tutto. Non arrenderti. Come disse il famoso giocatore di baseball americano Babe Ruth: "È difficile battere una persona che non si arrende mai".

Avete mai mai sentito dire che l'intestino è il nostro secondo cervello? Ma cosa significa esattamente? Provo a spiegarvelo.

L'intestino svolge un ruolo cruciale nel supportare il cervello e le sue funzioni. Attraverso l'intricata rete di comunicazione nota come asse intestino-cervello, essi interagiscono e si influenzano a vicenda. L'intestino produce neurotrasmettitori, come la serotonina, che svolgono un ruolo vitale nella regolazione dell'umore e delle emozioni. Ospita anche trilioni di batteri noti come microbiota intestinale, i quali producono varie sostanze che influiscono sulla salute del cervello. Inoltre, l'intestino è coinvolto nella produzione e nella regolazione di alcuni ormoni e di diverse risposte immunitarie che possono influenzare le funzioni cerebrali. Quindi, dobbiamo prenderci cura del nostro intestino per quanto concerne il recupero, così come facciamo per il nostro corpo. In questo caso si tratta più di non fare che fare: eliminare gli spuntini notturni, ridurre il consumo di caffeina, alcol, zucchero e alimenti trasformati. Mangiare invece cibi integrali e fibre, aggiungere grassi sani alla dieta. Infine, ma non per importanza, esercitare e ascoltare il nostro corpo.

Ispirato dallo spettacolo di Maggie Whittum dal nome *"The Great Now What"* mi faccio la stessa domanda: *"e adesso?"*

Maggie è una donna che è stata colpita da un raro ictus, il quale l'ha lasciata con disabilità permanenti. Dopo diversi momenti di sconforto, proprio come me, anche lei ha trovato una nuova strada. Ha iniziato a mettersi in contatto con altri artisti e performer con disabilità, malattie croniche e dolore cronico. Tutti insieme hanno creato teatro e arte dal dolore, ispirando le persone a guarire e a connettersi con empatia, compassione e umanità.

La sua storia mi spinge a riflettere sui miei obiettivi, sulle mie aspirazioni e sulla direzione che voglio prendere. Mi sfida a considerare i miei valori, le mie passioni e le azioni che devo perseguire per soddisfare i miei desideri e contribuire alla mia crescita personale e al mondo che mi circonda. Quel "e adesso?" mi incoraggia ad abbracciare la curiosità, cercare nuove possibilità e fare scelte in linea con il mio io autentico. Mi porta a esplorare le profondità della mia esistenza e a trovare percorsi significativi da seguire. Sono pronto a continuare a lavorare per la mia guarigione per condividere la mia esperienza e incoraggiare gli altri a non arrendersi mai nel recupero.

Voglio prendermi cura di me stesso. Ogni mattina, continuo a provare a calzare la scarpa destra come ho fatto migliaia di volte in passato, azione che continuerò a ripetere fino al giorno in cui ne avrò di nuovo il controllo. Ogni sera prego che la mia mano si muova il giorno successivo, non perdo la speranza. Continuerò a scrivere della mia situazione in futuro, farlo mi fa sentire appagato.

Non cedere all'ictus! Questo è il messaggio più sentito che vorrei arrivasse a tutti i sopravvissuti nel mondo.

Non importa quanto possa sembrare impegnativo il viaggio, per favore non rinunciare a te stesso e alla tua possibilità di riuscita.

Ci sono giorni in cui mi ritrovo in palestra e mi manca la voglia di fare esercizio, al punto che mi domando se esista un'alternativa alla riabilitazione. Poi, ricordo a me stesso che rinunciare alla mia guarigione non è un'opzione che voglio perseguire. Cerco attività diverse che coinvolgano più le mie funzioni intellettuali rispetto a quelle fisiche. Provo a visualizzare i miei progressi prima ancora che avvengano: immagino la mia mano destra di nuovo in movimento. La vedo attingere alle profondità della mia forza interiore, connettendosi con il potenziale del mio cervello per attivare di nuovo le mie dita. Oggi, quasi un anno dopo, non ho ancora assistito a movimenti visibili delle mie dita. Tuttavia, nelle ultime settimane, è emerso un barlume di speranza. Ho iniziato a provare formicolio nella mano destra, in particolare tra il pollice e l'indice. Mi aggrappo a questa ritrovata sensazione con ottimismo, credendo che sia un segno promettente che il controllo e il movimento potrebbero presto tornare.

Sfortunatamente, dopo quasi un anno, la mia mano destra non si è ancora connessa con il mio cervello, ma non demordo. Ho imparato l'arte della pazienza e continuerò ad aspettare e ad allenarmi finché la mia mano non funzionerà di nuovo. Un vecchio proverbio persiano dice che "La pazienza è la chiave di ogni successo".

Questa sottile possibilità alimenta la mia perseveranza, motivandomi a continuare con i miei esercizi di visualizzazione e a mantenere la speranza per un futuro più luminoso. Ci sono momenti della giornata in cui mi ritrovo perso nei sogni ad occhi aperti, pensandomi mentre corro, scrivo o guido. Queste immagini mentali mi riempiono di speranza, un barlume di ciò che aspiro a realizzare ancora una volta. Mentre mi immergo in queste visioni, mantengo la convinzione che, un giorno, riacquisterò la capacità di prendere parte a queste attività che una volta mi trasmettevano gioia e libertà.

Il recupero implica una guarigione a livello fisico, mentale ed emotivo ed è essenziale allenare e rafforzare tutti e tre gli aspetti. Bisogna essere persistenti e adattabili per poter continuare ad andare avanti, abbracciando varie attività che promuovono il benessere generale e ci aiutano a superare eventuali ostacoli sul nostro cammino.

"Vai avanti, indossa il tuo vestito da sopravvissuto all'ictus con orgoglio."

A differenza di Clark Kent, non ho bisogno di una cabina telefonica. Mi sveglio ogni mattina indossando il mio costume da supereroe. Lo indosso con fierezza anche se zoppico e la mia mano non si muove. Le persone possono fissarmi quanto vogliono mentre cammino negli spazi pubblici, ma io sono comunque fiero del mio percorso di recupero fisico, emotivo e mentale. Nessuno mi salverà. Né tu, caro lettore, né nessun altro, tranne me stesso. La responsabilità del nostro benessere e della nostra crescita risiede dentro di noi. Anche se il sostegno e l'incoraggiamento da parte degli altri possono essere preziosi, solo noi abbiamo il potere di creare cambiamenti positivi e di percorrere la nostra strada. Dobbiamo assumerci la responsabilità della nostra vita, prendere decisioni responsabili e abbracciare la possibilità di plasmare il futuro che desideriamo.

Forse qualcuno potrebbe dire che per me è facile parlare in questo modo perché i miei deficit non sono estremi come quelli di molti altri. Tuttavia, ho capito che non è una gara a verificare chi ha disabilità o problemi maggiori. Non esiste la scala oggettiva del dolore. Siamo tutti sulla stessa barca in mare aperto, semplicemente saliamo a bordo in momenti diversi. Ma, alla fine, siamo tutti sopravvissuti all'ictus. E' vero, non ho problemi cognitivi, ad eccezione dei muscoli della bocca che mi ostacolano nel parlare, ma ero una persona che amava correre. Dunque, vedere che oggi riesco solo a camminare con l'andatura che ricorda quella di un granchio che fa breakdance e con le dita del piede ricurve è un grosso problema.

Sono sopravvissuto, come milioni di altri. Siamo combattenti. Siamo il nostro supereroe. Siamo invincibili. Ogni giorno mi aggrappo saldamente alle due corde principali della mia vita: speranza e fede. Mi guidano attraverso le sfide, fornendomi la forza e il coraggio per affrontare qualunque cosa mi si presenti davanti. Con la speranza nel cuore e la fiducia nel viaggio, affronto i colpi di scena della vita, sapendo che mi aspettano giorni migliori. Se non riesco a vedere la fine del tunnel faccio in modo di essere io stesso luce.

Dopo un ictus, il successo assume un significato completamente nuovo. Non si è più vincolati dalle norme sociali, al contrario si ridefinisce il successo in modo da allinearlo al nostro percorso. Un processo caratterizzato da resilienza, scoperta di sé e impegno per una riabilitazione costante. Liberiamoci da percezioni obsolete e abbracciamo una prospettiva che celebra le piccole vittorie, il duro lavoro e la gioia del progresso.

-Il successo dopo un ictus deve essere misurato dalla nostra determinazione a riscoprire chi siamo e cosa amiamo di fronte alle sfide.

-La coerenza nella riabilitazione diventa la pietra angolare del successo, mentre abbracciamo il viaggio di guarigione e crescita, un passo alla volta.

-La vittoria sta nel comprendere che la vita post-ictus è un viaggio unico e personale, che ci consente di tracciare il nostro percorso e definire cosa significa per noi soddisfazione.

-Richiede duro lavoro, dedizione e impegno nel processo di riabilitazione, riconoscendo che ogni sforzo, non importa quanto piccolo, contribuisce al raggiungimento di un obiettivo più grande.

-Abbracciate le preziose lezioni che derivano dal recupero, trovando la forza di fronte alle battute d'arresto e gioendo dei progressi compiuti.

-La vita dopo l'ictus non deve essere una lotta costante, piuttosto un'opportunità per assaporare la semplicità e la gioia che si trovano nel viaggio di recupero.

-Il successo non significa confrontarci con gli altri, ma celebrare la nostra crescita e resistenza individuali, riconoscendo che ogni passo avanti è un trionfo.

In altre parole, ricorda, il viaggio può essere impegnativo, ma è anche un'opportunità per prosperare e creare una vita che porti gioia e realizzazione anche dopo.

Mentre concludo questo libro, le mie ultime considerazioni sono scritte con un consiglio sincero: "In primo luogo, dai priorità a te stesso e al tuo recupero sopra ogni altra cosa, tutto il resto verrà da sé. In secondo luogo, con un duro lavoro costante, dopo l'ictus, si può riscoprire la gioia di fare ciò che amiamo!"

Nel mio percorso personale di recupero, ho scoperto che impegnarsi in attività che amo, come cucinare, scrivere e studiare, è stato trasformativo. Questi momenti rappresentano traguardi importanti, portando gioia, sorrisi e pace interiore nella mia vita. Mentre mi immergo in queste passioni, provo un senso di appagamento accendendo dentro di me un profondo processo di guarigione. Non tutti i supereroi indossano un mantello, a volte basta un grembiule da cucina. In merito a questo, qualcuno del gruppo Facebook "Gli amanti della piazza" mi ha detto: "Nemmeno un ictus può fermare una pizza."

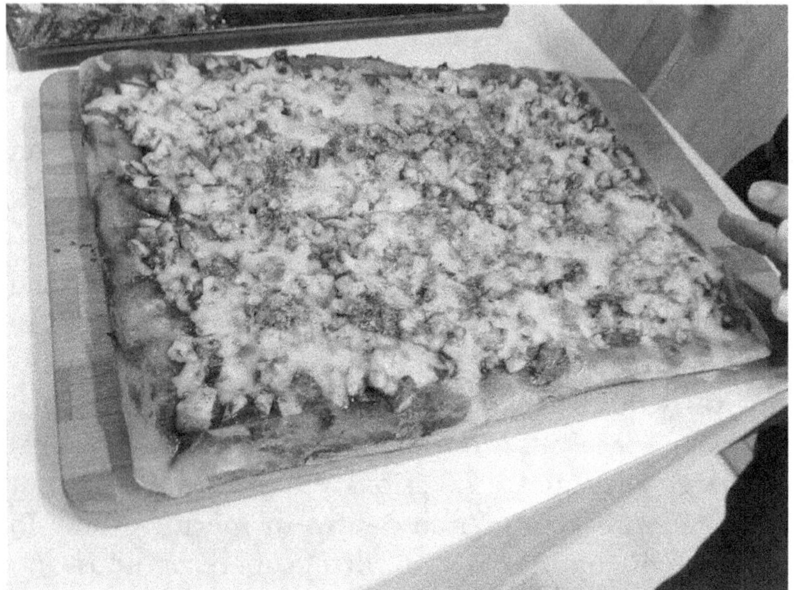

*Figura 37- Padroneggiare la pizza alla romana con
una sola mano: un trionfo culinario!*

Essere testimone del continuo apprezzamento dei miei amici per le mie abilità culinarie, anche se con una sola mano, mi dà un notevole impulso morale.

Per questo motivo il 6 agosto 2023 ho deciso di accettare la sfida di preparare ravioli freschi ripieni di salmone. Ciò ha segnato la prima occasione dopo l'ictus in cui ho gestito l'intero processo, dall'inizio alla fine, proprio come facevo prima. Il risultato, secondo i miei amici, è stato eccezionale, anche se il mio giudizio potrebbe essere influenzato da pregiudizi personali. Indipendentemente da ciò, il loro riconoscimento e il loro godimento per i miei sforzi culinari servono a ricordarmi che la mia determinazione e adattabilità continuano a produrre risultati soddisfacenti.

◆ ◆ ◆

È passato quasi un anno dal mio incidente, eppure continuo a chiedermi se nel mio futuro ci sarà un recupero completo e a interrogarmi sulla potenziale durata di questo viaggio. Queste stesse domande spesso emergono su svariate ricerche in Internet e all'interno dei gruppi di sopravvissuti all'ictus.

Tuttavia, è ampiamente riconosciuto che chiedere consiglio al proprio medico è fondamentale per problemi di salute. Dipendere esclusivamente da Internet è sconsigliato.

Le informazioni 'esagerate' trovate online potrebbero portare ad ansia ingiustificata. Al contrario, se ti imbatti in informazioni che sottovalutano la tua condizione, potresti inavvertitamente trascurare la necessaria attenzione che la stessa richiede, dirigendoti potenzialmente verso una situazione più critica.

Spinto dalla convinzione che i dati siano intrinsecamente veritieri, ho approfondito la pagina di Google Trends per condurre ricerche sugli stessi argomenti, con l'obiettivo di comprendere i tipici modelli di ricerca online riguardanti il recupero dall'ictus.

I risultati mostrano che "recupero dall'ictus" è un termine e un argomento di ricerca popolare dal 2004 nella maggior parte dei paesi, il che non è una sorpresa considerando che la World Stroke Organization afferma sul proprio sito Web: "L'ictus ha già raggiunto proporzioni epidemiche. A livello globale, un adulto su quattro di età superiore ai venticinque anni avrà un ictus nel corso della sua vita".

Sulla stessa linea, le ricerche correlate più comuni

sono: "tempi di recupero da un ictus; fasi ed esercizi di recupero dall'ictus; centro di riabilitazione per ictus vicino a me; riabilitazione ospedaliera per ictus, ecc." Anche se apprezzo la comodità di Google Trends per una ricerca rapida, sono un po' insoddisfatto del fatto che i risultati non siano presentati come numeri assoluti. Presentano piuttosto i dati come rapporto rispetto al punto più alto del grafico per la regione e il tempo scelti.

A volte, percepisco il mio corpo e la mia essenza come gemelli siamesi: il lato sinistro e destro uniti in un'unica forma ma con personalità distinte e prospettive uniche sul mondo che li circonda. Attingendo alle loro personalità uniche, sto creando una mia nuova identità, proprio come un agente sotto copertura che si adatta a ruoli diversi.

Oppure, come dice il famoso slogan turistico tailandese, "simile, ma non lo stesso", come quando diverse persone cucinano lo stesso piatto, ma i risultati sono diversi.

Mentre scrivo le ultime parole di questa prima bozza, un altro giorno sta finendo. Apollo, il potente dio del sole, giunge alla fine del suo arduo dovere quotidiano. Il cielo si trasforma in una tela dai colori vibranti, dipinta con pennellate di arancione, rosa e oro. Il sole scende con grazia sotto l'orizzonte, proiettando una luce calda e delicata sul deserto e sul mare. Il mondo è immerso nel morbido abbraccio del crepuscolo, mentre gli ultimi raggi accarezzano la terra prima di dirle arrivederci.

Non sprecherò energie per preoccuparmi, piuttosto le utilizzerò per credere. Per grazia di Dio, diventerò la persona che Lui voleva che fossi. Scelgo di brillare anche dopo tutta la tempesta che ho attraversato. Le mie circostanze attuali non definiranno chi sono.

Quando alleno il mio braccio destro sul pulley e avverto un leggero dolore nella zona della spalla, immagino sia il Maestro Burattinaio che tenta di riparare i fili danneggiati.

Sono determinato a non lasciare che il dolore domini i miei pensieri. Sono convinto che la malattia mi abbia conferito la responsabilità di ispirare e aiutare gli altri a riconoscere il proprio potenziale e ad avvicinarsi al proprio sé autentico.

L'affermazione "chi aiuta gli altri aiuta se stesso" è spesso attribuita al filosofo romano Seneca. Sebbene non ci sia una citazione esplicita di Seneca, secondo il filosofo, aiutare gli altri non è solo un dovere morale, ma anche un investimento nella nostra stessa felicità e realizzazione personale. Sulla stessa lunghezza d'onda, molti studi scientifici hanno dimostrato che la gentilezza e l'altruismo hanno un impatto positivo sulla nostra salute mentale e fisica.

"Dopo l'ictus, mi sono reso conto di avere più controllo sulla mia vita di quanto avessi mai immaginato. Con ogni pensiero positivo e ogni passo verso la guarigione, sto creando il futuro che desidero. Affrontare i problemi cognitivi, la debolezza fisica e le emozioni difficili non è sempre facile, ma non sono solo in questo viaggio. Con una mentalità positiva e con l'aiuto della mia famiglia, degli amici e dei professionisti medici, posso creare una vita appagante nonostante le sfide."

I miracoli sono reali e io ne sono la prova vivente. Sono un *"Miracolo nel Deserto!"*

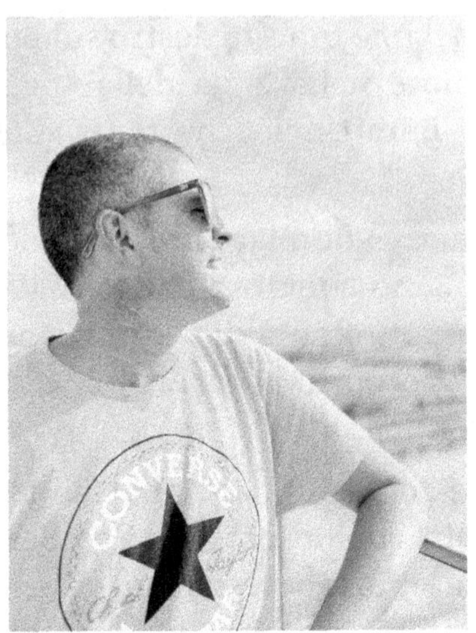

Figura 38- Marco immagina il suo percorso come sopravvissuto all'ictus.

ICTUS, UN INSEGNANTE

La mia esperienza con l'ictus mi è sembrata un amore duro, di quelli che ti segnano a vent'anni e te li ricordi per sempre, anche se io avevo qualche anno in più quando e' successo! Anche se non è facile conviverci, impartisce preziose lezioni sulla vita. Come il primo amore, mi ha sfidato a crescere e ad apprendere in modi che non avrei mai immaginato. Nonostante le difficoltà, ho imparato ad apprezzare le profonde intuizioni e la saggezza che l'ictus ha portato nella mia esistenza, rendendomi più forte e resiliente. Mentre il viaggio di recupero disponeva prove da superare, io scoprivo punti di forza nascosti e un ritrovato apprezzamento per le gioie più semplici.

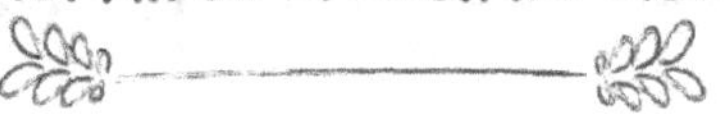

Marco Giovannoli

Di seguito, le dodici lezioni che troverete si basano sulle mie esperienze personali. L'impatto di un ictus può variare e gli apprendimenti o la loro portata appresa possono mutare da persona a persona. Le mie spero vi offriranno spunti di riflessione e prospettive. Seguendo questi suggerimenti, tutti possono sviluppare un forte senso di sé e di pace interiore.

1) *Rimuovere la negatività e abbracciare la positività nella tua vita.*

Le nostre vite sono circondate da fonti di negatività, le quali colpiscono i nostri stati mentali ed emotivi. Sono ovunque: social media, amici, colleghi, persino la famiglia. Qualunque cosa e chiunque può essere fonte di negatività. Ho il cuore spezzato per questa ammissione, ma questa è la realtà in cui viviamo. Circondarsi di positività è dunque una scelta e un passo avanti verso una vita migliore. Navigare sui social media o leggere le notizie può metterti in uno stato mentale negativo. Pertanto, riduci il tempo impiegato a svolgere tali attività. Invece, fai cose che ritieni ringiovanenti e costruttive. Uno dei tuoi familiari o amici ti sta trascinando nella sua sfera di energia negativa, tu scegli di trascorrere del tempo con persone più positive. Un ictus può cambiare la prospettiva sulla vita, sulle priorità e su ciò che conta.

2) ***Smettila di preoccuparti di cose che non potrai mai controllare.***

Guardare indietro non significa vivere nel passato. Al contrario, penso che sia uno strumento di crescita e comprensione personale, poiché ci da modo di abbracciare i ricordi più dolci e al tempo stesso di imparare dai nostri errori. Se non fosse questo lo scopo, non credo avrebbe molto senso avere una memoria. Dunque, apprezza il viaggio che ti ha portato dove sei oggi e usa le lezioni apprese per creare un futuro migliore. I rimpianti sono una perdita di tempo. "Più hai paura di fallire, più è probabile che fallirai!!" e "Più fallisci, più è probabile che tu abbia successo!!!!"

3) ***Formulare i pensieri per trovare una prospettiva positiva.***

La riformulazione richiede di vedere qualcosa in un modo nuovo, diverso, in un contesto che ci permetta di apprezzare gli aspetti positivi della nostra nuova situazione. La ristrutturazione dei pensieri ci aiuta a utilizzare tutto ciò che la vita ci offre come opportunità. Le situazioni sono vantaggi e non problemi. Attenzione, perché la riformulazione non significa negare che le sfide che stiamo affrontando attualmente siano difficili. Tuttavia, una mentalità positiva è un ottimo modo per cambiare prospettiva e migliorare la salute mentale. Puoi imparare a coltivare la consapevolezza concentrandoti sul presente e provando gratitudine per le piccole vittorie e le gioie quotidiane.

4) *Recitare un monologo interiore positivo.*
Il dialogo interiore di una persona è per lo più fatto di discorsi interiori avversi. Nella maggior parte dei casi, comprende giudizi negativi su noi stessi ed emozioni altrettanto negative. Come se non ci sentissimo mai abbastanza bravi o all'altezza. Creare una voce interiore positiva porta molti vantaggi. È una finestra su te stesso e su un paesaggio migliore. È uno dei più grandi investimenti che puoi fare per te. Impegnati in una routine quotidiana ricordando a te stesso di avere solo pensieri positivi. La tua fiducia aumenterà e ti sentirai più felice. Puoi anche scrivere e recitare un'affermazione positiva più lunga ogni mattina. È stato dimostrato che ciò migliora la salute mentale. Nella vita, il modo in cui percepiamo e sperimentiamo la nostra realtà è profondamente influenzato dalle parole che diciamo a noi stessi. Ogni giorno mi impegno a praticare un dialogo interiore positivo, e l'esperienza è stata davvero energizzante e appagante. Scegliendo consapevolmente parole di incoraggiamento, auto-compassione e ottimismo, ho notato un cambiamento significativo nella mia mentalità e nella visione generale della vita.

6) *Prenditi cura del tuo corpo.* Il tuo benessere mentale è fortemente legato al tuo benessere fisico. È molto più facile mantenere un aspetto allegro quando dormi abbastanza, bevi la giusta dose d'acqua e fai attività fisica regolarmente. Semplici cambiamenti come dormire otto ore a notte o fare una passeggiata ogni giorno potrebbero essere la chiave per trovare quella nuova prospettiva e sostenere una visione positiva. Inoltre, impara come gestire e ridurre lo stress e cercare cure mediche adeguate. Incorporare pratiche di consapevolezza, come la meditazione o esercizi di respirazione profonda, può aiutarti a sviluppare la consapevolezza di te e a gestire lo stress.

7) *Fare del bene al prossimo.* Quando compi una buona azione per gli altri, trasformerai la loro giornata mediocre in una migliore. Gli studi dimostrano che fare qualcosa di piacevole per qualcun altro può migliorare anche la tua giornata. Può bastare salutare gli sconosciuti per strada con un sorriso. Dona un po' di soldi ai meno fortunati.

8) **Scrivi tutto ciò che è nella tua mente e nel tuo cuore**. Quando scrivi i tuoi pensieri, qualcosa prende il sopravvento e la scrittura diventa più seria e più propositiva. È come una magia. In breve tempo la mente si calma e si riorganizza. Probabilmente è perché nel processo di scrittura i sentimenti e le emozioni diventano più chiari e i pensieri nascosti vengono a galla per fare luce sulle situazioni. Col tempo, ciò che ti dà veramente fastidio, ciò che è stato oscurato dalla preoccupazione e dalla ripetizione ossessiva degli stessi pensieri, emerge chiaro come la luce del giorno. È estremamente soddisfacente quando scrivere i propri pensieri e sentimenti si traduce in intuizioni su se stessi, sulle altre persone e sulle situazioni. Cresci nella saggezza personale che può servire te e gli altri per il resto della tua vita, e questo è molto appagante.

9) **Abbraccia una pratica spirituale personale**. Coltiva una pratica spirituale personale che si allinea con le tue convinzioni e risuona con te. Ciò può comportare la preghiera, la meditazione, pratiche di gratitudine o qualsiasi altra forma di connessione con il potere divino o superiore. Impegnarsi regolarmente in una pratica

spirituale personale può amplificare la tua connessione e il tuo senso di fede, la quale ti aiuterà a superare i momenti difficili per raggiungere il tuo futuro.

10) *Cercare una guida e un supporto*. Più sei onesto riguardo ai tuoi difetti e alle tue difficoltà, più persone penseranno che sei perfetto. La cosa sorprendente della vulnerabilità è che più ti senti a tuo agio nel non essere così eccezionale, più gli altri penseranno che lo sei. Il sostegno della famiglia, degli amici e degli operatori sanitari svolge un ruolo fondamentale nel processo di recupero. I sopravvissuti all'ictus comprendono l'importanza di circondarsi di un solido sistema di supporto che possa fornire incoraggiamento, comprensione e assistenza. Se hai domande o dubbi, valuta la possibilità di chiedere consiglio a leader religiosi, insegnanti spirituali o consulenti che possono fornire approfondimenti e sostegno. Possono aiutarti ad affrontare le tue preoccupazioni, a chiarire le tue convinzioni e a guidarti nel tuo percorso.

11) **Esplorare nuove abilità**. Sebbene un ictus possa causare delle limitazioni, può anche farti scoprire punti di forza e abilità precedentemente non sfruttati. Durante la riabilitazione, potresti scoprire nuovi talenti, interessi o modi di pensare che possono diventare parte integrante della tua identità post-ictus.

Tutte le lezioni di cui sopra possono essere riassunte con quella più importante:

12) **Diventa imperturbabile**. E' una sensazione che richiede l'acquisizione di un intenso senso di autostima e di pace interiore che non venga scosso da ciò che dicono o fanno gli altri. Ecco alcuni suggerimenti per raggiungere questo stato d'animo:

a. Comprendi chi sei e in cosa credi.

b. Impara dagli errori e concentrati sul miglioramento.

c. Prenditi cura della tua salute fisica e mentale facendo le cose che ti piacciono.

d. Considera le sfide come opportunità per crescere e diventare più forte.

e. Circondati di persone che ti sollevano ed evitano le influenze negative.

f. Concentrati sulle cose che puoi cambiare e accetta ciò che non puoi.

g. Apprezza le cose belle della tua vita e concentrati su ciò che hai.

h. Abbi fiducia nelle tue capacità e fidati del tuo istinto.

i. Diventare imperturbabile richiede tempo e fatica, ma ne vale la pena.

j. A volte, devi solo dire "***Vaffanculo***" a tutti i cinici e i pessimisti e vivere la tua vita nel modo che preferisci.

LETTERA AL MIO ICTUS

Caro ictus,

Con l'avvicinarsi del nostro secondo anniversario, o dovrei dire 'ictusversario', mi ritrovo a riflettere sul viaggio che abbiamo condiviso, segnato da alti e bassi, lotte e trionfi. Sei stato l'ospite più inaspettato della mia vita e la nostra relazione è stata a dir poco complessa. Mi hai portato a sprofondare più in basso di quanto avessi mai sperimentato o immaginato. Ci sono stati momenti in cui non eri altro che l'ancora a tenermi giù mentre lottavo per far uscire la testa fuori dall'acqua. Avevo bisogno di ossigeno.

Tuttavia, nel mezzo della lotta per far respirare i miei polmoni. è accaduto qualcosa di profondo. Sei diventato un insegnante sotto mentite spoglie, una sfida implacabile che mi ha spinto a conoscere me stesso e l'essenza stessa della vita. A volte eri come una lente d'ingrandimento, sempre pronto ad amplificare le mie imperfezioni e i miei limiti. Con l'obiettivo messo a fuoco, ho dovuto affrontare aspetti di me stesso che avevo evitato a lungo. Mi hai reso pienamente consapevole del mio corpo e dell'intricata connessione tra lo stesso e la mente.

Mi hai insegnato più te sulla vita e su me stesso di

quanto ho imparato in trent'anni di lettura e studio. Traendo ispirazione dai punti rossi che adornano la fronte dei miei amici indù, hai aperto il mio terzo occhio. Nell'Induismo, il termine "terzo occhio" si riferisce al chakra ajna (o della fronte). Secondo la tradizione indù, ognuno possiede un terzo occhio interiore. I due occhi fisici percepiscono il mondo esterno, mentre il terzo dirige lo sguardo verso l'interno, verso il divino.

Mi hai costretto a vedere la mia vita da una prospettiva completamente diversa. Grazie alla tua presenza, ho trovato il microscopio per esaminare i miei difetti e le mie insicurezze, ingranditi fino a renderli evidenti Non potevo più ignorare questi aspetti. Ho dovuto affrontarli a testa alta. Hai funzionato come catalizzatore per l'autoconsapevolezza, rivelando strati di me stesso che prima erano nascosti.

È affascinante il modo in cui mi hai aperto gli occhi su un mondo che avevo trascurato. Non miravi a distruggermi, piuttosto mi stavi salvando dal percorso dell'abbandono di me stesso. Hai illuminato un nuovo modo di vivere, più ricco di significato e di scopo. Mi hai mostrato che la vita non deve essere data per scontata e che ogni momento ha un significato.

Sebbene tu abbia presentato sfide immense, mi hai donato nuovi obiettivi. Mi hai incoraggiato a rimodellare le mie priorità, a dare precedenza alla salute, alla felicità e alla ricerca di una vera realizzazione. È stato attraverso la tua presenza che ho realizzato la fragilità dell'esistenza e l'urgenza di trarne il meglio.

Mi hai mostrato che ogni giorno è una tela da dipingere

con i colori della bellezza, indipendentemente dalle avversità che la vita presenta.

◆ ◆ ◆

Come Riesco A Vedere La Vita Bella Anche Dopo Un Ictus?

Questa domanda mi è stata posta più volte negli ultimi mesi. La mia risposta non ha nulla a che fare con la magia o con stranezze simili, ma piuttosto con una ricetta semplice che mi aiuta a rimanere motivato e felice:

**Gratitudine quotidiana: ** Ogni giorno esprimo gratitudine a Dio per avermi concesso un altro giorno e per avermi risparmiato durante quel fatidico momento. Non aveva intenzione di lasciarmi morire nel deserto.

Dialogo interiore positivo: Il dialogo interiore quotidiano è il mio mantra: ricordo a me stesso la mia forza, il mio spirito di sopravvissuto, il mio viaggio miracoloso e il mio status di supereroe che indossa un grembiule invece di un mantello. Credo fermamente che posso realizzare qualsiasi cosa se mi impegno.

Ricerca della gioia: Incanalo la mia energia in attività che mi riempiono di felicità: cucinare, imparare, scrivere e dedicare tempo alla famiglia e agli amici.

**Definizione degli obiettivi: ** Gli obiettivi a lungo termine mi fanno sentire ancorato in una situazione che non posso cambiare. Mi spiego meglio: i miei obiettivi sono recuperare l'uso della mano destra e riprendere a correre. Tuttavia, data la loro portata, li ho suddivisi in traguardi più piccoli. Come afferma un proverbio africano: "Il modo migliore per mangiare un elefante sul tuo cammino è tagliarlo a pezzetti."

Celebrare ogni piccola vittoria e non lamentarmi degli insuccessi alimenta la mia determinazione.

Accettazione e adattamento: Sono grato per le funzionalità che ho riacquistato, ma ho anche fatto pace con il fatto che se non realizzo le mie aspirazioni a lungo termine, starò bene. La vita persisterà e io scoprirò nuovi obiettivi e scopi. Ho affinato abilità come cucinare e scrivere un libro solo con la mano sinistra.

**Equilibrio tra lavoro e vita privata: ** Conciliare lavoro e vita personale è fondamentale. Riconoscendo che lo stress, indotto dal lavoro o autoimposto, avrebbe potuto contribuire al mio ictus, ho riallineato le mie priorità, anteponendo la mia salute al lavoro, nonostante la mia devozione per quest'ultimo.

**Circolo sociale positivo: ** Mi circondo esclusivamente di influenze positive: persone che apportano positività. Gli individui negativi vengono tenuti a debita distanza.

**La cura di sé innanzitutto: ** Per me il mio benessere ha la precedenza; gli altri e tutto il resto vengono in secondo piano.

**Abbracciare il perdono e lascia andare il passato: ** Coltivo il perdono verso me stesso, lasciando andare gli errori e i rimpianti del passato. Abbraccio il momento presente come un'opportunità di crescita e rinnovamento.

** Coltivare fiducia in se stessi e scopo: ** Coltivo un forte senso di sicurezza in me stesso, riconoscendo il mio valore e le mie capacità di fronte alle avversità. Coltivo una profonda fiducia nel mio potenziale per trionfare sugli ostacoli e modellare il mio destino. Scopro e abbraccio lo scopo della mia nuova vita, riconoscendo che ogni esperienza, comprese le sfide come un ictus, può contribuire al mio viaggio unico.

Quindi, caro ictus, mentre ci prepariamo a celebrare questo nuovo anniversario, non posso negare la trasformazione che hai portato nella mia vita. La nostra relazione è stata un paradosso, piena di difficoltà ma che mi ha portato alla crescita. Hai cambiato la traiettoria della mia storia, guidandola verso la scoperta di sé, la resilienza e abbracciando la straordinaria bellezza dei dettagli intricati della vita.

Caro ictus, mi sento incredibilmente orgoglioso della persona che sono diventato in questi due anni di convivenza forzata con te. So che ci saranno ancora sfide da affrontare in futuro, ma sono fiducioso che sarò in grado di superarle.

Grazie ancora per tutto quello che mi hai insegnato.

Con gratitudine per le lezioni apprese e la forza acquisita,

Marco

UN NUOVO INIZIO: LETTERA DAL MIO "IO" POST-ICTUS

Caro me stesso del passato,

Ti scrivo da un futuro che forse non avresti mai immaginato. Un futuro segnato da un evento che ha sconvolto la nostra vita: l'ictus.

Ricordo ancora la paura nei tuoi occhi, la fragilità del tuo corpo, l'incertezza che avvolgeva ogni giorno. Eppure, in mezzo alla tempesta, è nata una forza che non sapevamo di possedere.

L'ictus ci ha messi alla prova, ci ha costretti a confrontarci con i nostri limiti e a riscoprire risorse inaspettate. Abbiamo imparato ad apprezzare la vita e a trovare la bellezza anche nelle piccole cose, a dare valore a ciò che veramente conta.

Come la nave di Teseo, ogni parte di noi è cambiata nel tempo. Nuove esperienze, nuove emozioni, nuove conoscenze hanno plasmato il nostro essere, rendendoci diversi da quello che eravamo all'inizio di questo viaggio.

Il nostro corpo è cambiato e la nostra anima si è

trasformata. Abbiamo imparato a perdonare noi stessi e gli altri, ad accettare i nostri limiti e a valorizzare i nostri punti di forza. Abbiamo scoperto una pace interiore che non credevamo possibile.

Oggi, caro me stesso del passato, siamo più consapevoli, più empatici, più grati per ogni dono che la vita ci offre. Abbiamo imparato a vivere con più leggerezza, a non sprecare tempo ed energie in cose futili.

L'ictus è stata una sfida immensa, ma ci ha anche insegnato tanto. Ci ha reso più forti, più resilienti, più capaci di amare e di essere amati.

Non so cosa ci riserva il futuro, ma so che affronteremo qualsiasi ostacolo con la forza e il coraggio che abbiamo trovato dentro di noi.

Con infinito affetto,

Il tuo "io" del futuro

RIFLESSIONI
PERSONALI

"Sono un sopravvissuto all'ictus, non una vittima di ictus."

Sono più forte di quello che è successo al mio corpo. Ho affrontato la sfida e ne sono uscito vincitore. Non lascerò che questo evento definisca chi sono.

"Sono un combattente, un guerriero, un sopravvissuto."

"Sono una persona con disabilità, non una persona disabile."

Non sono la mia disabilità. Sono una persona complessa e completa, con sogni, speranze e aspirazioni. La mia disabilità è solo una parte di me, non mi descrive interamente. Sono intelligente, capace e pieno di potenziale. Non lascerò che la mia disabilità mi limiti.

"Non ho disabilità, ho disABILITÀ."

Le mie disabilità non mi rendono meno capace,

piuttosto diverso, unico. Mi hanno insegnato cose che non avrei mai imparato altrimenti. Sono creativo, resiliente e pieno di risorse. Uso la mia disabilità a mio vantaggio, non mi lascia abbattere.

Sono un sopravvissuto, una persona con disABILITA', una persona abile. Sono tutto questo e molto altro ancora. Non sono definito dalla mia disabilità, ma da come la affronto. Sono un esempio di forza, coraggio e determinazione. Sono una fonte di ispirazione per gli altri. Dimostro che è possibile vivere una vita piena e significativa, anche con una disabilità.

"Sono un sopravvissuto. E questa è solo l'inizio della mia nuova storia."

SUSSURRI DI CORAGGIO

"In un mondo fatto di incertezza, si verificò un ictus,

un'interruzione improvvisa, una storia ancora non raccontata.

Una tempesta nella mente, una tempesta nell'anima,

eppure, durante le ore più buie, la forza comincia a crescere.

Come un sussurro nel vento, la vita ha preso una svolta inaspettata,

ma in questo nuovo viaggio c'è molto che possiamo imparare.

Ad ogni passo avanti, la resilienza trova la sua strada,

uno spirito imperterrito, che trova speranza in ogni giorno.

Nell'ambito della riabilitazione si combattono battaglie,

rivendicando l'indipendenza, ogni vittoria è voluta.

Una sinfonia di coraggio, mentre i cuori e le menti si allineano,

per ricostruire ciò che è andato in frantumi, per sfidare i confini.

Attraverso le terapie e la pazienza, il progresso prende il suo posto,

la guarigione diventa una danza, grazia donata con grazia.

La strada può essere tortuosa, ma la determinazione prevale,

abbracciare la forza ritrovata, poiché la tenacia non viene mai meno.

Con amore e sostegno, una comunità è forte,

insieme ci alziamo, dove appartiene l'appartenenza.

Di fronte alle avversità, troviamo la volontà di farcela,

Perché nell'abbraccio dell'ictus scopriamo una ritrovata speranza".

AFORISMI SULL'ICTUS

Tra i numerosi cambiamenti positivi che ho vissuto, uno dei più significativi è stato l'esplosione della mia creatività artistica, in particolare nella scrittura.

Questa nuova abilità mi ha permesso di cogliere analogie e similitudini suggestive per descrivere la vita dopo un ictus. Ecco una piccola raccolta di alcune tra le immagini più evocative, nate originariamente in inglese e poi tradotte e adattate per i lettori italiani.

1. **"Life after a stroke is like jumping off a cliff and building a plane on the way down."**

   "La vita dopo un ictus è come lanciarsi da un dirupo e costruire un aereo mentre si precipita."

2. **"Mental health is the balancing stick on life's tightrope, helping us navigate its events and reach the other side."**

   "La salute mentale è il bastone dell'equilibrio sul filo della vita, che ci aiuta a navigare attraverso gli eventi e a raggiungere l'altra sponda."

3. **"Life after a stroke is a new opportunity to rediscover

*inner strength and be reborn stronger than before."***

"La vita dopo un ictus è una nuova opportunità per riscoprire la forza interiore e rinascere più forti di prima."

4. ***"A stroke can break the body, but not the spirit. True healing begins in the mind."***

"Un ictus può spezzare il corpo, ma non lo spirito. La vera guarigione inizia dalla mente."

5. ***"After a stroke, every step forward is a victory, and every day is a precious gift."***

"Dopo un ictus, ogni passo avanti è una vittoria, e ogni giorno è un dono prezioso."

6. ***"Resilience after a stroke is like a flower blooming through the cracks: fragile yet incredibly strong."***

"La resilienza dopo un ictus è come un fiore che sboccia tra le crepe: fragile ma incredibilmente forte."

7. ***"Life after a stroke teaches that true strength lies not in the body, but in the will to keep fighting."***

"La vita dopo un ictus insegna che la vera forza non sta nel corpo, ma nella volontà di continuare a lottare."

8. ***"Surviving a stroke is like rewriting your own story: each chapter is a tribute to perseverance and hope."***

"Sopravvivere a un ictus è come riscrivere la propria storia: ogni capitolo è un tributo alla perseveranza e alla speranza."

9. **"After a stroke, gratitude becomes the best travel companion, turning challenges into opportunities for growth."**

"Dopo un ictus, la gratitudine diventa il miglior compagno di viaggio, trasformando le sfide in opportunità di crescita."

10. **"Life after a stroke is a journey of resilience and courage, where every small progress deserves to be celebrated."**

"La vita dopo un ictus è un cammino di resilienza e coraggio, dove ogni piccolo progresso merita di essere celebrato."

11. **"A stroke can change the course of life, but it cannot extinguish the light of hope that shines within us."**

"Un ictus può cambiare la rotta della vita, ma non può spegnere la luce della speranza che brilla dentro di noi."

12. **"Life after a stroke is like learning to fly with new wings, discovering the beauty in every small achievement."**

"La vita dopo un ictus è come imparare a volare con ali nuove, scoprendo la bellezza di ogni piccola conquista."

CONCLUSIONE

"Non mollare. Soffri adesso e vivi il resto della tua vita da campione."- Muhammad Ali.

Mi ritrovo molto in questa celebre frase del famoso pugile per quel che concerne il mio personale recupero. Ho fatto esattamente ciò che lui dice: persistere attraverso le difficoltà del recupero, poiché ciò apre la strada alla difesa della vita. Accetta le sfide, non mollare mai e trova la forza nel viaggio. Ogni passo avanti porta al trionfo, plasmando un futuro resiliente e vittorioso.

Sì, l'ictus è stato un incidente doloroso che ha aperto la strada ad una lunga guarigione ancora in corso. Tuttavia, oltre al dolore e allo sconforto, c'è stata una crescita importante.

È comune che anche le persone sopravvissute a un trauma trovino cambiamenti positivi, un nuovo apprezzamento per la vita. Un nuovo senso di forza personale e una nuova attenzione nell'aiutare gli altri. Così, anche il mio libro di memorie è stato un viaggio alla scoperta di sé, della resilienza e della crescita.

Ne sono uscito cambiato, vittorioso, con una nuova prospettiva. È una testimonianza del potere dello spirito umano, della capacità di superare gli ostacoli e realizzare la trasformazione personale. Ho lavorato su me stesso facendo ogni giorno un passo avanti. Sono rimasto impegnato e concentrato. Sono riuscito ad allontanarmi dai limiti imposti dalla depressione.

Condividendo la mia esperienza, spero di ispirare gli altri ad abbracciare i propri viaggi unici. Spero che abbiano il coraggio di trovare forza nelle proprie vulnerabilità e di non sottovalutare mai il potere della perseveranza. La vita è una serie di capitoli, ognuno pieno di lezioni e opportunità di crescita. Mentre chiudo questo libro di memorie, sono grato per le esperienze che mi hanno formato e per le persone che hanno toccato la mia vita. Vi lascio con l'idea che le nostre storie non sono pensate solo per essere scritte: sono pensate per essere vissute, amate e condivise. Attraverso la condivisione dei nostri racconti di vita, ci connettiamo con gli altri e lasciamo un segno indelebile nel mondo. Ti incoraggio dunque, caro lettore, a intraprendere il tuo straordinario viaggio alla scoperta di te stesso.

Nell'Odissea Ulisse termina il suo racconto di ritorno a casa, a Itaca. Allo stesso modo, queste sono le ultime parole del mio viaggio da eroe. Quindi, con il cuore pieno di gratitudine e la mente in fermento per il prossimo capitolo, vi saluto. Parafrasando il grande Totò in "Miseria e Nobilta" dico: "Mi basta sapere che il pubblico è felice di leggere questo libro, come lo ero io mentre lo stavo scrivendo."

Ti è piaciuto questo libro? La tua opinione è importante per me e per altri lettori che come te sono alla ricerca di nuove storie. Se hai trovato questo libro interessante e utile, ti sarei davvero grato se lasciassi una recensione su Amazon e/o Goodreads.

Le tue parole possono aiutare altri lettori a scoprire questo libro e a vivere la propria esperienza di lettura.

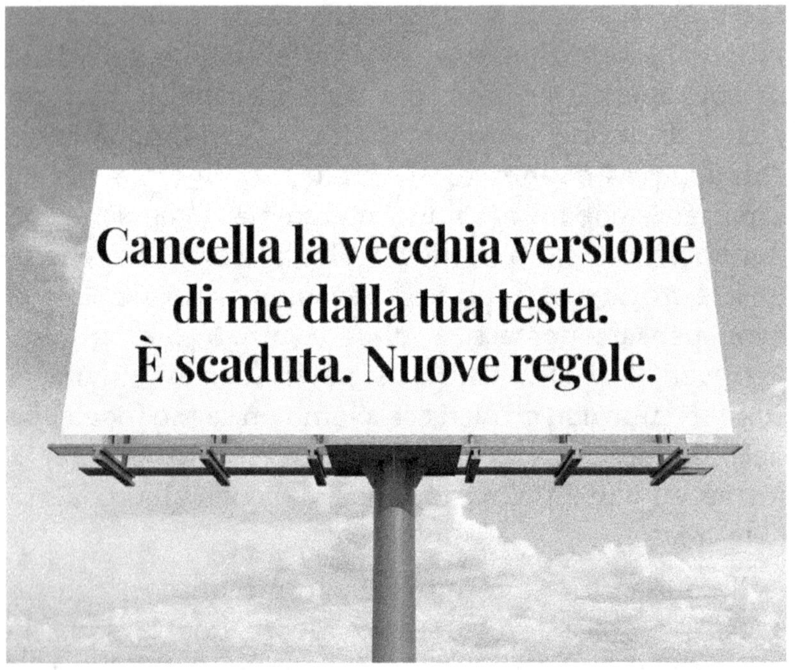

CIRCA L'AUTORE

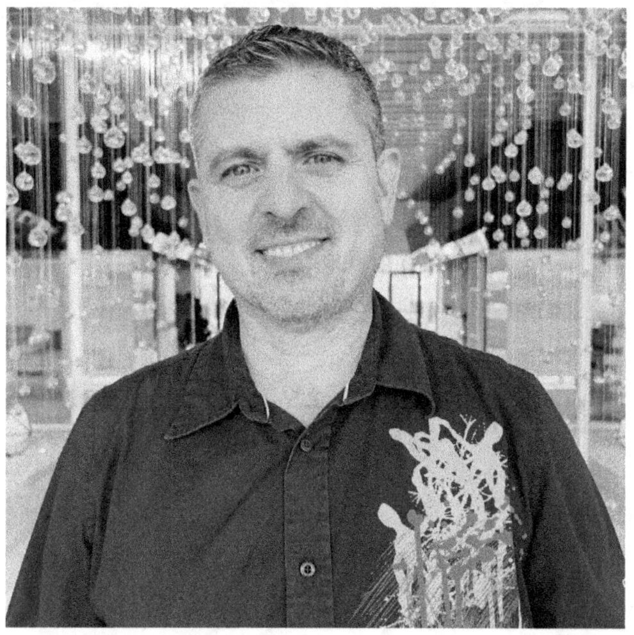

Marco Giovannoli è nato nel 1976 e cresciuto nelle dolci colline fuori Roma, in Italia. Fin da bambino gli è sempre piaciuto annotare i suoi pensieri. È un ingegnere aeronautico di successo che vive ad Abu Dhabi, negli Emirati Arabi Uniti. È stato un corridore attivo fino a quel giorno di settembre 2022, quando ha subito un ictus che gli ha cambiato la vita mentre correva, sconvolgendo il suo mondo. Marco ha trovato forza interiore, rinnovata fede e un nuovo senso di scopo dopo l'ictus, diventando un "miracolo nel deserto".

Sei curioso del viaggio stimolante di Marco?

Segui i suoi progressi sul suo profilo Facebook "Marco Gio":
*https://www.facebook.com/profile.php?
id=100092988341519&mibextid=9R9pXO*

Oppure inviagli una mail a m.giovannoli1@gmail.com.

BIBLIOGRAFIA

Anxiety disorders - Symptoms and causes - Mayo Clinic (2018). Available at: https://www.mayoclinic.org/diseases-conditions/anxiety/symptoms-causes/syc-20350961.

BA, C.L. (2020) "What Is Synchronicity and How to Recognize the Signs of It in Your Life - Learning Mind," *Learning Mind* [Preprint]. Available at: https://www.learning-mind.com/what-is-synchronicity/.

Bear, B. (2020) "“ Everything in Life is Temporary” 5 Life Lessons," *Brightside Bear* [Preprint]. Available at: https://brightsidebear.com/everything-temporary-quote/.

Bloom, S. and Bloom, S. (2012) "Why It's Hard to Do Things That Are Good for You," *Do Something Cool | Get More Out of Life* [Preprint]. Available at: http://dosomethingcool.net/why-hard-things-good/.

Botox injections - Mayo Clinic (2023). Available at: https://www.mayoclinic.org/tests-procedures/botox/about/pac-20384658.

BSc, L.R. (2020) "How Your Intuition Reveals Your Brain's Best Decisions - Learning Mind," *Learning Mind* [Preprint]. Available at: https://www.learning-mind.com/how-your-intuition-reveals-your-brains-best-decisions/.

Burns, H. (2023a) "5 Habits of Unsuccessful People: Rich vs. Poor Mindset - New Trader U," *New Trader U*, 28 May. Available at: https://www.newtraderu.com/2023/05/28/5-habits-of-unsuccessful-people-rich-vs-poor-mindset/.

Burns, H. (2023b) "How To Be Unshakeable in Every Situation (Stoic Life Lessons Quotes) - New Trader U," *New Trader U*, 9 June. Available at: https://www.newtraderu.com/2023/05/21/how-to-be-unshakeable-in-every-situation-stoic-life-lessons-quotes/.

Burns, H. (2023c) *if(typeof ez_ad_units!='undefined') {ez_ad_units.push([[728,90],'newtraderu_com-box-2','ezslot_11',610,'0']};__ez_fad_position('div-gpt-ad-newtraderu_com-box-2-0');20 Great Habits For A Positive Mental Attitude – Napoleon Hill.* Available at: https://www.newtraderu.com/2023/06/23/20-great-habits-for-a-positive-mental-attitude-napoleon-hill/.

Camus, Albert | Internet Encyclopedia of Philosophy (no date). Available at: https://iep.utm.edu/albert-camus/.

Carson, R. (1983) *Taming Your Gremlin*. HarpPeren.

Choosing Therapy (2023) "Defensive Pessimism: Definition & Effectiveness," *Choosing Therapy* [Preprint]. Available at: https://www.choosingtherapy.com/defensive-pessimism/.

Cline, A. (2019) "Karl Marx on Religion as the Opium of the People," *Learn Religions* [Preprint]. Available at: https://www.learnreligions.com/karl-marx-on-religion-251019.

Crimmins, C. (2001) *Where Is the Mango Princess? A Journey Back From Brain Injury*. National Geographic

Books.

Dahlgren, K. (2016) *Healing and Happiness After Stroke: How to Get Back Up After Life Turned Upside-Down.*

Dennis, N. (2023a) "Who am I"; The answer to life's most defining question," *Ideapod*, 28 May. Available at: https://ideapod.com/who-am-i-the-answer-to-lifes-most-defining-question/#:~:text=The %20%E2%80%9Canswer%E2%80%9D%20to %20%E2%80%9Cwho%20am%20I%E2%80%9D %20is%20our,a%20critical%20component%20of %20understanding%20who%20we%20are.

Depression (major depressive disorder) - Symptoms and causes - Mayo Clinic (2022). Available at: https:// www.mayoclinic.org/diseases-conditions/depression/ symptoms-causes/syc-20356007.

Dixon, J.K. and Dixon, J. (2013) *A Stroke of Luck: A Girl's Second Chance at Life.*

Faulkner, H. (2023) *Faith Still Moves Mountains: Miraculous Stories of the Healing Power of Prayer.* Broadside Books.

Forgeard, V. (2022) "Is Positive Mindset a Skill (Answered) - brilliantio," *brilliantio*, 17 February. Available at: https://brilliantio.com/is-positive-mindset-a-skill/#:~:text=Related%20Articles-,A %20Positive%20Mindset%20Is%20Everything,your %20career%20and%20your%20life.

Gill, N.S. (2019) "Ulysses (Odysseus)," *ThoughtCo* [Preprint]. Available at: https://www.thoughtco.com/ who-is-ulysses-homers-odyssey-119101.

Hazelton, C. *et al.* (2022) "Perceptual Disorders

After Stroke: A Scoping Review of Interventions," *Stroke*, 53(5), pp. 1772–1787. Available at: https://doi.org/10.1161/strokeaha.121.035671.

Holiday, R. (2017) "What Is Memento Mori?" *Daily Stoic* [Preprint]. Available at: https://dailystoic.com/what-is-memento-mori/.

Home - Recovery After Stroke (2021). Available at: https://recoveryafterstroke.com/.

How Values Shape Identity (2023). Available at: https://values.institute/how-values-shape-identity/.

Ischemic Stroke (Clots) (no date). Available at: https://www.stroke.org/en/about-stroke/types-of-stroke/ischemic-stroke-clots.

Johnson, J.M. (2014) "There Is No Such Thing as a Coincidence," *HuffPost UK*, 1 April. Available at: https://www.huffingtonpost.co.uk/jessica-mcgregor-johnson/coincidence_b_4695324.html.

Karr, M. (2016) *The Art of Memoir*. Harper Perennial.

Laurence, E. and Laurence, E. (2021) "This Is the Secret to Recognizing Serendipity—and How To Use It in Your Life," *Well+Good* [Preprint]. Available at: https://www.wellandgood.com/what-is-serendipity/.

Libretexts (2023) "9.17: Erikson - Integrity vs. Despair," *Social Sci LibreTexts* [Preprint]. Available at: https://socialsci.libretexts.org/Bookshelves/Psychology/Developmental_Psychology/Lifespan_Development_-_A_Psychological_Perspective_(Lally_and_Valentine-French)/09%3A_Late_Adulthood/9.17%3A_Erikson_-_Integrity_vs._Despair#:~:text=It%20is%20also%20feeling%20a%20sense%20of

%20contentment,one%20to%20despair%20at%20the%20end%20of%20life.

Marcus Aurelius (Stanford Encyclopedia of Philosophy) (2017). Available at: https://plato.stanford.edu/entries/marcus-aurelius/.

Margaret (2021) "Taming Your Inner Demons. The Role Of Shame: One Question That Helps," *Dr. Margaret Rutherford* [Preprint]. Available at: https://drmargaretrutherford.com/taming-your-inner-demons-the-role-of-shame-in-perfectly-hidden-depression/.

McCall, R. (2019) "The Human Body Is 99 Percent Empty Space - So Why Can't We Walk Through Walls?" *IFLScience* [Preprint]. Available at: https://www.iflscience.com/the-human-body-is-99-percent-empty-space-so-why-cant-we-walk-through-walls-47375.

Miglani, B. (2021) *4 Reasons to Stop Worrying About the Future.* Available at: https://embracethechaos.com/2012/07/4-reasons-to-stop-worrying-about-the-future/.

MSEd, K.C. (2022) "What Is Cognitive Dissonance?" *Verywell Mind* [Preprint]. Available at: https://www.verywellmind.com/what-is-cognitive-dissonance-2795012.

MSEd, K.C. (2023) "Catharsis in Psychology," *Verywell Mind* [Preprint]. Available at: https://www.verywellmind.com/what-is-catharsis-2794968.

Nathan, L. (2023) "Improve brain power for study, work and focus: Everything you need to know," *Study International* [Preprint].

Available at: https://www.studyinternational.com/news/improve-brain-power-study-focus/.

Oppong, T. (2022) "The Pragmatic Optimist: A Practical Way to Think About Your Future," *Medium*, 15 February. Available at: https://betterhumans.pub/the-pragmatic-optimist-a-practical-way-to-think-about-your-future-b48afa13de9d.

Orlando Neuro Therapy (2022) *Stroke Physical Therapy | Move BETTER and IMPROVE YOUR LIFE!* Available at: https://orlandoneurotherapy.com/stroke/.

Otr/L, C.M. (2022) "Stroke Recovery Timeline: How Long Does It Take to Recover?" *Flint Rehab* [Preprint]. Available at: https://www.flintrehab.com/stroke-recovery-timeline/.

Pasricha, N. (2023) "I've written 10 books on happiness—here are 5 tiny habits that make me feel happier and healthier every day," *CNBC*, 22 June. Available at: https://www.cnbc.com/2023/06/22/ive-written-10-books-about-happiness-here-are-science-backed-habits-i-do-every-day-to-feel-happier.html.

Prati, M. (2022) "Self-irony. Chaplin's secret to not taking yourself too seriously," *Medium*, 5 February. Available at: https://medium.com/@mariopratizy/self-irony-chaplins-secret-to-not-taking-yourself-too-seriously-40e174ef1fe1#:~:text=Self%2Dirony%20is%20the%20ability,up%20taking%20themselves%20too%20seriously.

Priya, R. (2014) *Sociology of Religion: Max Weber.* Available at: https://www.yourarticlelibrary.com/sociology/sociology-of-religion-max-weber/43751.

Professional, C.C.M. (no date a) *Foot Drop.*

Available at: https://my.clevelandclinic.org/health/diseases/17814-foot-drop.

Professional, C.C.M. (no date b) *Spasticity*. Available at: https://my.clevelandclinic.org/health/diseases/14346-spasticity.

Professional, C.C.M. (no date c) *Thrombectomy*. Available at: https://my.clevelandclinic.org/health/treatments/22897-thrombectomy.

Pseudobulbar affect - Symptoms and causes - Mayo Clinic (2018). Available at: https://www.mayoclinic.org/diseases-conditions/pseudobulbar-affect/symptoms-causes/syc-20353737#:~:text=Pseudobulbar%20affect%20(PBA)%20is%20a,way%20the%20brain%20controls%20emotion.

Richard (2022) "How to answer “ who am I? ”" *Life After the Daily Grind* [Preprint]. Available at: https://lifeafterthedailygrind.com/how-to-answer-who-am-i/.

Rogers, M. (2022) *A Stroke of Heaven: Processing a Brain Injury and the Events Thereafter Through a Spiritual Lens.* WestBow Press.

Saebo (2022) *Stroke Rehabilitation Exercises for Your Entire Body | Saebo, Inc.* Available at: https://www.saebo.com/stroke-exercises-for-your-body/.

Scott, E., PhD (2022) "Signs of Pessimism and How to Respond," *Verywell Mind* [Preprint]. Available at: https://www.verywellmind.com/is-it-safer-to-be-a-pessimist-3144874.

Should I kill myself or have a cup of coffee? (2023). Available at: https://iai.tv/articles/should-i-kill-myself-

or-have-a-cup-of-coffee-the-stoics-and-existentialists-agree-on-the-answer-auid-924.

Simply Sociology (2023) *Karl Marx on Religion: Ideas & Quotes.* Available at: https://simplysociology.com/karl-marx-on-religion.html.

Slater, B. (2023) "Start with Clarity and Brevity (But Don' t Forget the Context, Impact And Value) - The Latimer Group," *The Latimer Group*, 26 January. Available at: https://thelatimergroup.com/start-with-clarity-and-brevity-and-dont-forget-the-context-impact-and-value/#:~:text=Clarity%2C%20for%20example%2C%20ensures%20that,saturated%2C%20data%2Dintensive%20world.

Stroke - Symptoms and causes - Mayo Clinic (2023). Available at: https://www.mayoclinic.org/diseases-conditions/stroke/symptoms-causes/syc-20350113.

Stroke Recovery Timeline (2022). Available at: https://www.hopkinsmedicine.org/health/conditions-and-diseases/stroke/stroke-recovery-timeline.

Summers, J. (2023) *if(typeof ez_ad_units!='undefined') {ez_ad_units.push([[728,90],'newtraderu_com-box-2','ezslot_9',610,'0','0']};__ez_fad_position('div-gpt-ad-newtraderu_com-box-2-0');Three Keys To Achieve Anything In Life.* Available at: https://www.newtraderu.com/2023/06/23/three-keys-to-achieve-anything-in-life/.

Taylor, J.B. (2009) *My Stroke of Insight: A Brain Scientist's Personal Journey*. Plume Books.

The Apostle Paul's Secret to Contentment (no date). Available at: https://www.crossway.org/articles/the-secret-of-contentment-challies/.

The Editors of Encyclopaedia Britannica (2023) *The Divine Comedy | Dante, Poem, Summary, & Facts.* Available at: https://www.britannica.com/topic/The-Divine-Comedy.

Thestyledseed (2018) *The Art of Celebrating Everything and Nothing; Simplicity, Gratitude & More.* Available at: https://www.delaneychilds.com/celebrate-nothing-celebrate-everything-simplicity-gratitude-and-spontaneity/.

Ulysses and the Sirens (no date). Available at: https://www.historytoday.com/archive/foundations/ulysses-and-sirens.

Vedantu (no date) "The Chinese Bamboo Story - Learn Powerful Life Lessons," *VEDANTU* [Preprint]. Available at: https://www.vedantu.com/stories/chinese-bamboo-tree-story.

Villines, Z. (2023) *What to know about inappropriate laughter.* Available at: https://www.medicalnewstoday.com/articles/inappropriate-laughter#definition.

Volenik, A. (2023) "12 things to remember when you're feeling stuck in life," *Hack Spirit* [Preprint]. Available at: https://hackspirit.com/things-to-remember-when-youre-feeling-stuck-in-life/.

Walia, N. (2018) "Celebrate Everything!" *The Times of India*, 19 October. Available at: https://timesofindia.indiatimes.com/life-style/health-fitness/de-stress/celebrate-everything/articleshow/66272611.cms.

Weaver, T. (2023) "Stoic Belief - The Philosophy Of Virtue And Ethics," *Orion Philosophy* [Preprint].

Available at: https://www.orionphilosophy.com/stoic-blog/stoicism-beliefs#:~:text=%E2%80%9CPhilosophy%20does%20not%20promise%20to,is%20each%20person%27s%20own%20life.%E2%80%9D.

Weidmann, J. (no date) *The Power of Contentment: Three Ways to Change Your Perspective Quickly | Josh Weidmann*. Available at: https://joshweidmann.com/the-power-of-contentment/.

What Is Defensive Pessimism, And Is It Healthy? | BetterHelp (no date). Available at: https://www.betterhelp.com/advice/pessimism/what-is-defensive-pessimism-and-is-it-healthy/.

Why Should You Write Your Memoir? (no date). Available at: https://www.psychologytoday.com/intl/blog/the-empowerment-diary/201609/why-should-you-write-your-memoir.

Wiest, B. (2014) *How To Tame Your Inner Demons*. Available at: https://thoughtcatalog.com/brianna-wiest/2014/04/how-to-tame-your-inner-demons/.

Wikipedia contributors (2023) "Paradiso (Dante)," *Wikipedia* [Preprint]. Available at: https://en.wikipedia.org/wiki/Paradiso_(Dante).

雨燕体育(科技)有限公司 - 百度百科 (no date). Available at: https://www.provita-me.com/.